DIRTY TALKING

Arne Hoffmann

DIRTY TALKING

Die hohe Kunst der sinnlichen Worte – eine unwiderstehliche Verführung

Schwarzkopf & Schwarzkopf

1. KAPITEL

Einleitung

Für die weit überwiegende Zahl aller Frauen und Männer hat wirklich guter Sex mit etwas ganz anderem als der Beherrschung aller möglichen Stellungen bis hin zur Budapester Beinschere zu tun. Sie wollen nicht nur körperlich, sondern vor allem emotional berührt werden. Sie möchten ihre innersten Empfindungen ebenso mitteilen wie ihre Geilheit, und sie sehnen sich danach, auch von ihrem Lover die Worte zu hören, die dieses Begehren entfachen, zum Auflodern bringen und zur Explosion führen. Verführen, aufstacheln, anfeuern, sprachlich necken und liebkosen – das alles stimuliert die größte und bedeutendste erogene Zone des menschlichen Körpers: das Gehirn. Vielen fehlen in der Hitze des Gefechts jedoch die richtigen Worte. Alles, was ihnen einfällt, klingt in ihren Ohren entweder zu vulgär oder zu gestelzt, zu sanft oder zu derb, jedenfalls selten richtig.

Das Problem der Sprachlosigkeit zwischen den Laken scheint nicht so leicht zu lösen. Denn ausgerechnet hierzu schweigen sich bisher auch die unzähligen Sexratgeber auf dem deutschen Buchmarkt fast durchgehend aus. Zahllose Titel versprechen das Geheimrezept, wie man einen Partner kennen lernt bzw. »eine Frau abschleppt«, andere bieten ein Repertoire sexueller Techniken. Ganz offensichtlich erfüllen all diese Bücher ein Bedürfnis, sonst würden sie nicht so begeistert gelesen. Und doch springt einem förmlich ins Auge, dass hier eine deutliche Lücke existiert. Wir wissen genau, wo der G-Punkt liegt und mit welcher Fingerbewegung man ihn am gezieltesten zu kitzeln vermag. Aber wir erfahren wenig über Dinge, die über solche Körpertechniken hinausgehen und die stattdessen mit der intimen Kommunikation zwischen Mann und Frau zu tun haben.

Dass dem so ist, hat natürlich auch seinen Grund. Zum einen kann jeder die Anatomie der Sexualorgane sowie beispielsweise eine Bandbreite verschiedener Massagetechniken einfach und umstandslos erklären. Die menschliche Psyche und Gesprächsführung hingegen sind wesentlich komplexer und vor allem auch von Person zu Person verschieden. Die Möglichkeiten, seinen Lover durch Wörter, Sätze, Formulierungen in Fahrt zu bringen, übertreffen die Zahl sexueller Positionen auch für die artistisch Begabtesten bei weitem. Zum anderen wurden in den letzten Jahren Frauen wie Männer auf ihren Körper reduziert wie nie zuvor. Nichts ist dafür wohl mehr ein Symbol geworden als der berühmte »Waschbrettbauch«. Bestimmte Zeitschriften arbeiten mit aller Macht an dem Mythos, Mann brauche vor allem die richtigen sechs durchtrainierten Muskeln, um reihenweise Frauen abschleppen und sie im Bett glücklich machen zu können. Viele Frauen wiederum können solche Artikel nur noch als Satire verstehen, haben aber selbst oft genug erlebt, wie erotische Ausstrahlung mit Jugend, Schlanksein und bestimmten Normvorgaben körperlicher Attraktivität gleichgesetzt wird.

»Dirty Talking« will mit diesem Unsinn Schluss machen. Zu gutem Sex gehört etwas anderes als die wohlproportionierte Figur, der Superbusen oder der muskulöse Bodybuilder-Körper wie aus dem Postermagazin. Was nützt es, wenn ich zwar aussehe wie Superman oder Lara Croft, aber bei jeder erotischen Begegnung unbeholfen daherstammele oder gleich gar kein Wort herausbekomme und stumm bin wie ein Fisch? Wie befriedigend ist es, mit einem Menschen ins Bett zu gehen, der zwar rein optisch wirkt wie ein junger Gott, dessen Stöhnen, Grunzen und Keuchen man aber in keiner Weise entnehmen kann, was in ihm vorgeht, was er fühlt und wie man von ihm wahrgenommen wird? Dabei kann sich jeder und jede die Techniken der verbalen Erotik aneignen und so den jeweiligen Partner mit der Kraft der eigenen Persönlichkeit und dem eigenen Wesen erreichen, auch wenn er oder sie zuvor nicht monatelang Push-Ups betrieben hat. Wobei man nicht dem Klischee folgen sollte, als ob die sexuelle Sprachlosigkeit allein die Muskelmänner und Luxusweibchen beträfe: Häufiger als man glaubt, fehlen auch denjenigen Frauen und Männern im Bett plötzlich die Worte, die im Berufsleben durch überzeugende Rhetorik oder auf Partys durch Schlagfertigkeit und charmante Bemerkungen glänzen. Auch hier heißt es also Abhilfe schaffen.

Trotz seines Titels erklärt dieses Buch dabei aber nicht nur, wie man erotische Wörter und Wendungen benutzt, um das sexuelle Erlebnis intensiver werden zu lassen. Es gibt auch Hilfen und Ratschläge dazu, wie man entsprechende Hemmungen überwindet, die sexuelle Begegnung eröffnet, die eigenen Wünsche artikuliert, Ablehnung ausspricht bzw. mit solcher Zurückweisung vom Partner umgeht, in intimen Situationen treffende Komplimente anbringt, für einen selbst angemessene erotische Wörter und Formulierungen findet und mit Worten sinnliche Phantasien entwickelt. Sie werden erfahren, wie Sie Ihrer Stimme das richtige Timbre verleihen können, um Ihrem Partner damit Schauer über den Rücken zu jagen, oder wie Sie in Momenten der Lust Safer Sex einbauen können, ohne dadurch die Stimmung zu zerstören. Auch für die klassische Frage des »Worüber spricht man eigentlich nach dem Sex?« bietet ein Kapitel Antworten an. Einige Tipps zum Thema Telefonsex werden schließlich ebenso wenig fehlen wie eine Zusammenstellung besonders ausgefeilter Techniken der Verbalerotik (»Königswege zur Wonne«). Und natürlich gibt es zur besseren Orientierung einen lexikonartigen Katalog der unterschiedlichsten Ausdrücke für intime Gelegenheiten. Damit stehen Ihnen sowohl ein Wortschatz der Lust zur Verfügung als auch die unterschiedlichsten Tricks und Techniken, diese Begriffe auch anzuwenden. Jeder, der dieses Buch gründlich studiert, sollte damit eine erotische Zungenfertigkeit erlangen können, mit der er seine anderen sexuellen Wünsche sodann ebenfalls erfüllen kann.

Damit Sie, liebe Leser, nicht allein meinen eigenen Weisheiten ausgeliefert sind (die natürlich durch sexualtherapeutische Erkenntnisse gestützt werden), habe ich als zusätzliche Leuchtfeuer der Orientierung Sektionen in mein Buch eingestreut, die ich mit »Offene Worte« betitelt habe. Hier berichten die unterschiedlichsten Menschen mit den verschiedensten sexuellen Hintergründen über ihre persönlichen Erfahrungen und Ansichten im Zusammenhang mit den Themen dieses Buches. Dies hier sind zum Beispiel einige ausgewählte Antworten, die ich erhalten habe, als ich mich danach erkundigte, was den Betreffenden zum Stichwort »Dirty Talking« denn generell so einfiel:

Katja: *Ich mache und mag Dirty Talking gerne (lächelt). Aber richtig führe ich es erst seit meiner aktuellen Beziehung aus. Vorher war wohl nie genug Vertrauen dazu da. Denn Dirty Talking bedeutet, hemmungslos seine Lust »erzählen«. Nicht nur ein »Ja, mach's mir« oder »Ich bin so scharf auf dich«. Das ist wiederum »geilmachen« oder »anspornen« und hat in meiner Definition weniger mit Dirty Talking zu tun. Richtig erzählen kann ich aber nur, wenn genug Vertrauen, Offenheit und Gelassenheit dabei sind.*

Mein Mann und ich sind da mittlerweile sehr aufeinander eingestellt. Ich weiß genau, was ich sagen muss, damit er noch rattiger wird. Wenn ich ihm also in allen Einzelheiten schildere, wie wir es zum Beispiel mit einer zweiten Frau oder einem zweiten Mann machen, oder ich erzähle ihm von ungewöhnlichen Sexpraktiken/Orten, die wir noch ausprobieren könnten. Diese Geschichten werden dann natürlich immer ganz genau ausgeschmückt. Das heißt: in allen Einzelheiten. Um den gewünschten Effekt zu erzielen, muss schon mal bildlich gesprochen werden. Für mich ist Dirty Talking recht wichtig, um im Nachhinein vom Partner auch mal Phantasien und Wünsche zu entdecken (durch seine Reaktionen auf mein Gerede) oder einfach nur, um die Lust noch zu steigern. Obwohl ich sagen muss, dass der Lustfaktor bei ihm dabei viel höher ist als bei mir. Mich törnt es natürlich auch an, wenn er mir zum Beispiel von Sex mit einer zweiten Frau erzählt und schildert, wie wir beiden uns verwöhnen. Aber ihn macht es eindeutig geiler als mich.

Hanna: *Wenn mit Dirty Talking das gemeint ist, was die meisten wohl darunter verstehen, dann fällt das für mich eher unter »Gossensprache«. Die für mich vielleicht bei Sex pur etwas zu suchen hät-*

te. Bloß: Sex pur mag ich nicht. Ein wenig Romantik muss schon dabei sein. Typisch weiblich eben ... Und da mag ich lieber den Schleier des Geheimnisvollen, das Nicht-ganz-Ausgesprochene. Denn das Verständnis kommt ja oft nicht nur von direkten Worten her, sondern von den Gefühlen, von Empfindsamkeit. Einem egozentrischen Menschen kann ich haarklein erklären, was ich gerne mag; und er wird es nicht verstehen (wollen). Und ein sensibler, der mich mag, den ich mag – da ist die nonverbale Kommunikationsebene fast wichtiger als die Sprache. Zeigen, fühlen, erfühlen. Ahnen, probieren, beobachten.

Klaus: *Sex schwingt bei mir in jeder Konversation mit einer potentiellen Partnerin mit, und sei es auch nur eine Kollegin. Ich liebe es, die Gedanken der Zuhörerin in eine bestimmte Richtung zu lenken, ohne direkt Ross und Reiter zu nennen. Und dann bei ihrem Erröten (oder welcher Reaktion auch immer) ganz den Unschuldigen mimen zu können. Und das alles auch, wenn ich keine konkreten Absichten habe. Es ist für mich äußerst reizvoll, den Grat zwischen frech, kokett und inspirirend einerseits und unverschämt, plump und sexistisch andererseits auszuloten. Der geilste Sex findet im Kopf statt. Ich mag mich rühmen, dass bis jetzt noch jede Frau bei mir im Bett gelacht hat. Das finde ich fast wichtiger als Orgasmen.*

Nina: *Die Bedeutung von Dirty Talking ist für mich, dass man den Partner damit stimuliert – sich selbst natürlich auch – und so verbal seine Bedürfnisse ausdrückt. Ich meine damit, dass man sagt, wo man angefasst werden möchte, wie erregt man ist und welche Stimmung man gerade empfindet. Jedoch finde ich es ab einer bestimmten Sprache und Wortwahl auch abstoßend. Wenn z.B. Wörter wie »Ich fick deine geile Fotze« fallen, dann ist das eher negativ für mich, denn das wirkt dann ordinär. Eigentlich ist mein jetziger Freund der erste, mit dem ich das mache, da wir gemerkt haben, dass wir das beide mögen und wir es auch schön finden, mittels Dirty Talk zu stimulieren. Voher habe ich das mit anderen Partnern nicht gemacht und mit One-Night-Stands schon gar nicht. Zu Dirty Talk gehört für* *mich auch Vertrauen und das Wissen, dass der andere auch andere Formen von Sex mag.*

Sarah: *Ich finde Dirty Talking durchaus erregend, wobei ich festgestellt habe, dass es mich beim eigentlichen Akt selbst nicht besonders stimuliert. Hingegen finde ich es unheimlich anregend, sich am Telefon gegenseitig »heißzumachen«, auch gern etwas derber bzw. versauter, während ich, wenn ich mit einem Mann im Bett bin, weniger auf Sätze wie »Fick mich richtig durch, du kleine Nutte« stehe, sondern es da doch eher softer mag. Ich versuche allerdings, dagegen etwas zu unternehmen, ganz schlicht dadurch, dass ich mich einfach überwinde, etwas zu sagen oder zu tun, von dem ich vorher dachte: Ich sterbe vor Peinlichkeit, wenn ich das mache. Bisher bin ich allerdings nicht gestorben, was mich zumindest beim ersten Mal fast überrascht hat ... Es war ja so einfach! Seitdem habe ich weniger Hemmungen oder Ängste davor, denn eine negative Reaktion habe ich noch nicht bekommen, auch wenn ich fast nur mit negativer Reaktion gerechnet hatte. Ich Doofi.*

Laura: *Ich stehe sehr auf Dirty Talking. Sowohl im direkten Gespräch wie auch übers Netz. Es gibt mir einen zusätzlichen Kick bzw. kann mich in Momenten, wo ich eigentlich gar nicht in Stimmung bin, durchaus von 0 auf 100 bringen. Mein Partner ist da im Gespräch noch relativ zurückhaltend, wir arbeiten dran (zwinkert).*

Miriam: *Ich finde es anregend und aufregend, brauche es aber nicht zwingend. Etwas schmutzig sprechen mochte bisher eigentlich jeder von meinen Partnern. Etwas anderes ist es, beim Sex zu talken. Das mögen viele Männer nicht, bzw. sie können nicht damit umgehen und fühlen sich eher verunsichert. Das merke ich relativ schnell und kann dann auch »umschalten«. Wenn mein Partner aber auch Gefallen dran findet, macht es den Sex noch geiler, finde ich.*

Karin: *Es törnt mich schon an, wenn mein Partner zu mir sagt ... na jaaa (grinst) ... dass er mich geil findet – oder andere Sachen. Un-*

terschiede zwischen den Partnern gibt's auch: Nicht jeder findet Dirty Talking gut. Der eine flüsterte mir ständig irgendwelches Zeugs ins Ohr (grinst), und bei dem anderen muss ich mich sogar beim Sex ein wenig bremsen. Da weiß ich noch nicht, wie weit ich gehen kann. Irgendwie machte ich mal 'ne Bemerkung, und er blickte mich völlig irritiert an. Na ja, dann dachte ich mir, ich schalt' mal lieber 'nen Gang zurück und warte ab.

Tom: *Das Atmen meiner Partnerin ist um ein Vielfaches erotischer für mich, als es ein Satz vermutlich je sein könnte.*

Olga: *Ich mag Dirty Talking mit jemandem, der ungefähr die gleichen Vorstellungen davon hat. Dann macht es mich an und kann in Situationen, in denen man nicht direkt Sex haben kann, (gegenseitig ins Ohr geflüstert) ein unglaublich erotisches Vorspiel sein. Für mich als Frau ist es wichtig, dass über die Art des Dirty Talking vorher eine Absprache getroffen wird. Die Grenzen zwischen Abwertung und Anmache sind hier sehr fließend. Deshalb würde ich nie bei einem One-Night-Stand auf Dirty Talking stehen. Differenzen gibt es für mich schon allein aus der Tatsache heraus, dass die Menschen (Mann und Frau gleichermaßen) unterschiedliche Phantasien haben und Worte unterschiedlich interpretieren. Ist das alles zum Positiven abgeklärt, kann ich nur sagen: hocherotische Sache für Fortgeschrittene.*

Tanja: *Das ist ganz sicher partnerabhängig. Mit meiner jetzigen Freundin würde es mir im Leben nicht einfallen. Mit Männern eher, aber da auch nur mit bestimmten ...*

Daniel: *Ich fände es zwar durchaus anregend, aber meine Partnerin möchte beim Sex nicht reden. Ich glaube, es ist einfach so, dass sie sich nicht richtig fallen lassen kann, wenn sie dabei reden oder zuhören muss. Das ist für mich aber kein Problem.*

Sandra: *Es ist ja so albern, dieses: Ich komme, ich komme, ich komme ... oder: Gleich komm ich ... Ach! Haltet ihr Verkünder uns Frau-*

en wohl für total bescheuert? Das WEISS ich – ich bin mit dabeibei!! Oder denkt ihr, dass wir vor lauter Aufregung, wann dieser bedeutende Zeitpunkt sein wird, eingeschlafen sind? Wenn ja – nein, wir wollen nicht geweckt werden.

Georgia: *Vor einiger Zeit habe ich mal mit ein paar Leuten ein langes und ausgesprochen gutes Gespräch darüber geführt, warum einigen von uns Frauen die Männer um 30 so sexuell lustlos erscheinen. Das Fazit der Männer war: Lieber selber einen runterholen als der Stress. Von Lustfreude keine Spur. Für die meisten scheint das Schwerstarbeit zu sein: große Versagensängste, dass sie es falsch machen, zu schnell fertig sind, der Schwanz zu kurz, sie zu unsensibel wirken, an den falschen Stellen anfassen, sie nicht als Chauvi dastehen wollen etc. Wenn ich so darüber nachdenke, wird beim Sex fast alles vom Mann verlangt. Fatal für beide. Ein Mann, der mal zufällig in einer Frauenzeitschrift liest (»Wie bekomme ich ihn dazu, mir einen Multi zu verschaffen?«), der MUSS ja denken, dass die Erwartungen der Frauen irrsinnig hoch sind. Und über all das reden die Männer dann nicht, weil sie ja »sonst in der Umwelt wie ein Versager dastehen«. Nicht nur vor anderen, vor allem vor sich selber. Wenn sie nicht darüber sprechen, wirkt das so, als wenn alles okay wäre. Und das wäre es vielleicht auch, wenn sie sich keine Probleme einreden, sondern einfach nur mal ihre eigene Lust stillen würden. Die neue sexuelle Korrektheit (allein dieses Wort!) empfinde ich als lusttötend. Wie soll man bei diesem Druck auf die Seele sich wirklich fallen lassen, Spaß am Sex haben und seine Batterien dabei aufladen? Für mich lebt guter Sex auch mal von einer gewissen Grenzüberschreitung. (»Das ist mir mit dir nicht peinlich.«) Ein bisschen besser scheinen die Männer aus dem Osten dran zu sein. Wir hatten hier ein entspannteres Verhältnis zur Sexualität, bemerke ich sehr oft. Die reden vermutlich auch unverklemmter.*

Dieses Buch möchte praktische Kenntnisse der Verbalerotik für den sexuellen Akt selbst zur Verfügung stellen – und nicht einmal mehr Ratschläge erteilen, wie man am besten seine Beziehung tiefgründig analysiert und zerredet. Denn auch dazu gibt es erstens schon Bücher genug. Zweitens stellt sich die Notwendigkeit der sexuellen Tiefenanalyse oft gar nicht mehr, wenn man erst einmal die richtigen Techniken zur Hand hat, um das Erlebnis wieder lustvoller, befriedigender und erfüllender zu machen. Schließlich hat sich auch im therapeutischen Bereich die Verhaltenstherapie der Tiefenanalyse sehr oft als überlegen erwiesen.

Eben zu so einer pragmatischen Verbesserung der Zweisamkeit im Bett kann kunstvolle Verbalerotik beitragen. Denn an die Stelle von Verwirrung, Missverständnissen, Enttäuschung und Frustrationen treten Verständigung, Nähe, Verbundenheit und Lust – nur, und das ist der Unterschied: nicht in einer nachträglichen Manöverkritik und Aufbereitung des Geschlechtsaktes, sondern schon währenddessen, und dies noch dazu auf erotisch anregende Weise. Schon während der sexuellen Begegnung selbst die eigenen Wünsche und Bedürfnisse so zu äußern, dass die Leidenschaft angestachelt wird, vergrößert natürlich immens die Chancen, sie auch erfüllt zu bekommen. Wer das tut, macht sich selbst glücklich und seinen Partner zugleich. Auf diese Weise kann das Einbinden verbaler Erotik in das Liebesspiel diese Erfahrung auch völlig auf den Kopf stellen, wenn man bislang überwiegend schweigend, stöhnend und schwer atmend zugange war. Aber eben deshalb sollte man sich mit diesen Techniken zunächst einmal ausführlich beschäftigen, bevor man sich und den Partner überfordert, aus der Bahn wirft oder Fehler begeht, die nur mit großer Anstrengung wieder gutzumachen sind.

Eine Kleinigkeit soll in diesem Zusammenhang zumindest als Nebenbemerkung erwähnt werden: Dirty Talking kann auch *das* Mittel der Wahl sein, wenn man Schwierigkeiten dabei hat, zum Orgasmus zu gelangen oder auch nur eine Erektion aufrechtzuerhalten. Denn die verbale Erotik lenkt ab von der Ebene des Körperlichen, vom Zwang, diese bestimmte »Leistung« jetzt aber erfüllen zu müssen, geleitet die Gedanken stattdessen auf den mentalen Bereich, wo die sexuelle Lust sprachlich präsentiert werden kann: nicht krampfhaft, sondern plaudernd, scherzend, ungezwungen.

Und während man noch dabei ist, seinem Partner auf diese Weise zur Wonne zu verhelfen, schleicht sich der eigene Orgasmus vielleicht von hinten an, und man wird von ihm gepackt, ehe man sich's versieht. So wie der Toast anscheinend nie hochspringt, solange man den Toaster anstarrt, kann ein Ausrichten auf ein scheinbar anderes Ziel hilfreich sein, das ursprüngliche zu erreichen.

Aber egal, ob sich dieser zusätzliche Effekt einstellt oder nicht: Dirty Talking ist so oder so jene Möglichkeit, nicht nur unsere Körper miteinander Liebe machen zu lassen, sondern auch direkt unseren Geist, unser Herz und unsere Seelen mit hineinzunehmen und so auf eine Ebene zu gelangen, die unserer gesamten Persönlichkeit gerecht wird.

2. KAPITEL

Wie spreche ich mit meinem Partner über Sex? – Ein paar generelle Tipps

Mit dem folgenden Kapitel befinden wir uns noch immer auf einer der untersten Sprossen der Leiter, die erotische Kommunikation darstellt. Besonders »schmutzig« wird es hier noch nicht. Denjenigen Lesern, die sich mit Standard-Kommunikationstechniken auskennen, wird das eine oder andere hier sicherlich auch bekannt vorkommen. Aber für diejenigen, denen diese Vorkenntnisse fehlen, wäre ein Sprung vom Erdboden auf die achte Leitersprosse zu gewagt, und sie würden vermutlich abstürzen. Bevor es also darum geht, die hohe Kunst des Dirty Talking zu erklären, wäre es vermutlich sinnvoll, sich mit der Frage zu beschäftigen: Wie spreche ich mit meinem Partner denn überhaupt über Sex? Schließlich ist das ein ebenso wichtiges wie heikles und für viele immer noch von zumindest einem Anflug von Peinlichkeit begleitetes Thema.

Warum Schweigen beim Sex nicht Gold ist

Es gibt eine ganze Reihe von Gründen, die es notwendig oder zumindest sinnvoll machen können, schon dann mit seinem (möglichen) Partner Sex aufs Tapet zu bringen, bevor man sich mit ihm auf eine heiße Nummer einlässt. Rechtzeitig abzuchecken, ob man überhaupt »sexuell kompatibel« ist, also miteinander harmoniert, oder ob man nicht völlig unterschiedliche Vorstellungen und Bedürfnisse hat, kann einem erstens viel Stress ersparen, der sonst später unweigerlich entstehen würde. Offen zu fragen und ehrlich zu antworten stellt aber nicht nur einen Schutz vor Enttäuschungen oder Problemen dar, es bringt zwei Menschen häufig auch einander näher, weil sie sehr persönliche und intime Gedanken miteinander austauschen. Man erfährt so mehr darüber, was den Charakter des anderen ausmacht und was ihm von Bedeutung ist. Drittens finden sich auf diese Weise vielleicht überraschend schnell Wege, die erotischen Vorlieben einander anzugleichen – Wege, die übersehen werden könnten, wenn jeder einfach nur glaubt, die Gedanken des anderen erraten zu müssen und sein Verhalten dieser Interpretation anzupassen.

Das Gleichnis vom Brötchen

Für Letzeres gibt es ein wunderbares Gleichnis über ein Ehepaar, das seit 50 Jahren miteinander verheiratet ist. Am Morgen ihrer Goldenen Hochzeit frühstücken sie gemeinsam. Als die Frau sich ein Brötchen aufschneidet, denkt sie sich: »Jetzt habe ich 50 Jahre lang meinem Mann immer die knusprige Oberseite des Brötchens gelassen, heute gehört sie ausnahmsweise mal mir.« Als der Mann sieht, dass sie ihm die untere Hälfte überlässt, strahlt er über das ganze Gesicht. »Schatz«, sagt er, »damit machst du mir bestimmt die größte Freude an diesem ganzen Tag. Fünf Jahrzehnte habe ich dir zuliebe darauf verzichtet, die viel besser schmeckende untere Hälfte zu essen. Danke, dass wir heute einmal tauschen!«

Was wir aus dieser Geschichte lernen können, ist nicht nur, dass manche Menschen wirklich seltsame Vorlieben haben, mit denen beim besten Willen niemand rechnen kann, sondern auch, dass so mancher Verzicht aus Freundlichkeit unnötig ist, wenn man sich nur früh genug miteinander verständigt. Es ist oft sehr hilfreich, verschiedene wesentliche Dinge rechtzeitig zu klären. Dazu *kann* etwa jeder der folgenden Punkte gehören, auch wenn sie sich in dieser Häufung etwas arg umfassend anhören: Wie oft hätten Sie bzw. Ihr Partner gerne Sex und auf welche Weise? Welche Formen der Liebkosung nehmen Sie als besonders lustvoll wahr? Wie wichtig ist Ihnen Sex überhaupt, und welche Rolle soll er in Ihrer gemeinsamen Beziehung spielen? Wie wichtig sind Maßnahmen des Safer Sex bzw. der Geburtenkontrolle? Wie würden Sie beide mit einer ungeplanten Schwangerschaft umgehen? Wie sieht es mit den »psychischen Risiken« aus: Welche Bedeutung, welchen Stellenwert hat etwa sexuelle Treue in der Partnerschaft (unter Umständen Prostitution und Pornographie eingeschlossen)? Gibt es etwas bei einem der Partner, das dessen Ansicht nach der andere wissen sollte, oder etwas, das er vom anderen gerne wissen möchte? Letzeres kann von unerfüllten Phantasien über sexuelle Störungen bis hin zur Angst vor Geschlechtskrankheiten rangieren.

Eine Befürchtung, die sich bei dieser Liste von Dingen aufdrängen mag, ist, dass der Sex entweder generalstabsmäßig geplant oder aber auf intellektueller Ebene zerredet wird, noch bevor er begonnen hat. Viele werden es als wesentlich angenehmer betrachten, den Sex einfach stattfinden zu lassen und sich den Problemen dann zu widmen, wenn sie tatsächlich auftreten. Insbesondere mit einem One-Night-Stand oder einer anderweitig absehbar kurzen Affäre wird man natürlich nicht erotische Lebensläufe austauschen, bevor man miteinander in die Kiste steigt. Auch die Möglichkeit, dass Probleme überhaupt erst herbeigeredet werden, sollte man nicht völlig von sich weisen. Nicht umsonst halten manche Sprache für einen Virus, der Menschen davon abhält, einander näherzukommen. Hier wie so oft gilt, dass jeder es lernen muss, seine *eigenen* Bedürfnisse wahrzunehmen und sie daraufhin zu artikulieren bzw. ihnen zu folgen. Und was mit dem einen Partner wie von selbst funktioniert, kann bei dem anderen ein Problem darstellen.

Offene Worte: »Wem das peinlich ist, der ist selbst dran schuld«

Katja: *Ich erinnere mich noch an eine Situation vom Anfang meines Sexuallebens. Ich hatte vorher erst einmal das Teil eines Mannes* *in der Hand gehabt, der etwas krasser drauf gewesen war. Nun wollte ich das beste Stück meines zweiten Freundes mit der Hand beglücken. Ich habe das so gemacht, wie ich es von dem ersten noch gewohnt war. Dort sollte ich nämlich meistens sofort loslegen. Da es aber oft nicht so schnell geht und auch ihr Männer erst mal ein bisschen Flüssigkeit produzieren müsst, hat er mich ganz entsetzt angeschaut und gesagt, ich soll das lassen und bitte etwas Ruhe einkehren lassen. Ich kam mir in diesem Moment total bescheuert und albern vor. Er hat sich dann allerdings auch abgewandt, und an diesem Abend lief nichts mehr. Er hat dann auch kein Wort mehr darüber verloren, und ich war zu feige, noch mal nachzufragen, was denn daran jetzt so blöd war. Die nächsten Male war ich dann total verkrampft und unsicher. Klar, dass diese Geschichte nicht lange lief und bald jeder seine eigenen Wege ging.*

Nina: *Sex bringe ich eigentlich von Anfang an zur Sprache, da es zum Leben dazugehört. Am Anfang, wenn sich was entwickelt, eher auf die spontane, humorvolle Art; wenn es ernster wird, auch ernster. Ich rede mit dem potentiellen Partner über Erfahrungen positiver und negativer Art und schaue so, was er mag und nicht. Fragen der Verhütung kläre ich auch gleich, denn das ist sehr wichtig. Wenn ich sehe, dass jemand verantwortungslos ist, dann überleg' ich mir das lieber zweimal. Zerreden kann man eigentlich nichts, wenn man auf einer lockeren Ebene bleibt. Wenn man jedoch einen »Themenabend« draus macht, dann hat man ein Problem. Also, wenn ich zum Beispiel zwei Stunden kläre, wo und wie man sich anfasst und so weiter.*

Sonja: *Verhütung ist auf jeden Fall Thema, und zwar bei neuen Bekanntschaften oder welchen, bei denen ich nur geringste Tendenzen zur Promiskuität vermute, grundsätzlich mit Kondom. Das ist mir so wichtig, dass ich Gummihasser schon aus dem Bett geworfen habe ...*

Sandra: *Eigentlich habe ich Sex, bevor ich darüber rede. Es sei denn, ich schimpfe vorher über meine vergangenen Sexpartner und ihre*

Unfähigkeiten in manchen Bereichen, nur um ein ähnliches Desaster zu vermeiden. Funktioniert nicht immer. Allerdings unterhalte ich mich dabei NIE über Verhütung oder Tests. Ehrlich gesagt rede ich über HIV-Tests erst, wenn ich schon lange in einer Beziehung bin. Und je länger ich in einer Beziehung bin, um so weniger kann ich über Sex reden. Allerdings gibt es auch keine Hemmungen hinsichtlich irgendwelcher Praktiken. Man macht es einfach bzw. ich deute es über so viele Ecken an, dass mein Freund hoffentlich irgendwann drauf kommt, was ich jetzt mag. Angst vor Ablehnung hab' ich dabei nicht. Ich weiß auch nicht, woher die Hemmungen kommen.

Hanna: *Die Frage der Verhütung spreche ich ganz direkt an. Wem das peinlich ist, der ist selbst schuld. Ein ungewolltes Kind ist garantiert noch peinlicher für ihn.*

Tina: *Ich glaube, das Thema Sex kommt von ganz alleine früher oder später zur Sprache, ohne dass ich dazu was tun muss. Wenn ich mich so zurück erinnere, dann war das schon meist in den ersten beiden Wochen, wenn wir da nicht schon längst Sex hatten. Meistens redeten wir über Belangloses und sind dann zum Thema Sex übergegangen, was mit dem Belanglosen in Verbindung stand. In unserer Gesellschaft heutzutage geht ohne Sex (zum Beispiel in der Werbung oder in Filmen) ja nichts mehr.*

A.: *Über Sex zu sprechen kann interessant sein (jede/r denkt schließlich anders darüber) sowie Insights über Wünsche/Ängste/Träume/Gewohnheiten etc. geben. Außerdem ist es ein ziemlich aufregendes Thema, um jemanden näher kennen zu lernen. Andererseits kann man natürlich Gefahr laufen, durch »zu viel« dem anderen letztendlich auf die Nerven zu gehen. Wie bei so vielen Dingen ist es eine Gratwanderung, die aus der Situation entsteht und nicht in Schablonen dargestellt werden kann.*

Marion: *In einer sich entwickelnden Beziehung bringe ich Sex genau in dem Moment zur Sprache, in dem er mir auch in den Kopf* *kommt. Ich klopfe die Vorlieben des Partners beim Sex lieber ab, bevor ich mein Herz verloren habe. Sex mag zwar nicht die wichtigste Rolle in einer Beziehung spielen, aber ich weiß, dass die Beziehung auf Dauer trotzdem leidet, wenn man eben nicht dieselben Vorlieben hat. Ich versuche schon früh zu klären, ob es sich zum Beispiel um einen Brust-Fetischisten handelt. Mit meiner Figur ziehe ich solche Männer leider an (zwinkert). In dem Fall tarne ich meine eigentliche Neugier, indem ich frage, ob er eher auf den Busen oder auf den Po schaut. Und so etwas kann man sogar beim ersten Date fragen. Wenn er dann die falsche Antwort gibt, würde ich eben weiter fragen. Mir wirklich wichtige Fragen kläre ich nicht mit einer neuen Liebe, sondern entscheide allein. Ich will keine Kinder, und ich will kein AIDS, damit muss er leben oder muss es lassen. Vor 15 Jahren habe ich solche Fragen noch mit dem Partner geklärt; heute interessiert mich höchstens noch, ob er es genauso sieht.*

Wie bringt man ein Gespräch auf Sex? Hilfen und Fußangeln

Die oberste und darum auch erstgenannte Regel sollte sein, das Gespräch nicht erst dann auf Sex zu bringen, wenn man vor Erregung kaum mehr klar denken kann, sondern diesen Schritt rechtzeitig zu wagen. Wählen Sie einen günstigen Zeitpunkt aus, an dem Sie und Ihr Partner den Kopf frei haben und nicht einer von Ihnen beiden müde oder geistig von anderen Dingen abgelenkt ist.

Wenn Sie mit einem potentiellen Partner das Thema Sexualität erstmals anschneiden möchten und es Ihnen unangenehm wäre, mit der Tür ins Haus zu fallen, beginnen Sie vielleicht besser auf einer abstrakten, sachlichen Ebene. Beziehen Sie sich in Ihrer Unterhaltung zum Beispiel auf Ereignisse, die aktuell durch die Nachrichten geistern, etwa die neuesten Entwicklungen bei einschlägigen Prominenten wie Boris Becker oder Dieter Bohlen. Wenn Ihnen das zu trivial ist, greifen Sie auf eine Umfrage oder Studie zurück, von der sie im Radio gehört, oder auf einen Artikel, den Sie in einer

Zeitschrift gelesen haben. Wenn Sie davon nur noch Fragmente im Kopf haben und den Rest zusammenphantasieren müssen, ist das kein Hindernis, auch wenn man sich vor Übertreibungen und allzu durchschaubaren Behauptungen hüten sollte. (»Im letzten GEO war ein Beitrag darüber, dass immer mehr Frauen darauf stehen, Männer einen zu lutschen und dann auch zu schlucken, wegen der Proteine. Wie stehst du eigentlich dazu?«) Mit einer zurückhaltenderen, aber ebenso effektiven Eröffnung wäre das Thema Sexualität immerhin schon einmal in die sich entwickelnde Beziehung eingebracht.

Als nächster Fallstrick lauert hier allerdings die Gefahr, dass das Thema auf rein intellektueller Basis behandelt wird. (»Ich bin mir sicher, es ließe sich statistisch nachweisen, dass die allermeisten Teppichluder aus dysfunktionalen Familien stammen.«) Kitzliger, also zugleich spannender und heikler wäre es, wenn jeder der Gesprächspartner seine eigene, ganz persönliche Haltung zu einem solchen Thema einbringt. Sehr viele Menschen werden davor zurückscheuen, solange sie nicht ausdrücklich danach gefragt werden: »Könntest du dir generell vorstellen, mit einem Menschen, den du erst seit ein paar Minuten kennst, direkt zur Sache zu kommen, wenn dir klar ist, dass ihr euch gegenseitig scharf findet?« Bei solchen Fragen besteht natürlich wie bei allen anderen Versuchen, dem anderen auf intimer Ebene näherzukommen, das Risiko, geblockt oder sogar scharf zurückgewiesen zu werden. Hier sollte man ein Gespür dafür entwickeln, welches Tempo und welche Nähe man dem anderen zumuten kann – was leider nicht möglich ist, ohne dass man den einen oder anderen Versuchsballon gestartet hat. Während fortgesetzte Vorstöße ohne jegliche Einfühlsamkeit von beiden Geschlechtern eher als belästigend empfunden werden, sollte die eine oder andere Frage »zur Sache« keine Traumatisierung auslösen. Wer trotzdem Angst davor hat, mit seiner Neugier und seinem Wunsch nach Nähe als aufdringlich zurückgewiesen zu werden, mag sich mit einem Bonmot Heinrich Bölls trösten: Man muss zu weit gehen, damit man weiß, wie weit man gehen kann. Oder er denke an Oscar Wilde: Es gibt keine indiskrete Fragen – nur indiskrete Antworten. Auch hier macht natürlich der gute Ton die Musik.

Wichtig zu wissen ist auch, dass Fragen zwar ein Interesse am Partner signalisieren und helfen können zu klären, was in ihm vorgeht. Wenn sich einer der Partner aber weitgehend aufs Fragen beschränkt, als ob er ein Interview führen wollte, kann auch das eine geheime Rückzugsstrategie darstellen, die dem intimen Dialog schadet oder ihn zerstört. Der Fragende geht dem Risiko aus dem Weg, über sich selbst etwas preiszugeben und damit möglicherweise abgelehnt zu werden. Sollten Sie diese Tendenz bei sich feststellen, dann sollten Sie sich vielleicht trauen, mehr von Ihnen selbst und Ihren eigenen Gefühlen und anderen inneren Vorgängen zu sprechen. Vielen fällt das schwer, zum Beispiel weil sie in jedem anderen Bereich ihres Lebens gelernt haben, ihre Empfindungen und Probleme mit sich selbst auszumachen, statt sie anderen Menschen anzuvertrauen. Falls Sie zu den »Fragern« gehören, kann es eine Übergangstechnik darstellen, wenn Sie Ihre Fragen begründen, also Ihrem Partner mitteilen, warum Sie bestimmte Dinge interessieren. Auf diese Weise kann er Ihre Neugierde besser einordnen und erfährt auch ein wenig mehr über Sie.

Auf die Dauer werden Sie um das Risiko der Selbstenthüllung ohnehin nicht umhinkommen, wenn Sie möchten, dass Ihre erotische Kommunikation glückt. Manche Leute haben Angst, verletzt zu werden, wenn sie sich allzu sehr öffnen. Das ist eine verständliche Angst und ein reales Risiko. Seelische Verletzungen, insbesondere wenn sie von jemandem ausgehen, dem man sich anvertraut, entfalten ihre Wirkung ja nicht allein in der konkreten Situation, sondern können sich zu Wunden und Narben entwickeln, die wir ein Leben lang mit uns herumtragen. Allerdings bringt die Entscheidung, sich dem anderen *nicht* zu öffnen, keineswegs die Garantie mit sich, nicht verletzt zu werden. Sie macht es ihm nur schwerer zu verstehen, was in Ihnen vorgeht und darauf einzugehen. Falls Sie befürchten, dass Ihr Partner Ihre Offenheit missbrauchen könnte, sollten Sie sich vielleicht fragen, ob das der richtige Mensch ist, mit dem Sie intime Momente verbringen möchten.

Wenn Sie jenseits des Small Talks ein bestimmtes Thema im Zusammenhang mit Sexualität anschneiden möchten, empfiehlt es sich einerseits, sich schon vorher darüber Gedanken zu machen, was man eigentlich dazu sagen möchte. Auf diese Weise ist wenigstens einer der beiden Gesprächspartner vorbereitet. Andererseits birgt das die Gefahr, dass das Gegenüber zum reinen Stichwortgeber verkommt und man nur noch auf den geeigneten Haken wartet, um seine eigenen Ansichten daran aufzuhängen. Letzeres ist generell ein Gesprächsverhalten, an dem die Kommunikation auch über gänzlich andere Dinge sehr häufig krankt: Während der Gesprächspartner redet, achtet man nicht eigentlich darauf, was dieser zu sagen hat, sondern formuliert im Geiste seine Antwort und richtet seine Konzentration sodann darauf, sie abrufbereit im Kopf zu behalten, bis der andere endlich fertig ist. Ein solches Verhalten ist im Wesentlichen egal, wenn es sich etwa um Stammtischgespräche über den Nahost-Konflikt oder die Steuerpolitik der Regierung dreht, wo man also als Normalbürger stundenlang aneinander vorbeireden kann, ohne dass dadurch ein größerer Schaden entsteht. Es kann allerdings verheerend sein, wenn zwei Partner einander ihre Gefühle und Einstellungen im intimen Bereich vermitteln wollen. Hier kann ein erster Schritt zur Problembehebung darin bestehen, dass man sich erst einmal selbst beobachtet, ob man, während der Partner spricht, mit seinen Gedanken tatsächlich bei ihm ist. Ist das nicht der Fall sollte man versuchen, die eigene Aufmerksamkeit verstärkt dorthin zu lenken. Umgekehrt ist es sinnvoll, dann, wenn man selbst spricht, keine endlosen und weitschweifigen Erklärungen abzugeben, während der andere längst auf seinen Einsatz wartet und seine Kapazitäten an Aufmerksamkeit seit fünf Minuten erschöpft sind. »Fasse dich kurz«, lautet auch hier das Motto der Wahl. Mit jeder zusätzlichen Windung Ihres Wortstroms erschweren Sie es Ihrem Partner herauszufinden, was denn eigentlich der zentrale Inhalt und die grundlegende Absicht Ihrer Äußerungen ist.

Wenn Sie sicher sein möchten, dass Sie Ihren Partner richtig verstanden haben (was oft nicht einfach ist, wenn es um intime Gefühle geht), fassen Sie in eigenen Worten noch einmal zusammen, was bei Ihnen angekommen ist. Sie brauchen nicht zu übertreiben, bis sie sich wie eine Mischung aus Psychotherapeut und Echo vorkommen, aber grundsätzlich ist diese Technik außerordentlich hilfreich. Sie schützt vor Missverständnissen und ermöglicht, unscharfe Äußerungen klarzustellen. Der Partner wiederum bekommt gespiegelt, wie es beim anderen ankommt, wenn er bestimmte Wendungen benutzt, und wie seine Gedanken insgesamt interpretiert werden. Rückfragen können denselben Dienst leisten, je mehr und zielgerichteteter desto besser. Auf diese Weise können Sie am ehesten erfassen, worum es Ihrem Partner eigentlich geht.

Kommunikation über die gesprochenen Worte hinaus

Wenn Sie diese Methode anwenden, wird Ihnen vielleicht auffallen, wie wenig von dem, was Ihr Partner sagt, in seinen Worten selbst liegt und wie viel im Klang seiner Stimme, dem Tonfall, der Mimik und der Körpersprache. Manche Kommunikationswissenschaftler gehen ja sogar davon aus, dass der ungesagte Anteil in einem Gespräch bis zu neunzig Prozent ausmacht. (Das bedeutet allerdings nicht, dass wir, wenn wir schweigen, in neun von zehn Fällen Recht haben!) Insbesondere wenn es Abweichungen zwischen den ausgesprochenen Worten und dem unausgesprochenen »Begleittext« gibt, bieten sich je nach Situation prinzipiell zwei Möglichkeiten, damit umzugehen: Entweder Sie fragen nach, um Klarheit zu schaffen, oder Sie greifen die gemischten Botschaften spielerisch auf. Letzeres liegt vor allem dann nahe, wenn die gemischten Botschaften ganz offenkundig zum erotischen Spiel gehören – beispielsweise wenn Ihnen Ihr Partner mitteilt, was für ein furchtbar verdorbenes Mädchen Sie doch seien, und Sie dabei verschmitzt anlächelt. Der umgekehrte Fall (»es ist alles in Ordnung« mit missmutigem Blick) läd hingegen dazu ein, eine Klärung herbeizuführen. Dann ist Ihr Partner vermutlich der Ansicht, Sie wüssten schon, was los ist bzw. Sie würden sich schon die Mühe machen, das herauszufinden, wenn Ihnen etwas an ihm läge. Natürlich gibt es immer auch weitere Möglichkeiten, auf widersprüchliche Signale einzugehen, beispielsweise den Widerspruch erst einmal zu ignorieren, um abzuwarten, dass er sich von selbst klärt, oder ihn bei einer günstigeren Gelegenheit zur Sprache zu bringen. Wie weiter oben schon kurz erwähnt, löst »einfach darüber reden« ein Problem entgegen der allgemeinen Vorstellung häufig gerade *nicht*, sondern trägt manchmal erst gravierend dazu bei.

Wenn man sich aber entschieden hat, sich auf ein solches Gespräch einzulassen, kann es helfen, sehr direkt und persönlich zur Sprache zu bringen, was in einem vorgeht. Gehen Sie nicht davon aus, dass Ihr Liebster schon weiß, wo Sie beim erotischen Beisammensein der Schuh drückt. Tun Sie einfach mal so, als hätte Ihr Partner nicht die geringsten Vorkenntnisse über Ihre Persönlichkeit, wenn Sie sich ihm öffnen. Das mag befremdend klingen, wenn Sie schon sehr vertraut miteinander sind. Tatsächlich stellen aber selbst Paare, die seit Jahren miteinander verheiratet sind, sobald sie sich einmal auf diese Praktik einlassen, fest, dass es große Bereiche im Gefühlsleben eines jeden gibt, von denen dem jeweils anderen nichts bekannt war.

Reden Sie von sich selbst

Zu den bewährten Klassikern unter den Kommunikationstipps gehört darüber hinaus, Ich-Botschaften statt (häufig anklagende) Du-Botschaften zu senden. »Du bist nicht besonders geschickt mit deiner Zunge« führt vorhersehbar zu Verletztheiten und Verteidigungshaltungen. »Ich empfinde das als nicht besonders angenehm« hat schon eine andere Melodie – und ist näher bei der Sache, weil Sie etwas, was zumindest vorrangig Ihr Problem ist, nicht zu dem Ihres Partners machen. Wenn Sie seine erotische Zungenfertigkeit kritisieren, weisen Sie ihm die Schuld daran zu, dass der gemeinsame Sex nicht so verläuft, wie Sie es gerne hätten. Gleichzeitig eignen Sie sich selber die Rolle eines Richters oder ungnädigen Lehrers an, der darüber entscheiden darf, was in Ordnung ist und was nicht.

Das ist nicht mehr der Fall, wenn Sie von Ihren eigenen ganz persönlichen Empfindungen sprechen.

Allerdings, das sei hier in einer kurzen Nebenbemerkung eingeräumt, ist das nur der halbe Weg. Denn selbst wenn Sie Ihr unangenehmes Gefühl als Ich-Botschaft verpacken, kommt es oft unweigerlich als Kritik an. Zugespitzt gesagt: Ihr Partner versucht, Ihnen Lust zu bereiten, und Sie nörgeln (seiner Wahrnehmung nach) undankbar herum. Andererseits wird die Stimmung genauso zerstört, wenn Sie ihn immer weiter machen lassen, obwohl Sie sich zunehmend irritiert fühlen und den Verursacher am liebsten mit einem Fliegenwedel verscheuchen würden. Mit der Frage, wie man seinem Unmut konstruktiver Ausdruck geben kann, wird sich noch ein späteres Kapitel beschäftigen.

Das Wort »aber« kann ungünstig sein

Zu den Basis-Kommunikationstechniken des Intimen, um die es hier noch geht, gehört, »Aber«-Sätze zu vermeiden und sie wo immer möglich durch »Und«-Sätze zu ersetzen. Jedes »Aber« signalisiert eine Trennung, einen Rückzug, ein Sich-Verschließen. Nehmen Sie einen Satz wie: »Ich möchte dir gerne näher kommen, aber ich habe Angst davor.« Der nachgeschobene Nebensatz drückt deutlich aus, dass Sie Ihrem eigentlichen und zuvor vorgebrachten Wunsch aus einem bestimmten Grund nicht folgen möchten. Sie würden ja gerne, aber es gibt ein Hindernis. Sie möchten, aber Sie können nicht. Ein Schritt vor und sofort wieder denselben Schritt zurück. Eine ganz andere, viel offenere Spannung drücken Sie aus, wenn Sie formulieren »Ich möchte dir gerne näherkommen, *und* ich habe Angst davor.« Ihr Wunsch wird dadurch genauso wenig negiert wie Ihre Furcht. Die Angst überwindet nicht länger Ihre Sehnsucht, sondern beide können gleichberechtigt nebeneinander stehen bleiben. Statt sich zu isolieren, zeigen Sie Ihren inneren Kampf und geben Ihrem Partner die Möglichkeit, darauf einzugehen. Ihre Angst ist nicht mehr allein Ihr Problem, genauso wenig wie Ihre Sehnsucht oder Ihr Begehren. Stattdessen teilen Sie diesen Widerstreit mit dem Menschen, der Ihnen etwas bedeutet. Es ist ein Ausbruch aus der inneren Einsamkeit.

Warum wir beim Sex fast immer mindestens zu sechst sind

Sobald Sie und Ihr Partner herausgefunden haben, was genaue Ihre erotischen Wünsche, Sehnsüchte und Begierden darstellt, finden Sie heraus, welche Möglichkeiten es gibt, diese Ziele zu erreichen. Machen Sie sich dabei vor allem klar, dass es mehr Möglichkeiten gibt, als Ihnen spontan in den Sinn kommen, und sprechen Sie über die Alternativen. Wenn Sie sich nämlich nur an den Dingen orientieren, die Ihnen automatisch einfallen, dann ist es gut denkbar, dass Sie sich selbst den Weg mit Vorurteilen darüber versperren, wie »man« bestimmte Konflikte löst oder wie »man« sich verhalten muss, um zusammen glücklich zu werden bzw. erfüllten Sex zu genießen. Unbewusst nehmen Sie die unterschiedlichsten gesellschaftlichen Vorgaben mit hinein in eine Situation, die nur Sie und Ihren Partner etwas angeht und in der *Sie beide* einen Kompromiss finden sollten, der Sie befriedigt – und niemand anderen sonst. Sich von diesen Vorgaben zu lösen ist natürlich wesentlich leichter gesagt als getan. Psychologen sprechen davon, dass, wenn zwei Leute miteinander im Bett sind, sich in Wirklichkeit mindestens sechs Personen zusammen zwischen den Laken befinden: die beiden Partner selbst plus jeweils deren Eltern, die Ihnen auch im Bereich der Partnerschaft und Intimität bewusst oder unbewusst einiges mit auf den Weg gegeben haben. Tatsächlich dürfte aber die Menge der Leute, die an diesem Erlebnis beteiligt sind, noch weit größer sein: beispielsweise sämtliche Ex-Lover jeder der beiden Partner sowie alle möglichen Leute, die ihr Bild von »richtiger« Sexualität in den Medien geprägt haben. Das kann sich von Dr. Sommer in der »Bravo« erstrecken über die Pärchen im »Marienhof«, den zuletzt gesehenen Porno und die gerade aktuellen Weisheiten in der »Cosmopolitan« bis zu diesem Buch hier. Diese Überflutung kann dazu führen, dass jeder Partner den anderen unbewusst in jenes Denkgebäude hineinzumanipulieren versucht, das für ihn eine moralische Autorität und Richtschnur in Sachen Sexualität darstellt. Tatsächlich können Sie die Regeln und Normen Ihrer ganz individuellen und unverwechselbaren Beziehung nur für sich gemeinsam festlegen. Halten Sie sich so weit wie möglich zurück, das Verhalten Ihres Partners zu be- oder verurteilen, sondern überlassen Sie sich besser einer unvoreingenommen Neugierde, um sich dann auf Ihre eigenen Empfindungen zu konzentrieren. Was natürlich selbst schon wieder einen Ratschlag von außen darstellt, den Sie ebenfalls gerne ignorieren können.

In den nächsten beiden Kapiteln soll es um zwei zentrale Fragen gehen, die hier bereits kurz angerissen wurden: Wie bringe ich meine eigenen Wünsche am besten vor und teile meinem Partner mit, was er mit mir anstellen soll, damit ich in Ekstase gerate? Und wie schaffe ich es, meinem Partner mitzuteilen, wenn ich mit manchen *seiner* Wünsche überhaupt nichts anfangen kann, ja sie mich vielleicht sogar völlig abtörnen?

3. KAPITEL

I Wish I Would – Wünsche vorbringen

Viele Menschen stellen beim erotischen Tête-à-Tête die Befriedigung ihrer eigenen Wünsche stark in den Vordergrund. Befragungen aus dem Jahr 2002 zufolge scheint diese Einstellung übrigens bei Männern weitaus verbreiteter zu sein als bei Frauen. Man mag spekulieren, woher das kommt. (Vermutlich sind Männer einfach ehrlicher bei Umfragen, aber das ist meine ganz private Meinung.) Es gibt jedenfalls ganz sicher bei Angehörigen beider Geschlechter viele Menschen, die Probleme haben, dem Partner ihre eigenen sexuellen Bedürfnisse mitzuteilen und darum zu bitten, zu werben oder gar zu fordern, dass diese auch erfüllt werden. Manche kommen sich schon beim Gedanken daran als Egoisten vor. Dann könnte es ihnen helfen, in dieser Hinsicht ein größeres Selbstbewusstsein zu erlangen. Andere wissen sehr gut, dass auch sie ein Recht auf die Erfüllung ihrer persönlichen Wünsche haben, finden aber nicht die richtige Herangehensweise, um diese Wünsche auch zur Sprache zu bringen. In diesem Kapitel kann es natürlich nicht darum gehen, die psychologischen Hintergründe dafür herauszufinden und anzugehen, dass jemand auf das Anmelden seiner eigenen Bedürfnisse verzichtet. Stattdessen soll es kommunikative Techniken und Strategien vorschlagen, die bei diesem Unterfangen helfen.

Der erste Schritt wird oft übersehen

Der Anfang besteht sicher darin, zunächst einmal in Kommunikation mit sich selbst zu treten, auf sich zu hören und so herausfinden, welche Wünsche denn wirklich die ganz eigenen sind. Wie ich im vorigen Kapitel erklärt habe, haben manche statt der eigenen, individuellen, innersten Bedürfnisse jene Vorstellungen im Kopf, wie guter Sex etwa den Medien oder früheren Partnern zufolge sein *sollte*. Oder sie haben überhaupt keine eigenen Vorstellungen, sondern lassen sich einfach auf das Erlebnis ein und dabei von dem führen, was ihr aktueller Lover möchte. Das kann ja auch sehr schön sein, und manche vermissen dabei selbst auf Dauer nicht das Geringste. Andere allerdings stellen im Laufe der Zeit fest, dass sie selbst immer wieder im Innersten unbefriedigt zurückgelassen werden, und geben dafür stillschweigend oder schließlich lautstark ihrem Partner die Schuld. Der weiß manchmal gar nicht, wie ihm geschieht, wenn ihm plötzlich »Nie gehst du auf mich ein« oder »Du könntest ja auch mal fragen, was *ich* will!« an den Kopf geworfen wird. Psychologen sprechen hier von einem unbewussten Wunsch nach Gedankenlesen: Wenn mein Partner mich liebt, wenn ihm also wirklich etwas an mir liegt, müsste er doch einfach wissen, merken, spüren, was in mir vorgeht. Tut er nicht. Vergessen Sie's. Jede Wette, dass auch Sie nicht wissen, wovon er heimlich träumt, wenn er es Ihnen nie mitgeteilt hat (oder Sie nicht per Zufall seine mit Textmarker angestrichenen Erotika gefunden haben). Es ist insofern also kontraproduktiv, wenn Sie Ihre Wünsche so lange zurückstellen, bis sie sich in Ihnen aufgestaut haben und zu einer solchen Notwendigkeit geworden sind, dass Sie gar nicht mehr anders können, als sie vehement einzufordern. Sie haben nicht erst dann das Recht, um bestimmte Zärtlichkeiten zu bitten, wenn Sie den Eindruck haben, dass deren weiterer Mangel für Sie unerträglich sein würde. Nehmen Sie sich die Erlaubnis, nicht erst Ihre Bedürfnisse, sondern schon Ihre Vorlieben klar und unumwunden zu äußern.

Vom Gedankenlesen und Projizieren

Wenn Sie Ihre Wünsche erfüllt haben möchten, müssen Sie sie aussprechen. Das gilt für eine sexuelle wie für jede andere Form von

Beziehung. Je klarer und eindeutiger Sie sind, desto mehr steigt die Chance auf Erfolg, während es selbst gutwillige Partner ein wenig zur Verzweiflung bringen kann, wenn Sie ihm mitteilen: »Ich hab' mir überlegt, vielleicht könnten wir ja möglicherweise, also natürlich nur, wenn du nichts dagen hast, dann sollten wir vielleicht mal probieren ... obwohl, du hältst das bestimmt für blöd, wenn ich das jetzt sage ... ich meine halt nur, wir könnten vielleicht mal was anderes – mein Gott, ich weiß es ja *auch* nicht ...« Unklare Andeutungen wie diese sind in der Regel keine Hilfe. Was immer der Vorschlag ist, den Sie gerne machen würden, wenn Sie sich nur trauen dürften: Mit so einer Einleitung verschenken Sie sehr viel. Seien Sie besser eindeutig positiv, das heißt, sagen Sie, was Sie möchten, und nicht, was Sie nicht möchten. Wenn Sie beispielsweise eine Frau sind und schon immer wissen wollten, wie es wohl sein mag, von hinten genommen zu werden, dann führt es vermutlich nicht zum Ziel, wenn Sie lediglich anmerken, dass Sie die immer gleiche Missionarsstellung langweilig finden. Das Risiko ist groß, dass Ihr Partner stattdessen beispielsweise zu Oralsex übergeht oder unter Zuhilfenahme von Sesseln, Stehlampen oder Bügelbrettern Verrenkungen ausprobieren möchte, die Sie die entstandenen Zerrungen noch Tage später spüren lassen. Möglicherweise geben Sie auch noch ihm die Schuld, weil er nicht begriffen hat, was Sie eigentlich wollten. *Wenn* Sie Ihre Wünsche aber nicht klar und eindeutig vorbringen, tun Sie selbst das natürlich auch nicht aus Dummheit oder böser Absicht. Vielleicht haben Sie Angst, dass Ihr Partner Ihren Wunsch nach Verkehr *a tergo* völlig befremdlich findet oder als »pervers« ablehnt. Vielleicht haben sie das Gefühl, ihn vor Ihren »selbstsüchtigen« Sehnsüchten sozusagen schützen zu müssen: Was ist, wenn ich ihn jetzt zu etwas auffordere, was er eigentlich gar nicht will, er das dann aber mir zuliebe macht, es aber in Wirklichkeit furchtbar findet? Was ist, wenn ihm dann der Sex mit mir keinen Spaß mehr macht oder sich das auf unsere Beziehung auswirkt? In solchen Situationen projizieren Sie Ihre tatsächlich erlebte Unlust in einer hypothetischen Situation auf Ihren Partner. Der ist aber selbst dafür verantwortlich, seine eigenen Wünsche vorzubringen oder, wenn ihm Ihre Wünsche partout nicht zusagen, sie abzulehnen. Sagen Sie, was Sie möchten, ohne sich dafür zu entschuldigen. Das Risiko, dass er »Nein« sagt, ist geringer, als wenn Sie nie gefragt hätten. Der Gewinn kann zum Beispiel darin liegen, dass Sie gemeinsam etwas Neues ausprobieren (und so Ihr Lustrepertoire wesentlich erweitern oder aber herausfinden, dass manche Dinge nur in der Phantasie toll sind) und dass Ihr Partner vielleicht neuen Respekt vor Ihnen gewinnt, weil Sie (auch) im Bett deutlicher sagen, was Sie wollen.

Offene Worte: »Manchmal möchte ich richtig schmutzigen Sex«

Sarah: *Ich hatte noch nie Schwierigkeiten, meinem Partner zu sagen, was ich NICHT mag, sondern eher, ihm mitzuteilen, WAS GENAU er machen soll. Ich denke, dass es wohl mit einer gewissen Schüchternheit zusammenhängt: Angst, sich zu blamieren, sich bloßzustellen?! Ich denke, dass Frauen mehr Zurückhaltung diesbezüglich an den Tag legen als Männer. Vielleicht liegt es ganz einfach an der ach so veralteten Rollenverteilung, die allerdings in der Praxis überhaupt nicht veraltet ist. Kann halt keiner aus seiner Haut. Und nur weil man als Frau immer eingeredet bekommt, dass man auch alles kann, was Männer können, heißt das noch lange nicht, dass man das auch in die Tat umsetzen kann oder sich überhaupt traut, es zu versuchen. Dabei weiß ich sehr genau, was ich mag und was nicht.*

Tina: *Wenn ich meinem Partner meine sexuellen Wünsche vermitteln will, bringe ich es einfach zur Sprache. Meist dauert dies bei mir etwas länger, da ich schon Angst vor Ablehnung oder ähnlichem habe. Ich denke oft, er könnte mich auslachen oder mich für eine dumme Person halten. Ich weiß, was ich in sexueller Hinsicht will, und mein Partner auch. Er kann mir das auch ohne Probleme sagen, wobei ich ab und an das Gefühl habe, dass auch er Angst vor Ableh-*

nung meinerseits hat. Ich kann auch erkennen, wenn ein Mann oral befriedigt werden möchte. Ich glaube das ist typisch Mann: Sie drehen sich einfach auf den Rücken und warten, dass Frau sie liebkost und schließlich oral befriedigt.

Albert: *Im Falle einer Einmalbegegnung macht mich der neu zu entdeckende Körper so an, dass alleine Berühren und Erforschen zu vollster Befriedigung führt. In den wenigen längeren Beziehungen, die ich hatte, war ich vollkommen damit zufrieden, die Wünsche meiner Partnerin zu erfüllen und durch die Signale ihrer Lust angemacht und befriedigt zu werden.*

Daniel: *Das ist so eine Sache ... Ich habe eigentlich wenig Schwierigkeiten damit, offen mit meiner Partnerin über meine Wünsche zu reden. Sie allerdings redet kaum über ihre Wünsche. Natürlich merke ich, wenn ihr gefällt oder auch nicht gefällt, was ich tue. Aber sie redet eben nie über ihre Phantasien. Wenn ich sie direkt danach frage, sagt sie, dass alles prima wäre und dass sie keine unerfüllten Wünsche hätte. Nur: Das hat sie auch in Zeiten gesagt, in denen wir definitiv auch sexuell in einer Krise steckten. So habe ich nun immer das Gefühl, dass sie vielleicht doch unerfüllte Wünsche hat, über die sie nicht mit mir redet, andererseits aber vielleicht enttäuscht darüber ist, dass ich sie ihr nicht erfülle.*

Marion: *Angst vor Ablehnung habe ich bei meinem jetzigen Partner nicht mehr, aber ich hatte auch schon Partner, wo das so war, und dann verliert man mit der Zeit die Lust daran, sich etwas zu wünschen. Und wenn dieser Zustand länger anhält, verliert man auch die Lust, Wünsche zu erfüllen. Das ist dann der Anfang vom Ende einer Partnerschaft.*

Ich habe noch nicht erlebt, dass mein Mann auf meine Wünsche nicht eingeht. Eher bin ich diejenige, die etwas nicht möchte. Mein Mann bietet dann aber auch direkt die Alternative oder abgemilderte Form an. Auf diese pfiffige Weise hat er schon oft bekommen, was er eigentlich wollte, und ich fand es dann genauso schön wie er.

Ich bekomme eigentlich nie einen Wunsch ausgeschlagen. Mein Mann wird zum Beispiel immer von mir gebremst, wenn ich mich zu beobachtet fühle. Er würde auch an einem belebten Strand mit mir schlafen, wenn er keine Konsequenzen zu befürchten hätte. Ich bin lieber ganz ungestört. Wenn ich ihm solche Orte ausschlage, verspreche ich ihm etwas, von dem ich weiß, dass er es mag, wenn er wartet, bis wir alleine sind. Meist sind wir dann ganz schnell irgendwo ungestört.

Jasmin: *Gegenüber einem Partner, den ich grade erst kennen gelernt habe, bin ich da eher noch zurückhaltend, schaue erst, was geht, was überhaupt im Angebot ist. Wenn mir der Partner vertrauter ist, kann es durchaus vorkommen, dass ich seinen Kopf, seine Hände sanft in eine gewünschte Richtung schiebe, oder auch Wünsche ausspreche, wenn es die Situation hergibt.*

Klaus: *Ich liebe es ja, schon bevor es zu entsprechenden Aktivitäten kommt, meine Partnerin verbal durch alle Höhen und Tiefen zu schicken. Dabei erwähne ich auch, was ich generell gerne mag und was nicht. So nach dem Motto: »Naja, seit meiner Beschneidung ist mir ja schon eine Menge an Empfindungsfähigkeit verloren gegangen und Fellatio ist für meine Partnerinnen immer eher frustrierend gewesen.« Oder dass ich gewisse Praktiken nicht schätze. Ich ahne meistens nur, was ich mag und was nicht. Allerdings bin ich neuen Dingen gegenüber ziemlich offen und hatte bisher auch immer das Glück, ebensolche Partnerinnen zu finden. So kamen einige nette Ideen auch von ihnen. Es ist meistens relativ klar, dass der eine sich einfach zu überraschen lassen hat, wenn der andere sich etwas ausgedacht hat. Ob das jetzt im Freien oder mit Handschellen ist. Wünsche werden nicht geäußert, sondern einfach ausgelebt. Grenzen reißen wir meistens Tage vorher im Gespräch an, also nicht in Situ.*

Beate: *Es muss endlich aufhören, dass Frauen Orgasmen vortäuschen, weil sie Angst haben, dass der Partner sonst zu gar nichts mehr fähig ist. Und Männer sollten endlich einsehen, dass nicht alle Frau-*

en gleich reagieren! Was eine Frau abgehen lässt wie eine Rakete, lässt eine andere völlig kalt. Bevor ich mit über 40 Jahren meine dominanten Neigungen entdeckt habe, habe ich alles versucht. Still leiden, in der Hoffnung, dass er dazulernt. Ihm sagen, was ich mag, nur um zu erleben, dass sein Anhängsel zu einem Nichts zusammenschrumpfte. Deshalb betone ich es noch mal: Frauen und Männer sollten lernen, ihre Wünsche zu äußern und aufeinander einzugehen.

Steffi: *Früher, als ich die ersten sexuellen Erfahrungen gemacht habe und noch nicht wusste, was ich mag, war es sicher so, dass ich Schwierigkeiten hatte, meine Wünsche zu äußern – so diffus die damals auch gewesen sein mögen. Die Zeiten sind aber lange vorbei, und im Laufe der Jahre habe ich gelernt, was mir gefällt und wie es mir gefällt. Damit überfalle ich einen Partner natürlich nicht in der ersten Nacht. Der bekommt also sicher keine Gebrauchsanweisung in die Hand gedrückt, und ich habe auch noch nie die Stellen an meinem Körper, an denen ich berührt werden möchte, mit großen Hinweispfeilen versehen. Sex findet für mich nicht nur im Bett statt. Für mich ist Reden wichtig. Natürlich will ich wissen, was meinen Partner anmacht, welche Phantasien er hat, und natürlich erzähle ich ihm auch von meinen Phantasien. Dieses Wissen um die Wünsche des anderen fließt dann eben ein, wenn man miteinander schläft. Ich habe noch nie eine Situation erlebt, in der es mir peinlich gewesen wäre, einen Wunsch zu äußern, oder in der ich es als unangenehm oder befremdlich empfunden hätte, wenn mein Partner mir gesagt hat, wie es für ihn noch lustvoller wird. Schließlich möchte ich, dass ich ihm größtmögliche Lust bereite – und das kann ich nur dann, wenn wir über unsere Wünsche reden.*

Tanja: *Wünsche vermitteln fällt mir nicht nur beim Sex schwer, da aber besonders. Offen aussprechen ... DABEI eigentlich nie. Manches zu anderen Zeitpunkten: eine Flasche Rotwein auf dem Balkon, die ganze Nacht reden, dann geht das irgendwann ... Sehr vorsichtig, eben aus Angst, zurückgewiesen zu werden, Angst, zu viel von mir preiszugeben. Meine Partnerin ist da ähnlich. Von wenigen*

Grundsatzfragen mal abgesehen ergab sich der Rest beim Probieren. Mit ein wenig Einfühlungsvermögen merkt man doch schon, was der andere mag. Verhandelt hab' ich beim Sex noch nie. Wenn dem anderen was nicht gefällt, fällt's aus dem Rahmen der Dinge, die man gemeinsam machen sollte. Manche Dinge müssen Träume bleiben und tun das nun auch schon eine ziemlich lange Zeit. Das heißt: Manche erotischen Phantasien pflege ich seit fast Jahrzehnten.

Hanna: *Noch vor ein paar Jahren wagte ich es kaum, über meine sexuellen Wünsche zu sprechen. Ich dachte immer, der Partner müsse es von selbst bemerken, und war nachher frustriert, wenn das nicht geschah. Aber ich habe es gelernt, mit Gesten, halben Andeutungen, manchmal aber auch sehr direkten Worten (»Könntest du jetzt bitte einmal das und das machen? Das würde mir gefallen.«) meine Wünsche zumindest zu einem großen Teil für den Partner erkennbar zu machen.*

Meike: *Jeder Partner ist auch ein neuer Anfang, und ich bin durchaus bereit, mich neu zu erleben. Daher gehe ich recht offen auf einen neuen Partner zu und schaue mal, was passiert. Kann ja sein, dass mir das Non-plus-ultra gezeigt wird. Da wäre es doch schade, würde ich von Anfang an sagen: Also, ich komme so und so.*

Georgia: *Meine Wünsche spreche ich manchmal ungern aus – nicht aus Angst vor Ablehnung, aber aus Angst vor einem pragmatischen Eindruck, weil das die Erotik stört. Manchmal sag' ich es, manchmal führe ich dorthin, wo ich hinwill – klappt beides gut. Das zweite oft noch besser. Wenn man in einem Moment etwas gut findet, bedeutet es ja nicht, dass einem das immer gefällt. Es ist wie beim Streicheln: Manchmal ist es extrem scharf, diese eine Stelle am Becken, ein anderes Mal reagiert eine andere Körperstelle so. Statt »hierhin jetzt« und »jetzt langsam hierher« finde ich es gut, wenn man hört, wo es jemand gern hat. Ein besonders tiefer Atemzug, Gänsehaut, Luftanhalten, Stöhnen, Veränderungen der Körperhaltung sind eindeutige Signale. Ständige Anweisungen stelle ich mir lusttödlich* *vor, von einem »ja, mach weiter, weiter« mal abgesehen, das kann sehr toll sein.*

Heiko: *Meine Frau ist in Sachen Sex zwar sehr emotional, aber auch sehr konservativ in der Einschätzung dessen, was Sex ausmacht. Keine Frage, ich habe mich da angepasst, was mir nicht allzu schwer gefallen ist. Aber natürlich gibt es in meiner Vorstellung den »anderen« Sex. Manchmal, ja manchmal möchte ich richtig hemmungslosen, schmutzigen, verworfenen Sex, die ganze Palette dessen, was in einem handelsüblichen Porno so »abgearbeitet« wird. Aber genau da, wo diese Wünsche herkommen, aus meiner Phantasie, bleiben sie auch, als gut gehütete sexuelle Wunschvorstellungen, als Schatzkästlein für einsame Hotelzimmer und Nächte im Bett, in denen meine Frau auf der Couch im Wohnzimmer eingeschlafen ist. Die Realität ist, dass wir beide nicht über die Art und Ausprägung unseres Sex sprechen. Er hat sich im Laufe der Zeit einfach evolutionär im Sinne von natürlicher Auslese entwickelt. Eine gewisse sehnsuchtsvolle Traurigkeit darüber kann ich nicht verleugnen.*

Janina: *Die Kommunikation über sexuelle Wünsche verlief bei mir in meinen Partnerschaften eher sehr einseitig. Meinem Partner konnte ich meist das Gefühl geben, dass er mit jedem sexuellen Wunsch zu mir kommen kann und wir zumindest gerne darüber reden können. Wenn bei dem Partner noch Unsicherheiten bestanden, was er denn nun eigentlich wollte, konnte ich oft helfen, es klarer zu formulieren und auf den Punkt zu bringen. Insofern habe ich keine Probleme, über Sex zu reden. Allerdings habe ich es nie geschafft, meine eigenen Wünsche zu formulieren. Das liegt ganz einfach daran, dass ich nie wirklich wusste, was ich wollte. Ich konnte zwar den meisten meiner Expartner dabei helfen, ihre Wünsche auszuprobieren oder auch nur herauszufinden, habe es aber nie geschafft, dies auch für mich zu tun. Wenn ich sexuelle Wünsche geäußert habe, war es meistens eher der Wunsch, etwas nicht zu tun, oder das Gefühl, dass es eigentlich dem anderen gut gefallen könnte. Für mich gab es nur drei Wünsche:*

- *mich dabei geliebt zu fühlen, aber das hat in der Umsetzung nie geklappt;*
- *mich dabei gedemütigt zu fühlen, um mich selber zu bestrafen: das hat oft geklappt bzw. ich konnte es auch in der Phantasie erleben;*
- *dass mein Partner sich als Frau verkleidet. Aber dazu ist es nie gekommen. Dazu wäre nur einer bereit gewesen, und diese Beziehung war zu schnell zu Ende.*

Wer ist wofür verantwortlich?

Natürlich sollen Sie beim Wünschen oder Verlangen Ihre Sensibilität gegenüber Ihrem Partner nicht komplett tilgen. Im Gegenteil: Die Chance auf die Erfüllung Ihrer Wünsche steigt, je realistischer Sie einzuschätzen wissen, wozu Ihr Partner willens und in der Lage ist. Selbst wenn er gerne bereit ist, Ihnen jegliche erotische Freude zu bereiten, besteht immer die Möglichkeit, dass Sie ihn unabsichtlich unter Druck setzen oder anderweitig in eine Situation bringen, in der er gar nicht genügen kann. Einfaches Beispiel: Sie teilen Ihrem Liebhaber mit, dass Sie jetzt »unbedingt einen verdammt harten Schwanz« bräuchten, denken aber nicht daran, dass der Gute mit Erektionsproblemen zu kämpfen hat. Da besteht durchaus das Risiko, dass Sie mit Ihrem deutlich geäußerten Begehren dessen Erfüllung geradezu sabotieren. Andere Möglichkeiten: Ihr Partner ergießt sich sehr schnell oder ist nicht über die Maßen ausdauernd, aber Sie phantasieren von »Vögeln, bis der Morgen kommt« und wundern sich dann über den Angstschweiß auf seiner Stirn. Oder Sie schlagen völlig spontan Dinge vor, bei denen Sie mit einiger Gewissheit davon ausgehen können, dass Sie Ihre Partnerin abtörnen oder anderweitig völlig durcheinanderbringen. (»Hey, da fällt mir ein: Könnten wir nicht mal deine beste Freundin Sonja mitmachen lassen, die ist doch auch ganz schön scharf?«)

Seien Sie beim Äußern Ihrer Wünsche so spezifisch wie nötig. Erklären Sie Ihrem Partner also nicht nur, was Sie von ihm möchten, sondern beispielsweise auch, wann Sie es möchten. Viele unserer Bedürfnisse sind situationsgebunden, und auch hier kann Ihr Partner nicht hellsehen. Aber spezifisches Feedback kann auch bedeuten, dass Sie Ihrem Partner genau schildern, in welcher Reihenfolge Sie von ihm entkleidet oder mit welcher Technik Sie oral verwöhnt werden möchten. Außer dass Ihre eigentlichen Wünsche klarer werden, hat das den angenehmen Nebeneffekt, dass Sie in die Vorstufe der eigentlichen Liebkosung durch deren Beschreibung bereits die entsprechende sinnliche Stimmung aufbauen.

Wie man die Chancen auf die Erfüllung seines Begehrens steigert

Eine größere Chance auf Erfüllung Ihrer Wünsche haben Sie in jedem Fall, wenn Sie Verhaltensweisen verstärken, die Ihr Partner ohnehin schon an den Tag legt. Sollte Ihnen die Art gefallen, wie er mit seinen Fingern zwischen Ihren Schenkeln zugange ist, dann teilen Sie ihm das ebenso mit wie, dass Sie gerne mehr davon möchten. Zwischen »Das ist schön, bitte mach weiter damit« und »Wage dich nicht, damit aufzuhören!« liegt je nach Ihrem Naturell und der Situation eine große Bandbreite. Wenn Ihr Wunsch für Ihren Partner zum höchsten Lob seiner Fähigkeiten als Liebhaber gerät, wird er wahrscheinlich vieles tun, um ihm nachzukommen.

Wichtig ist es auch, dass Sie Ihre Wünsche an Gegenwart und Zukunft orientieren, statt länger als für eine freundliche »Manöverkritik« nötig an Enttäuschungen kleben zu bleiben, die in der Vergangenheit liegen. Was bereits geschehen ist, kann man nicht ändern. Zu wissen, was er in einer bestimmten Situation *hätte* tun sollen, kann für Ihren Partner nur dann eine Hilfe darstellen, wenn abzusehen ist, dass sich ähnliche Situation wieder und wieder ergeben. Wenn Sie bereits abgeschlossene Handlungen (oder Nicht-Handlungen) zum Zentrum eines Gespräches machen, als ob es darüber noch etwas zu verhandeln gäbe, dann werden Sie mit großer Wahrscheinlichkeit nur einen völlig sinnlosen und schädlichen Konflikt eröffnen. Da Ihr Partner nicht mehr nachträglich auf Ihre Wünsche eingehen kann, befindet er sich gezwungenermaßen in einer unverrückbaren Situation. Wenn Sie allerdings über Ihre gegenwärtigen Gefühle sprechen, die aus dieser für Sie unbefriedigenden Situation entstanden sind, heben Sie das Gespräch damit auf eine neue Ebene. Auf diese Gefühle, Ihre so entstandenen Ängste, Sehnsüchte oder Ihre Traurigkeit *kann* Ihr Partner nämlich eingehen. Je weniger er dabei mit Schuldvorwürfen aus der Vergangenheit belastet ist, desto besser, denn Schuldvorwürfe haben sehr oft ein stark manipulatives Element: »Du hast damals bei unserer Liebesnacht in Straßburg versagt, also tue wenigstens *jetzt* was ich will.« Ihr Partner würde diesen Versuch, ihn zu beeinflussen, wahrnehmen, entweder bewusst oder nur unterschwellig. Wahrscheinlich wird das negative Empfindungen in ihm wecken, und er wird sich dagegen wehren.

Aggressive Manipulation ist kontraproduktiv, sanftes Verführen bringt Sie zum Ziel

Eine erfolgversprechendere Herangehensweise könnte hingegen darstellen, genau jenes Verhalten, das Sie sich von Ihrem Partner wünschen, selbst an ihm vorzunehmen. Wenn Sie also auf eine erotische Fußmassage von ihm hoffen, spricht nichts dagegen, dass Sie zuerst an ihn Hand anlegen. Darauf sollte eigentlich eine entsprechende Reaktion von ihm kommen. Es gibt zwar Menschen, die immer nur nehmen, ohne zu geben, und die das noch nicht einmal mitbekommen. Aber erstens müssen Sie, wenn Sie mit so jemandem (aus welchen Gründen auch immer) zusammen sind, auch die Konsequenzen dafür übernehmen, zweitens stehen die Chancen, dass Ihr Partner nicht dazu gehört, schon rein statistisch sehr gut. Die allermeisten Menschen haben ja doch ein innerstes Bedürfnis, dem anderen nichts »schuldig« zu bleiben und sich zu revanchieren. Auch wenn in einer Partnerschaft natürlich nicht ein Liebesdienst gegen den anderen aufgerechnet wird, können Sie auf diese

Weise zumindest den einen oder anderen Anstoß geben. Pech hätten Sie allerdings, wenn Sie auf eine eigene Liebkosung Ihrer Füße aus sind, Ihr Partner jedoch beschließt, Ihnen als »Gegenleistung« den Wagen zu waschen. Auch in diesem Fall kommen Sie mal wieder um ein klares Benennen Ihrer Wünsche nicht herum.

Ein wesentliches Element ist dabei auch, dass Sie sich selbst als eine Person darstellen, die es verdient, dass ihre Wünsche erfüllt werden. Viele Frauen und Männer, deren Bedürfnis nach Zuwendung nicht befriedigt wird, inszenieren sich selbst als Menschen, die solche Zuwendung »eigentlich nicht brauchen«. Es ist oft schwierig zu entwirren, ob wirklich der Drang nach Unabhängigkeit hinter einer solchen Einstellung steckt oder nicht vielmehr eine innere Angst vor Ablehnung – oder die verborgene Überzeugung, einer solchen Zuwendung eigentlich nicht wert zu sein, sie nicht »verdient« zu haben. Wie schon gesagt, kann dieses Buch keine sexuelle Psychoanalyse leisten. Sollten Sie diese Tendenz bei sich aber feststellen oder mindestens vermuten, wäre als kommunikative Technik allerdings denkbar, dass Sie bei Ihrer nächsten sexuellen Begegnung »spaßeshalber« einfach mal so tun, als ob Sie das selbstverständliche Anrecht darauf haben, sich nach Strich und Faden verwöhnen zu lassen, und auch entsprechend auftreten. In der stärksten Ausprägung können Sie daraus ein kleines Spiel der Dominanz und Unterwerfung entwickeln, in dem Ihr Partner alles tut, was Sie von ihm verlangen, um Sie sexuell zufriedenzustellen. Aber seien Sie gewarnt: Es kann gut sein, dass Ihrem Partner dieses Arrangement weit mehr Vergnügen bereitet, als Sie erwarten ...

Ein erotisches Spiel der Wünsche

Es gibt eine erotische Übung, mit der Sie lernen können, Ihre Wünsche deutlicher zur Sprache zu bringen. Dabei handelt es sich um eine Art Spiel, bei dem beispielsweise Sie die aktive und Ihr Partner die passive Rolle übernehmen. (Danach können Sie gerne tauschen und herausfinden, was für Sie am lustvollsten ist.) Aus Ihrer aktiven Position heraus bringen Sie jetzt Ihre Wünsche oder Forderungen nach denjenigen sinnlichen Handlungen vor, die Ihr Partner an oder mit Ihnen durchführen soll. Konzentrieren Sie sich dabei auf Ihre Bedürfnisse und drängen Sie alle Spekulationen beiseite, was Ihr Geliebter gerne hätte. Schließlich findet ja später ein Rollenwechsel statt. Wenn Ihr Partner etwas anderes tut als das, was Sie möchten, Ihr Wunsch also nicht ganz rübergekommen ist, dann leiten Sie ihn sanft, aber deutlich so lange an, bis er versteht. Ihr Lover hat jedoch selbstverständlich das Recht, ohne Begründung sämtliche Aufforderungen zurückzuweisen, die er nicht ausführen möchte. Schon diese Phase, so simpel sie klingt, kann für Sie sehr aufschlussreich sein. Denn sobald Sie plötzlich in der Situation sind, Ihrem Partner gegenüberzustehen und ihn zu Dingen auffordern zu sollen, die Ihnen Lust bereiten, müssen Sie für sich selbst herausfinden: Was will ich eigentlich wirklich? Es wäre spannend zu sehen, ob das Ergebnis mehr Sie überrascht oder mehr Ihren Geliebten. In einer zweiten Stufe dieses Spiels darf Ihr Partner Sie jedoch necken und provozieren, indem er Antworten gibt wie »Ich habe dich nicht verstanden«, »Sag: *bitte*«, »Lauter!« oder »Bettle darum«. Es ist klar, dass das in einer spielerisch-liebevollen und nicht in einer herabsetzenden Weise erfolgen sollte. Je mehr Ihre Lust steigt, desto höher wird auch Ihre Bereitschaft sein, Ihre Bedürfnisse nach der Befriedigung dieser Lust laut und klar zu artikulieren. Da Ihr Partner diese Antworten nur geben sollte, wenn er auch wirklich bereit ist, Ihr Fordern oder Flehen zu erhören, wird Ihre deutliche Artikulation auch mit einem mehr oder weniger sofortigen Erfolgserlebnis belohnt.

Die Chancen, Ihren Wünschen Gehör zu verschaffen, steigen aus leicht ersichtlichen Gründen ebenfalls, wenn Sie auf jenes »Dirty Talking« zurückgreifen, das Sie in diesem Buch lernen. »Ooh, weißt du, wie heiß du mich machen würdest, wenn du jetzt ...« verspricht einen wesentlich größeren Erfolg, als wenn Sie denselben Tonfall verwenden würden, mit dem Sie Ihren Partner normalerweise darum bitten, doch mal eben durchs Wohnzimmer zu saugen. Sobald Sie Sinnlichkeit und Leidenschaft schon in Ihre Stimme legen, überträgt sich Ihr Begehren auf ihn und er wird wesentlich stärker motiviert, ihm gerecht zu werden. Allerdings gibt es auch hierbei eine Fußangel: Sollten Sie den Eindruck bekommen, dass Sie wie eine Prostituierte künstlich zu stöhnen und zu gurren beginnen müssen, nur damit Ihnen Ihr Lover einen sexuellen Wunsch erfüllt, wäre es vermutlich ratsam, einen Gang zurückzuschalten – und dieses Problem unter Umständen offen anzusprechen. Andernfalls wird Ihr Selbstbewusstsein vermutlich ebenso darunter leiden wie der gegenseitige Respekt in Ihrer Partnerschaft. Es geht nicht darum, dass Sie sich selbst erniedrigen oder Ihren Partner massiv manipulieren sollen, sondern allein darum, Ihr Repertoire, Wünsche sinnlich vorzubringen, etwas zu erweitern. Da das Leben weder ein Porno, noch ein schmalzig-sündiger Liebesroman ist, wird der direkte und klare Kommunikationsstil häufig unvermeidlich, oder zumindest am sinnvollsten sein. Überzogen haben Sie es übrigens auch, wenn Sie Ihren Partner erst mit geiler Stimme in Wallung versetzen müssen, nur damit er Ihnen das Wohnzimmer saugt.

4. KAPITEL

Nein sagen, ohne zu verletzen – Ablehnung ausdrücken

Während das Vorbringen der eigenen Bedürfnisse für manche schon sehr schwierig ist, kann es ein ebenso großes, wenn nicht noch größeres Problem darstellen, die erotischen Wünsche seines Partners zurückzuweisen. Schließlich stellt sich hier ein ernsthaftes Dilemma: Einerseits darf man davon ausgehen, dass es den Geliebten nicht weniger Mut kostet, sein Begehren zu äußern, als einen selbst. Zudem ist er in einer intimen Situation oft besonders verletzlich. Wenn seine Wünsche zurückgewiesen werden, könnte er das als persönliche Zurückweisung seiner ganzen Person oder zumindest seiner Sexualität, seiner Zärtlichkeit empfinden. In der Alltags-Kommunikation kann man leichthin klarstellen: »Tut mir leid, aber das funktioniert einfach nicht für mich« oder »Kommt nicht in Frage, ich will das nicht« oder »Mir gefällt das überhaupt nicht, was du da machst«. Im Bett können solche Äußerungen nicht nur die momentane Stimmung stören; sie können Ihren Partner auch insgesamt entfremden – vielleicht ohne dass er es zeigt, weil *er* nicht als empfindliches Weichei oder *sie* nicht als übersensible Zicke gelten möchte. Auf der anderen Seite ist es natürlich völlig inakzeptabel, dass Sie sich, nur um Ihren Partner nicht zu verletzen, zu Dingen bereit erklären, die Sie eigentlich lieber nicht tun möchten. Es ist sicher noch hinzunehmen, dass Sie beispielsweise auch einmal dann mit Ihrem Partner schlafen, wenn Sie selbst nicht so richtig Lust haben – etwa weil Sie den Eindruck haben, dass er gerade besonders viel Zärtlichkeit braucht oder nach viel Stress und Ärger im Job starke innere Spannung abbauen muss. (Solches Geben und Nehmen sollte dann natürlich auf Gegenseitigkeit basieren.) Es ist aber ein ernsthaftes Problem, wenn Sie sich einmal oder gar mehrfach sozusagen selbst vergewaltigen – wenn Sie Dinge tun, zu denen Sie wirklich nicht bereit sind oder gegen die sich bei Ihnen alles sperrt, nur weil Sie nicht wissen, wie Sie das vermitteln können, ohne eine Beziehungskrise zu riskieren.

Offene Worte: »Wer von uns hat jetzt das Problem?«

A.: *Angst vor Ablehnung habe ich nicht, denn ich stelle Fragen, um Antworten zu bekommen. Und »Nein« ist auch eine Antwort. Es gibt wenig, was mich weniger befriedigt, als beim Sex etwas gegen den Willen des/der anderen durchzusetzten, obwohl er/sie keine Lust darauf hat.*

Georgia: *Wenn ich mal in einem bestimmten Moment etwas nicht mochte, hielt ich die Hand meines Partners fest und lächelte. Klappt immer. Früher hab' ich das auch mal gesagt. Mit dem Resultat, dass derjenige das nie wieder von sich aus gemacht hat, weil er sich nicht mehr traute.*

Hanna: *Früher habe ich mich oft geärgert, dass Männer nur reinraus wollten und sonst nichts; bis ich gemerkt habe, das ist auch meine Schuld. Wenn ich nichts sage, können sie mir auch nicht entgegenkommen. Wobei für mich zur Erotik zumindest im Idealfall so viel Verstehen gehört, dass nicht alles verbal läuft. Damals habe ich den Mund gehalten, heute würde ich etwas sagen. Und zwar schon mittendrin, nicht erst nachher.*

Olga: *Manchmal ist man auch selber neugierig und versucht, in Regionen vorzustoßen, wo man seine Grenzen nicht so genau kennt. Mir ist es dann schon mal passiert, dass ich schnell einen Schritt weiter war, als ich eigentlich wollte, und gemerkt habe, es gefällt mir nicht mehr, was da passiert. Dann habe ich abgebrochen. Nein gesagt. Oder mein Partner wurde im Eifer des Gefechtes etwas zu wild* *und hat mich ziemlich fest angefasst, und ich musste etwas lauter werden. Am besten, finde ich, sollten solche Kommunikationsstörungen mit Humor genommen werden. Humor ist sowieso das beste Kommunikationsmittel beim Sex.*

Heiko: *Ich war nie in der Situation, etwas ablehnen zu müssen. Ich bin eh dem wahrscheinlichen Vorurteil verfallen, dass es fast immer die Frauen sind, die Männern etwas ablehnen. Und mehr als einmal wurde ich in lange vergangenen jugendlichen Beziehungen und auch in meiner Ehe und ihrer anfänglichen sexuellen Experimentierphase »zurückgepfiffen«. Ich fand es etwas schade, aber nicht bestürzend oder deprimierend oder gar verletzend.*

Daniel: *Es gab vor allem mal eine Phase, in der unsere Beziehung in einer Krise steckte. Meine Partnerin reagierte in dieser Zeit grundsätzlich ablehnend auf alle meine Versuche, mit ihr zu schlafen. Andererseits warf sie mir aber immer wieder stillschweigend und schließlich auch direkt vor, sie zu vernachlässigen und zu wenig Interesse an Sex und gemeinsamen Unternehmungen zu haben. Das war damals für mich sehr schwer nachvollziehbar und gab mir das Gefühl, es ihr nie recht machen zu können.*

Tanja: *Ablehnen fällt mir sehr schwer! Gerade wohl, weil es mir selbst so schwer fällt, Wünsche zu äußern, dichte ich dem Partner dann einen »Erwartungsdruck« an, den der vielleicht gar nicht so stark hat. Fällt trotzdem schwer.*

Tina: *Ich hatte nie Probleme, meine Partner oral zu befriedigen – schon auch deshalb, weil ich wusste, wie geil sie das macht. Mein Zungenpiercing tut sein Übriges. Allerdings habe ich bei meinem jetzigen Partner das absolute Ekelgefühl davor. Ich weiß selber nicht mal, warum. Er pflegt sich, ist hygienisch, dennoch habe ich damit Probleme. Leider bin ich dann bei einer entsprechenden Äußerung von ihm in einer Sekunde von hundert auf null gewesen. Da konnte ich gar nicht mehr. Wir haben dann einfach aufgehört. Er war sau-*

er. Ich hab' meine Klappe gehalten. Ich glaube, er weiß bis heute nicht, was eigentlich los war.

Katja: *Ich hatte da mal was mit einem Kerl. Er hat nach einem Saufabend bei mir übernachtet, und wir waren dann noch ein bisserl am Fummeln und so (lächelt). Ich hatte eigentlich nicht vor, sehr weit mit ihm zu gehen. Er sah das Ganze allerdings anders und wollte wohl bis zum Äußersten gehen. Immer wieder nahm er meine Hand und wollte, dass ich »Ihn« anfasse. Immer wieder habe ich die Hand weggenommen und etwas ungeschickt versucht, schnell damit was anderes zu machen (Rücken, Brust kraulen, aber bloß nicht da unten hinlangen). Ich muss dazu sagen, dass mich außerdem die Größe geschockt hat. Als das erste Mal meine Hand da hingedrückt wurde, hätte ich mich vielleicht noch überzeugen lassen. Manchmal kommt ja die Lust auch dann. Aber ich war so über die Größe erschrocken, dass ich meine Hand sowieso erst mal schnell zurückgezogen habe und nur dachte: »DAS? Niemals kann das bei mir reinpassen. PANIK!« Als er dann immer fordernder wurde, habe ich irgendwann nur den Kopf geschüttelt, ihm einen Kuss auf die Nase gegeben und mich an ihn gekuschelt. Ich konnte allerdings nicht aussprechen, dass ich es nicht wollte. Er hat dann auch gar nichts mehr gesagt, und wir haben dann versucht zu schlafen. Er war noch ein bisserl stinkig, und ich habe mich schuldig und beschissen gefühlt. Ich wollte ihn am liebsten loswerden und nie wieder darüber reden. Warum habe ich ihm nicht gleich gesagt, dass er aufhören soll? Und als ich eindeutig abgelehnt hatte und er es trotzdem nicht gelassen hat, warum habe ich ihn nicht nach Hause geschickt? Ich bin dann schon sehr früh aufgestanden und habe gesagt, ich müsste jetzt schnell was erledigen, damit er endlich geht.*

Sarah: *Ich war noch nie in der Situation, die sexuellen Wünsche meiner Partner ablehnen zu müssen, aus zwei Gründen: Erstens waren es nie extrem ausgefallene Wünsche, die meinen Prinzipien aus irgendwelchen Gründen widersprochen hätten. Im Gegenteil, es waren meist Sachen, die ich mir schon selber vorgestellt habe, mich aber* *wieder mal nicht getraut habe, sie selbst zu äußern. Zweitens bin ich in dieser Hinsicht ziemlich offen und experimentierfreudig. Würde mein Partner meine Wünsche ablehnen, was bisher noch nicht vorgekommen ist, wäre ich wohl etwas schockiert und auch verwundert. Ich denke, dass ich mir dann viele Gedanken machen würde, ob ich etwas abnorm bin oder ob derjenige verklemmt ist – konkret: Wer von uns beiden hat jetzt eigentlich das Problem? Allgemein gilt: Es kann über alles gesprochen werden. Es sollte über alles gesprochen werden. Und wenn es möglich ist, sollte man auch alles ausprobieren, was als Wunsch geäußert wird, es sei denn, einer ist vehement dagegen und kann das auch begründen.*

Marion: *Ich war Jahre mit einem Busenfetischisten zusammen und habe es in all den Jahren nicht vermitteln können, dass es mich nicht nur nicht erregt, sondern dass ich es sogar nicht mag. Er konnte oder wollte sich nicht vorstellen, dass eine Frau ihre erogenen Stellen eben auch woanders haben kann. Er hat mich kürzlich noch gefragt, ob ich mein Problem denn gelöst hätte – dabei sah und sehe ich das Problem bei ihm. Wie ich damit umgegangen bin? Dumm! Ich habe nur halbherzig versucht, ihn zu meinen reichlich vorhandenen anderen Körperteilen zu locken oder ihn zum Küssen zu bewegen. Stattdessen habe ich mir selbst Lust gemacht, wenn er glaubte, er hätte seine Arbeit getan, also meine Brüste bearbeitet. Tja, ich war jung, und wir passten doch sonst so gut zusammen, zumindest im oberflächlichen Sinne. Ich habe dann angefangen, mir Sex außerhalb der Beziehung zu suchen und irgendwann auch die Liebe.*

Jessica: *Ich hasse Cunnilingus, und niemand glaubt mir das! Mein Partner versucht es immer wieder. Die blöden Sprüche »Es gefällt dir, du musst es nur zulassen« hängen mir echt zum Hals raus. Ich mag keinen Oralsex. Punkt. Jedem »Neuen« würde ich das sofort sagen, obwohl es wahrscheinlich nichts bringen würde ...*

Jasmin: *Wenn ich irgendetwas absolut nicht mag, dann kann es auch schon vorkommen, dass ich es ausspreche, weil er meine sanften*

Hints im Eifer des Gefechts nicht bemerkt. Es war aber bisher nur in meiner Schwangerschaft so, dass ich gewisse Stellungen/Praktiken einfach nicht wollte oder ausführen konnte. Das ist mir in dieser Situation nicht schwer gefallen, es war auch kein Problem für meinen Partner.

Klaus: *Die Ablehnung ist in der letzten Zeit von mir ausgegangen. Aber dabei ging es nicht um irgendwelche Praktiken, sondern generell um Sex. Meine Freundin hatte vor knapp zwei Jahren abgetrieben (mein Kind), und ich wusste weder, dass sie schwanger war, noch dass sie abgetrieben hatte. Als sie mir das erzählte, hat das stark auf meine Libido geschlagen. Genauso dass die Freundin meines besten Freundes schwanger ist und das Kind austragen will. Das wird mir meinen Freund nehmen, und ich finde es furchtbar. Ehrlich gesagt weiß ich manchmal nicht, ob ich in einer monogamen Beziehung leben möchte, denn alle Spießerwünsche wie Zusammenziehen, Heiraten oder Kinder lösen in mir einen gewaltigen Fluchtinstinkt aus und töten die verbliebene Lust fast völlig. Ich denke, dass das ein wenig personenabhängig ist, denn in Sachen Selbstbefriedigung hat sich an meinem Gebaren wenig verändert. Ich versuche, meiner Freundin meine Unlust zu erklären, und sie akzeptiert sie (wenn auch zähneknirschend). Denn ich denke, sie schätzt mich als Mensch genauso hoch ein wie ich sie, sodass sie nicht wirklich auf ein Beziehungsende wegen Sexmangels hinarbeitet. Diese Unterhaltungen finden dann wirklich meistens im Bett statt und können sich über mehrere Stunden hinziehen. Irgendwelche Praktiken musste ich nie ablehnen. Wenn ich Interesse an Analverkehr geäußert habe, haben mir meine früheren Partnerinnen erklärt, dass das für sie eher schmerzhaft als lustvoll wäre; also erwähne ich es nicht weiter.*

Miriam: *Es ist mir schon öfter passiert, dass ich Wünsche ablehnen musste: meistens bezogen auf Analverkehr mit gut bestückten Männern. Das war aber eigentlich nie ein Problem für die entsprechenden Partner, und es fällt mir auch nicht schwer, das zu formulieren. Entweder geschah das im Vorfeld, während eines Gesprächs über die* *bevorzugten Spielarten, oder auch während des Aktes. Ich denke, Männer fühlen sich eher geschmeichelt bei diesem Argument ... und ich habe es noch nie erlebt, dass jemand deshalb die Beziehung beendet hat. Andersrum ist es mir schon passiert, dass ein Sexpartner mich nicht oral befriedigen wollte. Das ist allerdings für mich ein Grund, eine langfristige sexuelle Beziehung abzulehnen.*

Abpolstern, umleiten und verhandeln

Auch für das Ablehnen sexueller Wünsche gibt es eine Reihe kommunikativer Techniken. Während viele der gängigen psychologischen Tricks, ohne Gewissensbisse »Nein« zu sagen, in der erotisch geladenen Situation nicht funktionieren, kann man auf den einen oder anderen doch zurückgreifen. Erstes Mittel der Wahl sollte es sein, selbst Ablehnungen noch positiv zu verpacken, also nicht lediglich zu sagen, dass man eine bestimmte Sache nicht möchte, sondern was man stattdessen gern hätte. Teilen Sie Ihrem Partner also nicht mit, was er falsch macht, sondern was Sie sich stattdessen wünschen würden. »Torsten, ich finde es sehr schön, wenn du mich streichelst/leckst/massierst, aber was ich wirklich scharf fände, wäre ...« Je nachdem, wie heikel Sie die Situation oder wie sensibel Sie Ihren Liebhaber empfinden, können Sie Ihren Verbesserungsvorschlag noch einmal zusätzlich abpolstern, wenn Sie ihm vorher ausführlicher Komplimente machen oder schildern, wie lustvoll es für Sie generell ist, mit ihm zusammenzusein. Statt ihn zu kritisieren oder in ihm den Eindruck zu erwecken, er mache einen Fehler, äußern Sie Ihre Wünsche, was Ihnen noch besser gefallen würde. Da Ihre wachsende Lust auch die Ihres Partners steigert, wird er vermutlich nur allzu gerne bereit sein, dazu entscheidend beizutragen.

Sollten Sie mit dieser Vorgehensweise anfangs Probleme haben, lässt auch sie sich in einer Übung gezielt erlernen. Lassen Sie sich etwa von Ihrem Partner massieren oder anderweitig liebkosen und bestätigen Sie ihm, wenn seine Zärtlichkeiten bei Ihnen exakt die richtigen Punkte treffen, leiten Sie ihn aber um, wenn er etwas tut, was Sie kalt lässt oder was Sie sogar als störend und unangenehm empfinden. Auch hier können Sie mit Ihrem Partner die Rollen tauschen und über dieses verbale Feedback ein immer größeres Fein-Tuning Ihrer Fähigkeit entwickeln, einander zu befriedigen. Sie können auch in sich hineinspüren, wie es auf Sie selbst wirkt, wenn Sie Ihr Partner sanft korrigiert. Denken Sie, dass Sie einen Fehler gemacht haben, und kommen Sie sich ungeschickt vor? Oder haben Sie vielmehr das Gefühl, etwas dazugelernt und Ihr erotisches Repertoire erweitert zu haben? Ziel wäre es natürlich, sich von der ersten Interpretation weg- und auf die zweite zuzubewegen.

Jetzt können Sie natürlich einwenden, dass es bis hierhin noch relativ einfach ist, »Nein« zu sagen. Auf dieser minimalen Ebene kann man am leichtesten das Begehren des Partners durch den eigenen Wunsch ersetzen. Aber wie soll man sich verhalten, wenn der Partner etwas von einem möchte, das einem in der Gesamtheit inakzeptabel erscheint? Angenommen, er möchte, dass Sie ihn französisch verwöhnen, und aus Gründen, für die Sie keine Rechenschaft abzulegen haben, halten Sie das für völlig unvorstellbar. Es geht Ihnen also nicht nur darum, dass Sie eine bestimmte Art und Weise der oralen Stimulation nicht möchten und lieber durch eine andere ersetzen würden, sondern dass Sie nicht die geringste Lust an der Idee an sich haben. An die Stelle des Oralverkehrs können natürlich noch viel weitergehende Phantasien und Wünsche treten, die Ihnen Schauer über den Rücken jagen würden. Aber auch hier gibt es Möglichkeiten, die Ablehnung abzufedern.

An erster Stelle sollte schon stehen, dass Sie klar, deutlich und ohne Umschweife »Nein« sagen. Wenn Ihre persönlichen Grenzen andernfalls überschritten würden, hat es keinen Sinn so zu tun, als ob hier noch ein gewisser Verhandlungsspielraum existieren würde. Schieben Sie auch keine unsinnigen Begründungen vor oder deuten Sie an, dass Sie ja wirklich gerne würden, wenn Sie nur nicht gerade diese entsetzlichen Kopfschmerzen hätten. Es kann sein, dass er Ihre Schein-Begründungen widerlegt oder an einem anderen Tag mit demselben Wunsch auf Sie zukommt, und dann können Sie nicht erneut Migräne vortäuschen. Folge: Ihr Partner versteht nicht, was

Sie eigentlich wollen, hält Sie am Ende für unehrlich, oder aber Sie fühlen sich verpflichtet, doch noch auf seine Wünsche einzugehen, und tun schließlich etwas, was Ihnen im Innersten zuwider ist. Eine klare Ansage sollte also schon von Ihnen kommen.

Nur: Wenn auf dieser Ebene kein Verhandlungsspielraum besteht, dann vielleicht auf einer anderen? Da Sie und Ihr Partner unterschiedliche Wünsche haben, wird es vermutlich ohnehin zu einer Art Verhandlung kommen. Möglicherweise erreichen Sie hier ein für beide Seiten befriedigendes Ergebnis, wenn Sie einen Alternativvorschlag anzubieten haben, der für Sie und Ihren Partner gleichermaßen akzeptabel ist? Einen Vorschlag, der Ihrem Partner erlaubt, zu seiner Lust zu finden, und bei dem Sie eine Rolle spielen, die sich voll und ganz mit Ihren persönlichen Grenzen vereinbaren lässt? Beispielsweise könnten Sie direkt nach Ihrem »Nein« im Gegenzug eine andere Praktik vorschlagen, von der Sie annehmen oder wissen, dass Sie Ihren Partner auch sehr glücklich macht. Es ist auch möglich, dass er sich die Erfüllung seines jeweiligen sexuellen Wunsches nur vorstellt und dazu onaniert, während Sie seine Lust durch Ihre Berührungen verstärken. Oder Sie beschließen, den Wunsch nicht in der Realität umzusetzen, sondern in einer Inszenierung, die dieser Realität gefühlsmäßig sehr nahe kommt. Wenn Ihr Partner Sie beispielsweise schon immer mal unter einem Restauranttisch lecken wollte, es Ihnen aber zu peinlich wäre, gerade dann Ihren Orgasmus nicht mehr unterdrücken zu können, wenn der Kellner den Chianti nachschenkt, wäre es eine Überlegung wert, ob man nicht das heimische Wohnzimmer so einrichten könnte, dass die entstandene Atmosphäre den Wunschphantasien Ihres Partners gerechter wird, als es vielleicht die Wirklichkeit selbst mit all ihren Unwägbarkeiten und möglichen Störungen je sein könnte. Vielleicht ist Ihr Partner auch durchaus gewillt, sich gemeinsam mit Ihnen einen erotischen Film mit seiner Phantasie als zentralem Thema anzusehen, sich mit Ihnen darüber zu unterhalten und dabei vielleicht eigenhändig zum Höhepunkt zu gelangen. Vorstellbar wäre es übrigens, dass dabei Ihre Lust oder Ihre Neugierde doch noch geweckt wird und Sie Ihre ursprünglich ablehnende Meinung schließlich zu Ihrer eigenen Überraschung ändern. Umgekehrt könnte auch Ihr Partner feststellen, dass das, was er da so sieht und hört, mit seinen wahren Sehnsüchten eigentlich gar nichts zu tun hat.

Reaktionen, die nur Schaden anrichten

Es gibt einige andere Leitlinien, die Sie bei Ihrer Ablehnung beachten sollten. Am vielleicht wichtigsten ist, dass Sie in Ihrem Partner nicht den Eindruck entstehen lassen, mit ihm stimme etwas nicht, weil er bestimmte Wünsche äußert. Darüber, welche Phantasien als »pervers« oder »abartig« gelten, gehen die Meinungen bei verschiedenen Menschen weitaus mehr auseinander, als man gemeinhin annehmen sollte. Sie können genauso gut nur für sich selber sprechen, wie Ihr Partner das kann. Aus diesem Grund sollten Sie in intimen Beziehungen solche Verurteilungen ebenso unterlassen wie eine pseudo-psychologische Analyse des Begehren Ihres Partners, so als ob er wegen seiner ungewöhnlichen Wünsche der Patient und Sie seine Therapeutin wären. Konflikte zwischen Ihnen durch Schuldzuweisungen, moralische »Erziehungsversuche« oder kühne Interpretationen seines Seelenlebens zu lösen trägt zu nichts anderem bei als Ihrer eigenen Selbsterhöhung. Solange ein Partner dem anderen seine Wünsche nicht aufzwingt oder ihn zu deren Erfüllung hinmanipuliert, gibt es in dieser Hinsicht keine höhere Instanz, die festlegt, was »richtig« und »anständig« ist.

Stattdessen wäre es für Ihre erotische Beziehung hilfreich, wenn Sie zumindest anerkennen und schätzen könnten, dass Ihr Partner überhaupt soviel Offenheit und Vertrauen zu Ihnen an den Tag legt, dass er Wünsche äußert, von denen er alles andere als sicher sein kann, wie sie bei Ihnen ankommen. Machen Sie aber andererseits sich selbst nicht fertig, wenn Sie trotz Ihrer großen Zuneigung für diesen Menschen nicht bereit sind, auf alle seine Vorschläge einzugehen. Auch das engste Liebespaar besteht immer noch aus zwei völlig unterschiedlichen Persönlichkeiten mit anderen Hintergründen, anderen Ängsten und anderen Träumen. Akzeptieren Sie die

Situation so, wie sie ist, und finden Sie gemeinsam eine vertretbare Lösung, ohne dass Sie sich auf dem Weg dorthin selbst oder gegenseitig fertigmachen. Allerdings kann nicht nur derjenige, der einen Wunsch zu grob ablehnt, zu einer Vergiftung des Intimklimas beitragen, sondern auch der Partner, der auf ein noch so freundlich dargebotenes »Nein« automatisch pikiert reagiert, weil er darin eine Zurückweisung seiner gesamten Persönlichkeit sieht. Wie schon gesagt, ist das auf der rein emotionalen Ebene ja auch verständlich, denn einer hat sich dem anderen gegenüber mit seinen Wünschen oder gar Bedürfnissen geöffnet, dieser aber geht darauf nicht ein. Manchmal aus Selbstschutz, manchmal aus einer fast kindlichen Anmaßung auf Wunscherfüllung können dann die unterschiedlichsten Reaktionen zutage treten: demonstratives Beleidigtsein, Aufbauen von Druck durch Schmeicheln oder Drohen, Niedermachen des Partners durch aggressive Kritik oder Sarkasmus und schließlich Unterwerfungsgesten durch kompletten Rückzug oder schleuniges Ablenken auf ein anderes Thema. Was in all diesen Fällen verlorengeht, ist die Bereitschaft zum offenen, erwachsenen Gespräch. Denn vielleicht war die Ablehnung des Partners ja nur sehr willkürlich und aus der Situation heraus entstanden, und beim näheren Nachdenken kommt er zu dem Schluss, dass für ihn mehr Spielraum existiert, als er zuerst selbst wahrgenommen hat.

Sag niemals nie?

Wenn der Wunsch Ihres Partners nicht vollständig und ganz und gar gegen Ihre innerste Überzeugung verläuft, empfiehlt es sich oft, zwar »Nein« zu sagen, aber niemals »Nie«. Je nachdem, wie Sie sich dabei fühlen, können Sie jederzeit deutlich machen, dass Sie im Moment zwar nicht bereit sind, diese Bitte zu erfüllen, sich aber durchaus vorstellen könnten, im Laufe Ihrer Beziehung zu einer anderen Entscheidung zu kommen. Sie müssen Ihre sexuelle Entwicklung nicht in einem einzigen Moment für die nächsten fünf Jahre festlegen. Wenn man bedenkt, wie viele Heteros im Laufe ihres Lebens von bisexuellen Neigungen überrascht wurden und wie viele devote Sadomasochisten plötzlich in sich einen Hang zur Dominanz feststellten, ist es sehr gut möglich, dass auch Sie morgen auf den Geschmack von Dingen kommen, die Sie noch heute mit Ihnen in der Hauptrolle für undenkbar halten. Aber hier kommt es sehr auf die Art des Wunsches und Ihre persönliche Einstellung an. Vermutlich könnten Sie sich weitaus eher vorstellen, im Laufe Ihrer sexuellen Beziehung mit Ihrem Partner doch irgendwann mal Oralsex auszuprobieren, als Ihren Dackel als Dritten mit ins Bett zu holen. Lassen Sie es Ihren Partner also wissen, wenn eine neue Einschätzung von Ihrer Seite durchaus im Bereich des Möglichen liegt.

In diesem Zusammenhang ist es übrigens durchaus erlaubt, auch im Blick auf die gegenwärtige Situation statt mit »Ja« oder »Nein« mit »Vielleicht« zu antworten. Das wird Sie möglicherweise insofern wundern, als ich eben noch von einer »klaren Ansage« gesprochen habe. Nur: Unter Umständen ist »vielleicht« wirklich die ehrlichste Antwort. Kann ja sein, dass das genau das ist, was in Ihrem Kopf vorgeht. Sie sind hin- und hergerissen, Ihr Verstand sagt Ihnen das eine, Ihr Unterleib etwas anderes. Sie haben Lust und finden Ihren (möglichen) Partner im Moment auch sehr attraktiv, aber Unsicherheit oder Verantwortungsbewusstsein sind in Ihnen noch sehr stark. Bringen Sie das zur Sprache, und er wird wissen, woran er ist, statt den Eindruck oder die Angst zu haben, dass Sie Spielchen mit ihm spielen. Vermutlich wird er die gemsichten Signale, die von Ihnen ausgehen, ohnehin bemerken. Sie sollten ihm auch sagen, wenn Sie nicht von ihm verführt werden möchten, sondern nur mehr Zeit brauchen, einen klaren Kopf zu gewinnen. Das setzt natürlich voraus, dass Sie zumindest halbwegs selbst analysieren können, was gerade in Ihnen vorgeht.

Warum »Nein« nicht immer »Nein« bedeutet

Es gibt eine Verhaltensweise im Zusammenhang mit Ablehnung, die allerdings etwas heikel ist. Sie besteht darin, »Nein« zu sagen, wenn man eigentlich »Ja« meint. Eigentlich sollte man annehmen, dass es sich hierbei um eine Erscheinung längst vergangener Epochen handelt: Die Frau hat durchaus Lust auf Sex, möchte aber nicht »billig« oder leicht zu haben erscheinen, sagt also »Nein«, und es ist die Aufgabe des Mannes, sie entweder zu verführen oder sogar mit seiner Lust zu überwältigen. Letzeres wird heute natürlich kein Mann mehr tun, der noch alle Tassen im Schrank hat. Denn woher soll er wissen, ob das »Nein« der Frau dieses Mal nicht ernst gemeint war und er sie also vergewaltigen würde, wenn er sich darüber hinwegsetzt? Verschiedenen Befragungen zufolge sagen aber heute noch viele Frauen »Nein«, obwohl sie »Ja« meinen. Die Zahlen schwanken bei den Umfragen zwischen 40 und 60 Prozent. Als Gründe gaben die befragten Frauen an, sie wollten nicht promiskuitiv oder »undamenhaft« wirken, sie hatten Ängste oder Hemmungen, sie wollten ihren Partner ärgern oder sich bei ihm rächen. Viele wollten das Begehren ihres Partners ein bisschen anstacheln, indem sie die Trauben höher hängten und ihn aggressiver, also leidenschaftlicher machten: »Wollen doch mal sehen, ob du mich herumkriegen kannst!« Die Sexualexpertin Nancy Friday sieht in diesem Spiel eine Standardentschuldigung braver Mädchen, die für ihre erotischen Eskapaden keine Verantwortung übernehmen möchten. Aber es gibt auch Männer, die »Nein« sagen, obwohl sie in Wahrheit scharf wie Rettich sind – etwa um nicht so zu erscheinen, als ob sie nur an Sex interessiert seien, weil sie aus Sorge um die Beziehung das Tempo ein wenig drosseln möchten oder, um etwas Würze und Herausforderung in die Partnerschaft zu bringen.

Das Problem bei dieser Taktik ist, dass der Partner früher oder später nicht mehr einschätzen kann, was man eigentlich meint. Ein Mann, der von seiner Geliebten dieses Verhalten gewohnt ist, überwältigt sie vielleicht einmal genau dann, wenn es ihr mit ihrer Weigerung ernst ist, und ohne es zu wissen, zwingt er sie zum Sex. Das Risiko einer »versehentlichen Vergewaltigung« ist deshalb zwar nicht sehr groß, weil neben das bloße Wort »Nein«, wenn es ernst gemeint ist, ein scharfer Tonfall, handfestes Sträuben und anderes gehören und die allermeisten Männer sich dadurch abbringen lassen. Aber auch hier können die Grenzen verwischen, etwa wenn einer oder beide Partner vorher Alkohol getrunken haben, mit Drogen zugedröhnt sind oder auch scheinbares Sträuben zum Repertoire der Ablehnung gehören. Viel sinnvoller ist es deshalb, deutliche und unmissverständliche Signale zu senden: Ja heißt »Ja« und nein heißt »Nein«. Und wenn Ihr Partner »Nein« sagt, dann gehen Sie in jedem Fall sicher, wenn Sie das auch als »Nein« auffassen und sich zurückhalten. Im Idealfall sollten Sie Alkohol und Drogen einerseits und Sex andererseits ganz voneinander getrennt halten, damit das Risiko von Missverständnissen, einem getrübten Urteilsvermögen und gemischten Signalen deutlich gesenkt ist, aber das machen vermutlich die wenigsten. Im Gegenteil brauchen offenbar viele Drogen oder Alkohol, damit sie ihre Hemmungen verlieren und aus dem »Nein« überhaupt erst ein »Ja« werden kann. Wenn Ihnen das von vornherein klar ist, gibt es auch dagegen wenig zu sagen. Nur sollte eben jeder Partner schon einschätzen können, woran er mit dem anderen gerade ist.

Aus diesem Grund ist es meistens hilfreich, wenn ein »Nein« möglichst klarifiziert wird. Wenn Sie sich lediglich entwinden oder Ihrem Partner auf die Finger schlagen, kann er nicht zwingend einordnen, worauf genau sich Ihr Widerwille und Ihre Ablehnung beziehen und wie weit sie sich erstrecken. Sollten Sie den Eindruck oder die Gewissheit haben, dass sich Ihr Partner über Ihren Widerstand hinweggesetzt und Sie zu etwas genötigt hat, womit Sie überhaupt nicht einverstanden waren, können Sie das übrigens auch am nächsten Tag noch zur Sprache bringen – eigentlich *müssen* Sie das sogar tun. Sagen Sie sich lieber nicht »Wenn, dann hätte ich das gleich klarstellen müssen, ich hab' ihn ja gewähren lassen«. Ob Sie daraus Konsequenzen für Ihre Partnerschaft ziehen möchten, bleibt Ihnen völlig freigestellt. Aber es wäre in jedem Fall sinnvoll, Ihrem Partner mitzuteilen, dass Sie sich missbraucht, vielleicht sogar vergewaltigt gefühlt haben, statt die Angelegenheit nur mit sich selbst auszumachen. Die Gefühle, die Sie in sich hineinfressen, bleiben dann ja in Ihrem Innersten stecken und belasten dann auf diese Weise Ihre Einstellung gegenüber Ihrem Partner. Wenn Ihrem

Lover etwas an Ihnen liegt, wird es ihm wichtig sein, dafür zu sorgen, dass so etwas nicht noch einmal vorkommt. Wenn nicht, sollten Sie sich vielleicht überlegen, ob Sie sich da in die richtigen Hände begeben.

Offene Worte: »Am nächsten Tag schäme ich mich dafür«

Sandra: *Als ich meine eigene Bandbreite der Vorlieben noch nicht so ausgebaut hatte, war ich zuweilen damit konfrontiert, Praktiken abzulehnen. Ich habe entweder vorher, quasi beim Kennenlernen, gesagt, was nicht läuft, oder, wenn sich ein Partner in Andeutungen ergeht, sage ich rundheraus, dass so was nicht ist. Allerdings trifft das auch wirklich nur auf Ausnahmefälle zu. Bei meinen eigenen Vorlieben war es nie so, dass mein Partner sie abgelehnt hätte. Ich hatte allerdings auch schon Sex, wenn ich eigentlich nicht wollte. Als Vergewaltigung würde ich es nicht sehen, eher als psychischen Druck. Ach ja, da gab es dann noch die superlangweiligen Rein-raus-Geschichten, bei denen ich mich dann aufs Hoffen verlegt habe, dass es bald vorbei ist. Ging's dann noch weiter ... Orgasmus vorspielen. Ging's dann immer noch weiter ... runterschubsen.*

Tina: *Es kam schon öfters vor, dass ich in einer Partnerschaft keine Lust auf Sex hatte. Einfach meine Ruhe haben wollte. Just in diesem Augenblick wollte mein Partner Sex. Mein Nein ließ er nicht gelten und machte so lange weiter, bis ich nachgab und nur mit ihm schlief, damit er Ruhe gab. Es war aber auch schon der Fall, dass er durch mein Nein sauer wurde und ich keinen Streit haben wollte (bin sehr harmoniebedürftig, will Streit möglichst aus dem Weg gehen) und deshalb nachgab. Danach habe ich mich eigentlich nicht schlecht gefühlt. Es war halt einfach Sex, den ich nicht unbedingt wollte. Fertig.*

Albert: *Ich hatte ein einziges Mal ein rückblickend »ungewolltes« sexuelles Erlebnis – als eine kurzzeitige Beziehung Analsex vorschlug,* *ich einwilligte und am Ende etwas unglücklich über die resultierende Verunreinigung meiner Eichel war … Kommunikationsstörungen gibt es normalerweise nur, wenn meine Freundin zu besoffen ist, um noch aktiven Sex zu haben, und dann sagt »Vögel mich einfach weiter, wenn ich schlafe«. Wenn ich dann selbst besoffen genug bin, mache ich das schon mal und schäme mich am nächsten Tag dafür. Aber das ist wohl spezifisch englisch …*

Janina: *Ein paar Wünsche meines jeweiligen Partners habe ich abgelehnt, allerdings sehr darauf geachtet, dass das nicht zu oft passiert. Mir war klar, dass ich zwar bestimmte Dinge ausschließen kann und auch mal sagen kann, dass ich gerade keine Lust auf Sex habe. Aber ich wusste genauso, dass ich ab und zu mitmachen musste, um die Beziehung zu erhalten, auch wenn ich teilweise über längere Phasen überhaupt keine Lust hatte. So habe ich einige Kompromisse geschlossen, indem ich beim Sex – bzw. bestimmten Praktiken – mitgemacht habe, obwohl ich keine Lust hatte.*

Meine Partner kannten diese Kompromisse in den seltensten Fällen. Ich hatte auch nicht das Gefühl, dass es gewünscht war, dass ich dies äußere: Schließlich gehört eine gelungene Illusion irgendwie dazu. Da ich selber kaum Wünsche hatte und das Gefühl empfand, dass mein Partner sie sowieso nicht erfüllen konnte, habe ich keine geäußert. Und falls doch, so war es für mich nicht weiter problematisch, dass sie abgelehnt wurden – ich habe gar nicht erwartet, dass sie erfüllt werden. Außerdem war ich ja froh, wenn der andere auch mal etwas abgelehnt hat, sodass ich nicht alleine als »Spielverderberin« dastand.

Meike: *Richtig nüchterne Verhandlung war bei mir selten oder gar nicht nötig. An ein paar Konflikte in sehr jungen Jahren kann ich mich erinnern. Aber das hatte viel mit Unsicherheit zu tun. Ein Stück weit wird natürlich bei jedem Beisammensein verhandelt, indem man den anderen führt, leicht in die eine oder andere Richtung drückt, die Initiative ergreift oder eben nicht. Sex ist ja immer ein gemeinsamer Prozess.*

Tom: *Das Verhandeln lief bisher hauptsächlich über Körpersprache ab, wiederum sowohl bei mir als auch bei meinen Partnern. Wenn mir irgendwas nicht so gefiel, hab ich es erst mal ausprobiert, und wenn ich dann merkte, dass ich die Lust verlor, sanft aber bestimmt etwas geändert. Bisher gab's da auch nie große Probleme, soll ja schließlich beiden Spaß machen. Und wenn meine Partnerin mir sagt, dass sie das gerade nicht toll findet, hör' ich halt auf bzw. mache was anderes. Ich zieh' nicht mein Ding durch, nur weil ich grad Bock drauf hab'. Selber war ich noch nie in der Situation, Wünsche ablehnen zu müssen: Im Zweifel Augen zu und an was Schönes denken (lacht). Aber ich glaube, wenn wirklich etwas kommen würde, mit dem ich nichts anfangen könnte ... Kerzenwachs oder Ledermasken oder so was ... würde ich schon problemlos ein »Ey, nee!« von mir bringen können.*

Michael: *Ich habe sexuelle Wünsche auch einmal abgelehnt, weil ich mit der Vorstellung nicht zurecht kam. Eine frühere Partnerin wollte, dass ich sie vergewaltige. Das war für mich befremdlich und unheimlich, vor allem, als ich die Hintergründe dazu erfahren habe. Und mit Vergewaltigung meinte sie kein Rollenspiel. Sie wollte, dass ich alles mit ihr mache, wozu ich Lust hatte, in ungeahnter Brutalität. Ich war und bin zu so was aber nicht fähig, nur leider konnte ich ihr das nie erklären, weil mir dafür die Worte fehlten. Die Beziehung ging auch in die Brüche wegen der sexuellen Spannungen, die dadurch entstanden. Immer wenn wir im »Vorspiel« dazu waren, ging es noch, und wenn es dann ans »Eingemachte« ging, konnte ich nicht mehr, weil ich diese Person zu sehr respektierte und dran denken musste, was sie durchgemacht hatte.*

Sonja: *Es gibt durchaus Schwierigkeiten, wenn man zum Beispiel weiß, dass der andere Sachen nicht gern direkt ausspricht oder man sich in der Hinsicht erst langsam kennenlernt. Es ist weniger die Ablehnung, mehr die Angst, den anderen zu brüskieren. Was ich absolut hasse, ist die mal mehr, mal weniger nachdrücklich den Kopf in Richtung Schwanz drückende Hand! Gespür ... nun ja, das ist nicht* *immer so gut verteilt. Wenn man einem Mann schonend beibringen will, dass seine Technik einer Nähmaschine ähnelt, sprich, man gemeinsam doch vielleicht etwas findig sein könnte, und dann zur Antwort bekommt, da sei doch nicht viel dran zu lernen, es sei doch eh immer das Gleiche, dann mag man schon mal verzweifeln!*

Bei zwei Partnern passierte es mir, dass sie Fellatio ablehnten. Der eine mochte es angeblich nicht, was mich damals wunderte (aber er fiel auch ansonsten in einigem aus der Reihe), und der andere hatte sich bei einem früheren Erlebnis dadurch vergewaltigt gefühlt, was ich gut nachvollziehen konnte.

Auch Männer haben Sex, den sie gar nicht wollen

Was viele nicht wissen: Männer lassen sich ebenso oft, wenn nicht öfter zu Sex drängen, den sie eigentlich gar nicht vollziehen möchten, wie Frauen. Ich erkläre dieses Problem genauer in meinem Grundlagenwerk »Sind Frauen bessere Menschen?« (das auch mit etlichen anderen Klischees über Frauen und Männer aufräumt), aber die wesentlichen Punkte kann ich hier leicht zusammenfassen. Sexualforscher, die offen genug waren, Männer wie Frauen zu fragen, ob sie schon einmal unerwünschte sexuelle Aktivitäten erlebt hätten, erhielten eine überraschende Antwort: 94 Prozent der Männer und 98 Prozent der Frauen berichteten nämlich von solchen Erfahrungen.

Von unerwünschtem Geschlechtsverkehr berichteten sogar mehr Männer (63 Prozent) als Frauen (46 Prozent). Frauen hatten den Berichten der Männer zufolge die unterschiedlichsten kommunikativen Strategien angewendet, um den von ihnen gewählten Partner gegen seinen Widerstand ins Bett zu bekommen: Beispielsweise hatten sie seine Sexualität in Frage gestellt, ihn mit Argumenten bestürmt, ihre Macht oder Autorität eingesetzt, geschmollt, geschmeichelt oder mit dem Ende der Beziehung gedroht. Mit Fragen wie »Findest du mich denn gar nicht attraktiv?« hatten sie Schuldgefühle ausgelöst und für sich instrumentalisiert. Vielen von ihnen war aber gar nicht richtig klar, dass sie ihren Partner massiv zu Sex manipulierten, weil ihnen in unserer Kultur das berühmte Vorurteil eingehämmert worden war, die »schwanzgesteuerten« Männer wollten sowieso immer und seien ständig scharf. Im wahren Leben haben aber natürlich auch Männer aus den unterschiedlichsten Gründen kein Interesse an Sex: Sie finden die betreffende Frau erotisch gar nicht so anziehend, es ist ihnen noch zu früh in der Beziehung oder sie haben einfach in diesem Moment keine Lust. Hier wäre es hilfreich, wenn auch Männer ihr mangelndes Interesse klarer zum Ausdruck bringen würden. Im Gegenzug müssten Frauen lernen, die Signale der Männer klarer zu lesen und darauf einzugehen, statt sich nach unsinnigen Vorurteilen zu richten. Alles andere kann für eine erotische Beziehung sehr belastend sein.

Ein Verhalten, das überwiegend Frauen zugeschrieben wird (und hier sind mir keine entgegenlaufenden Untersuchungsergebnisse bekannt), ist, sexuelle Kontakte als eine Form von Bestrafung zu verweigern. Dass man keine Lust hat, mit seinem Partner zu kuscheln, wenn man gerade sauer auf ihn ist, das ist klar. Etwas anderes ist es aber, wenn Menschen innerhalb einer Beziehung ihre sexuelle Gunst grundsätzlich oder zumindest ab und zu einsetzen, um ihren Partner damit gefügig zu machen und dazu zu bringen, dass er auf ihre Wünsche eingeht.

Sie wollen ihren Partner aus Ärger verletzen oder ihm die Erfüllung seiner Lust fernhalten. Das ist jedoch für keinen der beiden Partner eine gute Idee, weil das Geben oder Verweigern von Zärtlichkeiten nicht als Instrument der Manipulation eingesetzt werden sollte. Sexualität verliert viel von ihrem Wert, wenn sie als Zweck zu einem Ziel und nicht als Selbstzweck an sich fungiert. Auch in diesem Fall sollten Sie also besser offen und direkt zur Sprache bringen, was Sie sich wünschen und welche erotischen Aktivitäten Sie aus Gründen ablehnen, die mit einer »Erziehung« Ihres Partners nichts zu tun haben. In den letzten beiden Kapiteln haben Sie gelernt, wie man den eigenen erotischen Wünschen am besten Ausdruck verleiht und wie man reagieren kann, wenn man auf bestimmte Wünsche des Partners nicht eingehen möchte. Aber welche Möglichkeiten gibt es, um aus einer Alltagssituation in wilden und leidenschaftlichen Sex überzuleiten? Damit beschäftigen sich die folgenden Seiten.

5. KAPITEL

»Ich werde ganz scharf, wenn du mich so anschaust« – Eröffnungszüge

Wenn es wichtig und sinnvoll ist, seine Wünsche klar und ohne Umschweife zu formulieren, dann gilt dasselbe auch für den Wunsch nach der Aufnahme sexueller Aktivitäten an sich. Wenn man etwas haben möchte, ist es vielleicht nicht die schlechteste Idee, einfach danach zu fragen: »Hast du Lust auf Sex?« Oder seinem eigenen Begehren klar Ausdruck zu verleihen: »Ich würde jetzt gerne mit dir vögeln.« Dabei dem Partner in die Augen sehen und ihn verschmitzt anlächeln. So einfach ist das.

Warum eine klare Sprache nicht immer ideal ist

Ist das so einfach? Lange nicht für jeden und nicht in jeder Situation. Ein Problem können Angst vor Zurückweisung, Schüchternheit oder Hemmungen darstellen. Das sind alles Dinge, die man entweder abarbeiten kann oder die man einfach überwinden muss. Wie man seine Hemmungen in Bezug auf Dirty Talking überwinden kann, verrät ein späteres Kapitel. Aber eine Taktik, die so vielversprechend und naheliegend ist, dass viele Menschen sie ganz automatisch anwenden, besteht darin, einfach nicht mit der Tür ins Haus zu fallen. Andeutungen bringen zwar nicht ganz so klar zum Ausdruck, was man eigentlich möchte, aber man setzt seinem Partner damit andererseits nicht die Pistole auf die Brust und lässt ihm eine Ausweichmöglichkeit, ohne dass er sich verpflichtet fühlen muss. Schließlich reagieren die wenigsten Ihrer Ansprechpartner gerne auf Druck, selbst auf den Druck nicht, den Sie möglicherweise in diesem Moment so übermäßig stark in Ihrer Leitung spüren. Gerade beim Sex sollte die Reaktion doch so freiwillig und echt wie möglich sein. Und natürlich möchte der Angesprochene gerne spüren, dass er persönlich gemeint und begehrt ist und nicht nur als Mittel zum Zweck dienen soll, damit der andere seine Triebe befriedigen kann. Statt zu fordern oder zu bitten, heißt es also zu werben, vorzuschlagen, anzuregen, den Partner in Stimmung zu bringen, die Aufforderung zum Tanz persönlich und individuell auf ihn zuzuschneidern und dabei, je nachdem, einen Code zu verwenden, der auch eine andere Interpretation oder zumindest eine andere Reaktion als »Ja« oder »Nein« zulässt.

Das Entwickeln eines erotischen Codes

Wichtig hierbei ist es, dass der Partner sofort und automatisch richtig einordnen und verstehen kann, was mit Formulierungen wie diesen gemeint ist: »Wenn du mich brauchst, ich bin unter der Dusche.« Oder: »Liegt es am Wetter oder warum bin ich die ganze Zeit scharf wie Rettich?« Oder: »Wir haben schon lange nicht mehr das Tier mit den zwei Rücken gespielt ...« Oder: »Den ganzen Tag im Büro konnte ich mich nicht konzentrieren, weil ich ständig nur an deine Beine denken musste.« Oder: »Hey, wir haben sturmfreie Bude und im Fernsehen läuft auch nichts.« Oder: »Liegen die Seile und die Augenbinde eigentlich noch im Keller?« Hier noch eine Reihe weiterer Sätze vorzugeben wäre allerdings genauso wenig hilfreich wie die typische Auflistung von Anmachsprüchen in bestimmten Flirt-Ratgebern. Denn die richtige Formulierung kann Ihnen nicht irgendein berufsmäßiger Wortdrechsler vorgeben; sie entsteht aus Ihnen, Ihrem Partner und der konkreten Situation. Bringen Sie zur Sprache, wie es in Ihnen aussieht und vor allem, warum es Ihnen so geht. Warum weckt Ihr Partner jetzt gerade Ihre Lust? Wenn Sie es aufrichtig meinen und rüberbringen, kann der Wunsch nach Sex mit ihm das schönste Kompliment darstellen, das ein Mensch erhalten kann.

Offene Worte: »Wie wär's mit einer Runde Poppen?«

Heiko: *Meine Masche war früher, zuerst den Unnahbaren, dann den Gleichgültigen zu mimen. Zumindest neugierig sind alle Frauen, das darf man sich schon mal zunutze machen. Insgesamt lief meine sexuelle Verführungskunst für die Begegnung zwischendurch mehr auf die nonverbale Ebene hinaus. Mündlich bin und war ich nie besonders erotisch. Etwas anders sieht das schriftlich aus, ich konnte Liebesbriefe schreiben, mein lieber Mann ... (zwinkert). So konnte man schon fernmündlich beginnen zu verführen, wenn ich mir das so richtig überlege. Von Angesicht zu Angesicht spielten Worte dann kaum noch eine Rolle.*

In einer »eingewöhnten« Beziehung überwiegt allerdings doch der so genannte Wochenendsex, zumindest in meinem Fall. Nicht dass auf die Uhrzeit genau festgelegt wird, wann und wo, aber sich spontan entwickelnde Situationen, die unweigerlich zum Sex führen, sind eher selten. Wenn doch, mündet es in den berühmten Quickie: nicht viel Gequatsche davor, währenddessen oder danach. Meistens bin ich es, den ein besonderes Outfit, erregende Nacktheit oder längerer Entzug durch zum Beispiel die Periode meiner Frau unter Druck setzt und der mit einem flapsig und humorvoll unterlegten, aber etwas platten: »Na Schatz, wie wäre es mit einer Runde Poppen?« den schnellen Quickie zwischendurch forciert. Wir nennen das »Spaß-Sex«, da wir uns ihm nicht völlig hingeben, sondern übereinander im Spaß spotten, Witze reißen oder anderes albernes Zeug veranstalten. Zum Beispiel können wir uns dabei noch wunderbar streiten, welches Aroma bei den Kondomen denn nun zum baldigen Abendessen passt.

Hanna: *Was die direkte Erotik angeht, die leite ich lieber durch Gesten als durch Worte ein. Also, ich sage nicht: »Hey, ich will mit dir* *schlafen« (obwohl auch das vorkommt), sondern ich schicke meine Hände auf Wanderschaft. Meistens mag ich es schon, die Initiative zu haben. Und die Mittel sind vielfältig. Bedeutungsvolle Blicke, eine gewisse Vibration in der Stimme, Andeutungen, Zweideutigkeiten. Und dann, ganz sanft, der Übergang zu leichten Berührungen. Erst ganz zufällig ...*

Olga: *Es kommt wirklich auf die einzelne Situation an. Ist mein Gegenüber ein Heißsporn, hätte ich nicht viel zu überlegen. Ist mein Gegenüber schüchtern, schaue ich, was ich ihm alles so zumuten kann, ohne ihn zu verschrecken. Im Prinzip scheitert so etwas nur an der Kommunikation, und es entstehen ungewollt Missverständnisse, und man muss aufklären, und dann ist die Stimmung weg und, und, und. Das wäre für mich nicht so schön.*

Albert: *Meistens finde ich eine Person attraktiv, sende dann Signale aus, die das halbwegs klar zeigen, und warte auf eine Reaktion. Jemand, der nicht reagiert, ist meines Erachtens ohnehin nicht aktiv/interaktiv/interessiert genug, um mit mir zurechtzukommen, und ich stelle die Bemühung ein. In den Fällen, in denen ich »verführt« (überzeugt wäre ein besseres Wort) wurde, war es immer sehr schön und resultierte IMMER aus langen und offenen Gesprächen über sexuelle Wünsche und Vorlieben.*

Maria: *Wenn ich meinen Partner verführen möchte, flüstere ich ihm entweder etwas »Heißes« ins Ohr. Mache ihm verbal Lust auf das, was ich gerne tun würde. Oder ich fange an, zu schmusen und mich anzuschmiegen. Und wie ich gerne verführt werden würde, nun ja, auf alle erdenkliche Arten (schmunzelt). Ich mag es, wenn ich lange gestreichelt werde, wenn man sich Zeit lässt, weil ich der Meinung bin, erst sollten alle Sinne erweckt werden, dann ist man so richtig bereit für guten, erfüllenden Sex. Neue Partner verführe ich mit Blicken und mit Worten oder mit einem Lächeln. Und ich werde auch gerne so verführt. Es war eigentlich immer gut – wobei es beim ersten Mal nie so gut ist, wie es dann noch wird. Es braucht ja*

Vertrauen, damit ich mich ganz fallen lassen kann, und das baut sich mit der Zeit erst richtig auf. Das ist aber normal, denke ich.

Marion: *Bewusst verführt habe ich zum ersten Mal noch nie. Dieser Tatsache habe ich auch zu verdanken, dass mein erstes Mal mit einem Mann meist in Schießer-Feinripp passiert. Und das würde ich niemals tragen, wenn ich die Verführung planen würde. Ich möchte auch behaupten, dass ich noch nie so richtig zum ersten Mal verführt worden bin, aber das kann auch daran liegen, dass ich nicht sensibel genug bin, um so etwas zu merken. Ich höre gerade von meinem Mann, dass er glaubt, ich hätte ihn beim ersten Mal verführt, aber da täuscht er sich wirklich, es hat sich einfach ergeben.*

Gerade das erste Mal, ist meist nicht so schön, wie es sein könnte. Man ist viel zu schnell fertig, weil man meist ausgehungert und viel zu geladen ist.

Okay, man kann auch weitermachen oder nachspielen, aber das erste Feuer ist eben weg – leider.

Jasmin: *Das erste Mal mit einem neuen Partner ist immer anders – mal fängt er an, mal ich, mal haben beide gleichzeitig die Idee ... hmmm, aber wenn ich recht überlege, bin ich meist als erste in die Bresche gesprungen (zwinkert).*

Wenn ich anfange, dann meist mit Küssen und Streicheln, jedoch schon in einer Art und Weise, die Missverständnisse ausschließt. Will sagen, wenn ich Sex haben will, dann kann man das schon vom normalen Schmusen unterscheiden. Lässt er sich ein, okay; hat er keine Lust, dann wird eben weiter geschmust.

Klaus: *In den bisherigen Partnerschaften waren wir sowieso dauernd im Bett, und es bedurfte keinerlei Überleitung. Momentan leite ICH nicht über, da ich im Augenblick eigentlich keinen Sex haben mag. Und dennoch würde ich lieber passiv sein, verführt werden. Am angenehmsten empfinde ich den Zeitpunkt kurz nach dem Aufwachen ... wenn der Kopf noch nicht so das Kommando übernommen hat. Am allerliebsten nach dem Nachmittagsschlaf.*

Doris: *Wenn ich mich verführen lasse, dann von Witz, Humor, einem gewissen Zynismus, und das Ganze in der richtigen Dosis. Nichts ist schlimmer als gewollte Originalität. Ein Blick, eine kleine Berührung im richtigen Moment – das ist alles. Wenn es so angefangen hat, dann war es genau richtig (ansonsten wäre es auch gar nicht weitergegangen). Bloß keinen Schmonzettenkram mit zig roten Rosen. So was hatte ich auch schon, und die habe ich direkt in den Müllcontainer versenkt.*

Eine hilfreiche Technik: Pacing and Leading

Wie diese Antworten zeigen, ist es vielleicht sogar die vielversprechendste Taktik, wenn Sie nicht direkt von Sex reden, sondern Ihrem Partner beispielsweise eine Nacken- oder Rückenmassage anbieten oder ihn darum bitten. Oder Sie fordern ihn zu einer Runde Knuddeln auf. Daraus kann sich ja, auch in einer Kommunikation ganz ohne Worte, entwickeln, was sich gerade anbietet. Sie stellen dabei auch am sichersten fest, in welcher Stimmung und auf welcher Stufe des Begehrens Ihr Partner sich gerade befindet. Und Sie können ihn am einfachsten auf die Stufe führen, auf der Sie ihn gerne hätten.

Eben diese Technik gibt es auch auf der rein kommunikativen Ebene. Ein Standardproblem mag sein, dass Ihr Partner gefrustet oder gestresst von der Arbeit kommt oder dass ihm aus anderen Gründen noch die Geschehnisse der letzten Stunden im Kopf herumspuken. Er denkt also gerade an alles Mögliche, nur für Sex hat er in diesem Augenblick überhaupt keine Idee. Sie hingegen haben seine Rückkehr schon so sehnsüchtig erwartet, dass Sie fast angefangen hätten, es sich selbst zu besorgen, wenn es noch viel länger gedauert hätte. Wie bekommen Sie ihn jetzt also aus seiner mentalen Verfassung heraus und hinein in jene Stimmung, die für Sie beide wesentlich lustvoller wäre? Hier gibt es eine Technik aus dem Bereich des Neurolinguistischen Programmierens (NLP), die als »Pacing and Leading« bekannt ist. Auf Deutsch bedeutet das soviel wie

»Mitgehen und Führen«. Um zu erklären, wie sie funktioniert, nehmen wir einmal an, Ihr Partner kommt entnervt von der Arbeit oder aus der Uni nach Hause. Er ist also nicht nur mit seinen Gedanken ganz woanders, sondern befindet sich auch in einer vollkommen anderen emotionalen Verfassung als Sie. In der Mehrzahl aller Fälle können Sie seine Lust nicht so einfach wecken, als wenn Sie mit den richtigen Berührungen nur einen Schalter umzulegen bräuchten. Um gezielt mit ihm auf dieselbe Ebene zu gelangen, müssen Sie sich stattdessen erst einmal auf die seine begeben. Sie versuchen also, sich bei ihm emotional »einzutunen«. Das können Sie am besten tun, indem Sie auf subtile Weise seinen Rhythmus übernehmen. Sie ahmen dazu also seine Körpersprache nach, die Geschwindigkeit seiner Bewegungen, vielleicht sogar seines Atems. Auf der verbalen Ebene bedeutet das, dass Sie beispielsweise seine Ausdrucksweise, sein Sprechtempo, seine Lautstärke und die Klangfarbe seiner Stimme übernehmen. Insgesamt hilft es, sich in seine Laune einzufühlen, Verständnis zu zeigen, Übereinstimmungen herzustellen und, wenn es sinnvoll möglich ist, auf Widerspruch zu verzichten. Psychologen bezeichnen diese Technik als »Spiegeln« und empfehlen sie übrigens auch, wenn Sie bei Menschen, die Sie gerade erst kennengelernt haben, möglichst schnell Sympathie herstellen möchten. Wichtig hierbei ist, dass Sie natürlich nicht komplett übertreiben: Sie sind weder ein Papagei noch ein Lakai. Ihr Partner soll auch nicht den Eindruck empfinden, dass Sie ihn nachäffen. Das wäre ja auch nicht »echt«, und er würde das merken. Lassen Sie sich also ehrlich auf ihn ein, machen Sie ihm klar, dass Sie seine Gefühle und Sorgen anerkennen, respektieren und auch selbst nachvollziehen können. Auf diese Weise müsste es Ihnen gelingen, einen möglichst engen Kontakt (»Rapport«) und das Gefühl von Gemeinsamkeit und Verbundenheit herzustellen.

Bis hierhin erstreckt sich der erste Teil dieser Technik, das »Pacing«. Sobald der Rapport erst einmal hergestellt ist, können Sie sich daran machen, den Partner von dieser Ebene wegzuführen. Schritt für Schritt geben Sie jetzt die Verhaltensweisen vor und bewegen Ihren Partner, der mittlerweile mit Ihnen synchron geht, von seiner ursprünglichen Ebene weg. Nachdem er erreicht hat, was er wollte, nämlich dass Sie ihn annehmen und verstehen, was in ihm vorgeht, dürfte er sich dem nach und nach immer bereitwilliger anschließen. Verlangsamen Sie also beispielsweise allmählich Ihr Sprechtempo, senken Sie die Stimme, nehmen Sie die Härte heraus. Sagen Sie selbst einige Dinge, denen Ihr Partner leicht zustimmen kann. Führen Sie ihn in einem ersten Schritt in eine Atmosphäre der Wärme, des Geborgenseins, der Besänftigung, des Vertrauens. Von da aus können Sie mehr und mehr erotische Elemente in Ihren Gesprächsstil einfließen lassen. Früher oder später wird es Ihnen gelingen, Ihren Partner genau dorthin zu bringen, wo Sie ihn gerne haben möchten. Solange Sie ihm dabei kein Verständis vorspielen, das in Ihnen in Wahrheit gar nicht existiert, hat das mit Manipulation wenig zu tun. Auch Ihr Partner wird es genießen, dass Sie sich zuerst auf ihn einstellen, ihm Zeit zum Abschalten geben und ihn dann an einen schöneren Ort ent- bzw. verführen. Nachdem er sich seinen Stress, seinen Ärger, seine Sorgen oder seine Ängste erst mal vom Herzen geredet hat, wird er sich an der so gewonnenen Freiheit freuen, sich jetzt in entlasteterer Verfassung auf Sie einlassen zu können. Gegen Sex mit Ihnen hatte er prinzipiell vermutlich von Anfang an wenig einzuwenden gehabt; es fiel ihm nur viel schwerer, solange all diese anderen Gedanken in seinem Kopf umherschwirrten. Je entspannter er ist, desto aufnahmebereiter wird er auch für Ihre Verführungskünste sein.

Wenn Sie mit der praktischen Durchführung von »Pacing and Leading« anfangs Probleme haben, weil Sie sich auf den Rhythmus eines anderen Menschen nur schwer einpendeln können, spricht nichts dagegen, das anhand von Radiosprechern oder Fernsehmoderatoren zu üben. Wenn Sie beispielsweise beim Betrachten einer Talkshow die Körperhaltung, Gestik und das Sprechtempo eines Gastes möglichst exakt nachahmen, kann Ihnen als interessantem Nebeneffekt viel klarer werden, wie sich der Sprecher jetzt gerade fühlen mag und was in ihm wohl gerade vorgeht. Sie lernen eine besondere Qualität der Empathie, des Vermögens, sich in jemanden ein- und mit ihm mitzufühlen. In der nächsten Stufe können

Sie das in der direkten Kommunikation von Angesicht zu Angesicht üben. Das können Sie mit Ihrem Partner selbst tun (eben weil »Pacing and Leading« kaum manipulativ ist, kann er ja ruhig wissen, dass Sie sich diese Technik aneignen möchten), genauso gut aber auch mit einem anderen guten Freund oder einer Freundin. Größeren Erfolg werden Sie vermutlich haben, wenn Sie nicht von Anfang an erklären, was Sie vorhaben, sondern es einfach tun. Setzen Sie sich einander gegenüber, ahmen sie mit leichter Verzögerung und nicht zu auffällig Bewegungen nach, tunen Sie sich auf die Sprechweise des Betreffenden ein und gehen Sie nach einiger Zeit dazu über, selbst Veränderungen beispielsweise in Lautstärke und ausdrucksstarker Gestik vorzunehmen. Wenn Ihr Sparringspartner ebenfalls beginnt, schneller oder lauter zu sprechen oder seine Hände ebenso stark zum Gestikulieren einsetzt wie Sie, haben Sie das Ziel Ihrer Übung erreicht.

Was Bypasser von Nicht-Bypassern unterscheidet und wie sie im Bett miteinander zurechtkommen

Interessant zu wissen ist es allerdings, dass Sie bei weitem nicht bei jedem Partner auf diese Technik des schrittweisen Umsteuerns angewiesen sind. Sexualtherapeuten unterscheiden hier zwei unterschiedliche Typen, die »Bypasser« und die »Nicht-Bypasser«. Das Wort »bypass« bedeutet in diesem Zusammenhang soviel wie »kurzschließen«, »überbrücken« oder»umgehen«. Bypasser sind jene vielleicht glücklicheren Menschen, die noch so sehr mit Stress und Problemen aufgeladen sein können, jedoch in dem Moment, in dem sie von ihrem Partner sinnliche Worte oder Berührungen empfangen, sich augenblicklich von ihm angezogen und erregt fühlen und zu sexuellen Aktivitäten übergehen können. Sorgen und Missstimmungen treten von einem Moment zum anderen zugunsten gemeinsamer Zärtlichkeit und Erotik in den Hintergrund. Den Nicht-Bypassern fällt das nicht nur schwerer, sie neigen oft auch dazu, die erotischen Annäherungen ihrer Partner zu problematisieren und zu analysieren: »Nimmt er meine Gefühle überhaupt ernst, oder will er nur Sex? Will sie mich nur aufmuntern oder meine Wut besänftigen, indem sie jetzt mit mir schläft?« Die erotische Kontaktaufnahme wird also paradoxerweise nicht positiv, sondern negativ erlebt. Leider wird diese Einstellung oft auch durch unsere Kultur verstärkt, in der es als unreif gilt, »nur Sex im Kopf zu haben«, und in der eine merkwürdige Trennlinie zwischen »echten Gefühlen des Herzens« und erotischem Begehren (»Geilheit«, »Schmuddelkram« etc.) gezogen wird.

Wenn beide Partner Bypasser sind, kommen sie wunderbar miteinander zurecht. Eben noch hatten sie heftigen Streit, dann beginnt einer von ihnen mit erotischen Worten oder Berührungen, und im nächsten Augenblick haben sie wilden, leidenschaftlichen Sex. Es ist auch weitgehend unproblematisch, wenn beide Nicht-Bypasser sind und es für beide gleichermaßen wichtig ist, über ihre Gefühle zu sprechen und den anderen genau zu verstehen, bevor sie sich auf den Austausch von Zärtlichkeiten einlassen können. Schwierig kann es werden, wenn in einer Beziehung der eine Partner Bypasser und der andere Nicht-Bypasser ist. Noch einmal verkompliziert wird die Angelegenheit, wenn der Nicht-Bypasser die im letzten Kapitel behandelte Kunst der Ablehnung nicht beherrscht und sich von dem Ungestüm seines Partners überollen lässt. Die sexualtherapeutische Literatur berichtet über zahlreiche Menschen, die glaubten, impotent oder frigide zu sein, in Wahrheit aber nur nicht über die Fähigkeit verfügten, »Nein« zu sagen, solange sie nicht wirklich erregt waren. An die Stelle der Ablehnung traten körperliche und vor allem seelische Blockaden. Gravierende sexuelle Krisen hätten also vermieden werden können, wenn die Betreffenden die richtigen kommunikativen Strategien gekannt hätten, um ihre Ablehnung vorzubringen – oder wenn wenigstens ihre Partner die Strategien gekannt hätten, beispielsweise per »Pacing and Leading« eine Basis zu bereiten, in der Erregung überhaupt erst möglich war. Erotische Kommunikation umfasst eben weit mehr, als den Partner durch immer schärfere Worte und Wendungen in Wallung zu versetzen.

Auch dafür, dass Bypasser und Nicht-Bypasser ihren Kommunikationsstil einander anpassen können, gibt es Übungen. Beispielsweise kann sich ein Bypasser von seinem Partner erotisch berühren lassen, darf darauf aber nicht mit Liebkosungen antworten, die sofort zum rein körperlichen Sex führen würden, sondern soll ausdrücken, wie er sich gerade fühlt und was diese Berührungen in ihm auslösen. Auf diese Weise kann er zu einer tieferen Schicht seines Innenlebens vordringen, zu Dingen, die ansonsten ungesagt und vielleicht sogar zu einem großen Teil ungespürt bleiben. Umgekehrt kann der Nicht-Bypasser lernen, auf erotische Berührungen und verbale Kontaktaufnahmen nicht zu reagieren, indem er sie analysiert, bewertet, be- oder gar verurteilt, sondern indem er ebenfalls seine ganz eigenen und innersten Gefühle zum Ausdruck bringt. Das Kritisieren und Analysieren, womit Nicht-Bypasser gerne reagieren, stellt nämlich oft ebenfalls nur eine Abwehrstrategie dar, um weniger stark zu spüren, was tief in ihnen vorgeht.

Der richtige Zeitpunkt ist von Bedeutung

Die besten Chancen für eine Aufnahme erotischer Kontakte hat man natürlich, wenn man dafür den richtigen Augenblick auswählt. Auch hier lohnt es sich, ein Gespür dafür zu entwickeln, was beim Partner am besten ankommt. Einen Moment zu nutzen, an dem man ohnehin miteinander im Bett ist, kann sich als Fehler herausstellen: Möglicherweise ist der Partner spätabends zu müde, und morgens hat er es eilig, um rechtzeitig zur Arbeit zu kommen. Der späte Nachmittag direkt nach Feierabend bietet sich vielleicht am ehesten an und gibt auch am ehesten Gelegenheit zu spontanen Einfällen, um den Sex entsprechend zu inszenieren. In diesem Zusammenhang trägt es zum Aufbau einer entsprechend erotischen Stimmung bei, wenn Sie Dirty Talking nicht erst in jenem Moment einbringen, in dem Sie mit Ihrem Partner die sexuelle Bühne betreten. Sinnliches Sprechen bietet wie kaum eine andere Technik die Möglichkeit, sie auch außerhalb solcher Situationen, den ganzen Tag über einzusetzen, zu jedem Zeitpunkt, an jedem Ort, bei jeder passenden Gelegenheit. Beiläufig immer wieder solche Bemerkungen einzustreuen, wenn Ihr Partner das zu würdigen weiß, kann zunehmend zu einem Entstehen und einer Verstärkung seiner und auch Ihrer eigenen Lust führen, die sich dann um so leidenschaftlicher entläd, sobald Sie beide endlich alleine sind und übereinander herfallen können.

Machen Sie dem Menschen, den Sie begehren, Komplimente, heizen Sie ihn immer wieder ein wenig an, necken Sie ihn. Schauen Sie ihm bei solchen Äußerungen tief in die Augen, um zu zeigen, wie ernst Sie es meinen, und Sie können sich fast sicher sein, ihm heißkalte Schauer über den Rücken zu jagen. Gerade die Tatsache, dass Sie ihn so offen anmachen und in Wallung bringen, wenn er nicht das Geringste tun kann, um seiner Lust nachzukommen (im Café, im Bus, auf einer Party), wird nicht unbeträchtlich dazu beitragen, dass sich in ihm Leidenschaften aufstauen, die irgendwann entladen werden sollten.

Offene Worte: »Meistens bin ich sehr direkt«

Tina: *Mein Partner weiß ganz genau, wie er mich von einer Sekunde auf die andere zum Sex bewegen kann: Er braucht einfach nur meinen Hals zu küssen und am Ohr zu knabbern, und um mich ist es geschehen. Daher kann ich sehr schnell umschalten, was den Alltag angeht. Außer wenn ich zu sehr im Stress oder sonst irgendwie unausgeglichen bin. Da bringen mich keine zehn Pferde dazu, und mein Partner scheint dies auch immer zu merken. Ein günstiger Zeitpunkt für Sex ist bei mir eigentlich immer der Morgen an den Wochenenden ... das gemeinsame Aufwachen, man kann kuscheln und ist irgendwie immer in Stimmung für Sex.*

Katja: *In der Disco hat mal jemand zu mir gesagt, dass er jetzt gerne mit mir schlafen würde. Ich kannte diesen Typen überhaupt nicht, wir standen nur nebeneinander. Er hat das allerdings so unkompli-*

ziert und freundlich gesagt, dass ich total verdattert war. Ich habe dann allerdings nicht mit ihm geschlafen, weil ich einfach keine Lust auf Sex hatte und wir auch bald heimfahren wollten. Aber in diesem Moment, in dem er das ausgesprochen hat, war ich so beeindruckt von dieser Offenheit, dass es mich schon irgendwie gereizt hat. Dieses Erlebnis hat mich geprägt. Seitdem mag ich es außerordentlich gern, wenn man mir direkt sagt, wenn man(n) Lust auf mich hat. Besonders in Situationen, wo das Thema Sex eigentlich grade nicht hinpassen würde. Besonders toll finde ich es dann, wenn ich überhaupt nicht zurecht gemacht bin. Wenn ich zum Beispiel im Schlabberlook zu Hause rumgammel und lese. Ich stelle mir diesen Anblick nicht unbedingt sexy vor (zwinkert). Wenn mein Mann mir aber gerade dann sagt, dass er jetzt Lust auf mich hat, dann ist das Gefühl sehr groß, dass er mich wohl wirklich sehr lieben muss (lächelt). Er weiß natürlich von dieser Vorliebe und nutzt diese gerne mal aus. Mir selbst reicht zum Verführen oft schon ein tiefer Blick in die Augen – oder woanders hin (grinst). Bei meinem Mann reicht es auch schon, wenn ich ein bestimmtes Kleidungsstück anziehe und meine Lippen dunkel schminke, und er weiss Bescheid. Oft ist es natürlich auch so, dass aus einem Kuschelnachmittag mehr wird. Da wird gekrault und gestreichelt, und das schaukelt sich dann hoch. Im Laufe der Jahre ist die Spontanität schon etwas verloren gegangen. Da muss vielleicht manchmal schon ein Buch noch schnell zu Ende gelesen oder ein Film zu Ende geschaut werden, ehe ich mich auf den Partner konzentriere. Wir haben ja schließlich alle Zeit der Welt. Warum gerade dann, wenn zum Beispiel Richard Gere zu seiner Liebsten geht und ihr seine Liebe gesteht? (zwinkert) Es ist auch manchmal so, dass mir die Lust flöten geht, wenn ich nach Hause komme und genau weiß, was Sache ist. Wenn er zum Beispiel Kerzen angemacht hat und schöne Musik läuft. Wenn ich dann einen schlechten Tag hatte, dann frustet mich diese Atmosphäre eher, als dass sie mich heiß macht, und dann läuft gar nichts mehr. Man(n) kann das allerdings wieder umwandeln, wenn ich dann das Gefühl bekomme, verstanden zu werden. Wenn er mich erst mal entspannen lässt, mir zuhört und wir etwas kuscheln.

Tom: *Ein Übergang vom Alltag zum Sex kann in eigentlich jeder Situation passieren, in der ich küsse, sofern ich mich nicht gerade beobachtet fühle. Ich mag es auch sehr, in den seltenen Momenten verführt zu werden, in denen ich grade nicht an Sex denke, das hat so was schönes Überraschendes. Toll find' ich ja immer noch, mit Sex geweckt zu werden (lacht). Aber wenn der ursprüngliche Antrieb von ihr ausgeht, bin ich schon glücklich.*

Miriam: *Meistens leite ich albern bzw. sehr direkt zum Sex über. Das reicht vom Anspringen, am Bein reiben (wie ein Hund), unvermutet die Möpse zeigen, mit den Augen klimpern, fragen: »Sollen wir ficken?«, mich einfach ausziehen, oder ihn, kommt auch immer auf die Situation an. Manchmal fang ich auch an zu schmusen oder leidenschaftlich zu küssen, je nachdem, wie mir gerade zumute ist, aber immer eher spielerisch oder provozierend. Genauso hab' ich's auch von meinem Partner gerne. Eher ungünstig für mich ist es direkt nach dem Aufwachen, weil ich immer etwas Anlaufzeit brauche, um »warm« zu werden.*

Marion: *Wenn ich in der Küche stehe oder am Rechner sitze und Lust bekomme, frage ich: »Sex?«, »Hast du Lust auf einen Quickie?«, »Sollen wir hoch gehen?« oder »Kommst du mit ins Bett?«. Wir mögen solche spontanen Übergänge wohl beide. Mein Mann nimmt mich schon mal einfach bei der Hand und sagt »Komm ins Bett« oder »Jetzt gibt's Sex«. Ich mag das sehr. Alleine seine Aufforderung reicht, um mir Lust zu machen, auch wenn ich vorher noch keine hatte. Es gibt nur einen Moment, der besonders ungünstig und ist, und das ist morgens im Bett. Ich muss einfach erst frühstücken und duschen, danach immer gerne.*

Sandra: *Zeitpunkte, die günstig sind? Ja – dann, wenn ich grad nix anderes zu tun habe (lacht). Aber das war am Anfang der Beziehung anders, als man immer und überall gefickt hat.*

Steffi: *Der Übergang zum Sex passiert in der Regel nonverbal. Es gibt keine »Schlüsselwörter« und auch keine direkte Aufforderung à la »nun lass uns mal«. Mein Partner spürt, wenn ich Lust auf ihn habe, merkt es an der Art, wie ich ihn küsse und berühre – und ebenso ist es umgekehrt. Es gibt keinen wirklich günstigen Zeitpunkt bei mir. Natürlich gibt es Stimmungen, die nichts und niemand in Lust und Erregung verwandeln könnte, aber andererseits ist es oft so, dass meine Lust dann geweckt wird, wenn ich spüre, dass mein Partner Lust auf mich hat, wenn sich Berührungen langsam steigern oder er mir sagt, dass er scharf auf mich ist.*

Verwenden Sie einen erotischen Subtext

Wenn Sie erst noch bei einem Menschen landen möchten, mit dem Sie bisher keine erotischen Erlebnisse verbunden haben, können Sie natürlich nicht so dick auftragen. Andernfalls ist das Risiko sehr groß, dass er Sie als eine aufdringliche und taktlose Person wahrnimmt, die immer wieder in seine persönlichen Grenzen eindringt. Als Regel Nummer Eins sollten Sie sich zunächst einmal sicher darüber sein, dass Ihre Sympathie erwidert wird und Ihre Näherungsversuche beim anderen überhaupt willkommen sind. Darüber hinaus empfiehlt es sich, wenn Sie weniger Anzüglichkeiten und unbeholfene Zweideutigkeiten verwenden, die sehr schnell peinlich wirken oder mit denen Sie sich lächerlich machen können, sondern stattdessen auf erotischen Subtext zurückgreifen.

Erotischen Subtext einzusetzen bedeutet, mit dem Florett statt mit dem Säbel (oder dem Breitschwert) zu fechten. Sie sagen dem Menschen, auf den Sie scharf sind, also nicht, was für einen schönen Hintern er hat, und deuten auch nicht an, was Sie in einer ruhigen Stunde gerne mit ihm anstellen möchten. Sie verzichten auch auf die üblichen Klassiker wie »Schönes Kleid hast du da an, kann ich dich da irgendwie rausreden?«. Selbst wenn Ihr erotisches Interesse auf Gegenliebe stößt, bringen Sie Ihren Gesprächspartner damit nur in eine unangenehme Situation, mindestens weil er nicht weiß, was er darauf antworten soll. Viele reagieren dann ganz automatisch mit einer schroffen oder schnippischen Abwehr und sind darüber hinaus ernsthaft verärgert. Cleverer wäre es, sich auf der Wortebene ganz alltäglich mit Ihrem Gegenüber zu unterhalten, aber auf der Ebene von Stimme und Tonlage viel intimere Sehnsüchte anklingen zu lassen.

Am deutlichsten wird für uns dieser Subtext in jenen Medienprodukten, in denen er sich der Oberfläche am nächsten befindet. Wenn in einem Erotikfilm oder einer Daily Soap eine Figur in einer heißen Szene zu ihrem Lover sagt »Oh, das solltest du aber wirklich nicht tun, das wäre sehr unartig!«, den Betreffenden dabei aber verheißungsvoll anschmachtet, dann ist jedem klar, wie das gemeint ist. Während Pornos und Seifenopern in dieser Hinsicht überdeutlich sind, weil ihre Zuschauer währenddessen oft auch andere Dinge tun, findet sich dieselbe Überbetonung zum Beispiel auch in Theaterstücken, wo sie ja noch die letzte Reihe eines voll besetzten Saals erreichen muss. So weit brauchen Sie es ja nicht zu treiben. Im Gegenteil: Je weniger dick Sie es auflegen, wenn Sie Ihrem Wunschpartner ein Stück Kuchen anbieten und dabei sprechen und ihn ansehen, als ob *Sie* am liebsten *ihn* verschlingen möchten, desto leichter wird es Ihnen fallen, einen würdevollen Rückzug anzutreten, falls Ihr Begehren doch nicht erwidert wird. Falls aber doch, eröffnen Sie damit auf sehr subtile Weise das Spiel. Sie erlauben der entsprechenden Person, Ihr Interesse zu bemerken, was zuvor vielleicht noch gar nicht der Fall war. Sie überlassen sehr vieles seiner Phantasie, während Sie sich selbst noch weitgehend bedeckt halten können. Sie haben schließlich kein Wort gesagt. Und Sie laden dazu ein, dass er diesen Eröffnungszug auf ähnliche Weise erwidert. So können Sie sich immer weiter aneinander annähern, haben aber jederzeit immer noch die Möglichkeit, das Spiel auszubremsen und zu beenden, wenn Sie feststellen sollten, dass er vielleicht doch nicht der Richtige ist. Keiner von Ihnen beiden hat dabei das Gesicht verloren. Sie haben lediglich zu verstehen gegeben, dass Sie den anderen für einen erotisch attraktiven Menschen halten, und solange damit keine Grenzverletzung verbunden ist, kann das eigentlich nur als Kompliment ankommen. Falls Sie Interesse geweckt haben und sich dann doch zurückziehen, mag der andere es möglicherweise bedauern; er wird aber weder beleidigt sein, noch so etwas wie »Ansprüche« Ihnen gegenüber einfordern können.

Probieren Sie es einfach aus! Stellen Sie sich, während Sie mit dem Betreffenden sprechen, beispielsweise vor, Sie würden gerade seinen Körper mit heißesten Küssen bedecken, und lassen Sie die Empfindungen, die das bei Ihnen auslöst, in Ihre Stimme gelangen. Auch diesen Unterton kann man üben. Wenn Sie hundertprozentig sicher gehen möchten, dann nehmen Sie Ihre Worte dabei auf Band auf und hören Sie dieses später ab. Klingen Sie unecht, nuttig oder völlig überzogen? Dann bemühen Sie sich vermutlich zu stark und wirken dadurch gekünstelt. Besser wäre es, die tatsächliche Sinnlichkeit Ihres innersten Wesens sanft nach außen dringen zu lassen.

Neben der reinen Stimm- und Ausdrucksebene kann die Annäherung natürlich auch auf der Wortebene stattfinden, ohne dass Sie automatisch plump daherkommen muss. Teilen Sie dem Menschen Ihres Herzens mit, was Sie an ihm schätzen, warum das so ist und welche Empfindungen er in Ihnen auslöst. »Die Art, wie du mich anschaust, gibt mir ein warmes Gefühl innen drin« wäre ebenso denkbar wie »Dein jungenhaftes Lächeln macht mich unglaublich wild«. Ungünstiger ist übrigens: »Ich seh' dir so gerne zu, wenn du sprichst.« Das wirkt nicht wirklich so, als ob Sie Ihren Gesprächspartner für voll nehmen.

Welche Gelegenheiten am günstigsten sind

Ein letzter Trick kann darin bestehen, Ihre verbale Annäherung zu einer (von Ihnen geschaffenen) Gelegenheit anzubringen, zu der Ihr Wunschpartner so aufnahmebereit wie möglich ist. Das kann in sehr entspannten Momenten sein, aber auch in Momenten, die die meisten Menschen besonders an ihre Kindheit erinnern (ein Jahrmarkts- oder Zirkusbesuch ist deshalb ein absoluter Geheimtipp!), und schließlich in Momenten, die besonders von Stress geprägt sind.

Wir Menschen verwechseln unterbewusst die Erregung, die durch heikle oder hektische Situationen entsteht, gerne mit der Erregung, die für sexuelle Leidenschaft typisch ist. Es gibt ein berühmtes Experiment, bei dem eine Forscherin einmal Männer interviewte, die eine stabile Brücke überquert hatten, und ein anderes Mal solche, die gerade über eine wacklige, schwankende, gefährlich wirkende Hängebrücke gelotst worden waren. Angehörige der zweiten Gruppe fragten diese Dame weitaus häufiger nach ihrer privaten Telefonnnummer und riefen später auch tatsächlich bei ihr an. Natürlich sollten Sie sich während des Stress-Erlebnisses selbst eher zurückhalten. Wenn der Wagen Ihres Wunschpartners bei Glatteis gerade übel ins Schleudern gerät, wäre das eher nicht der ideale Moment, um ihm mitzuteilen, was Sie gerne mit seinem Ohrläppchen anstellen würden. Auch wenn im Büro gerade alles drunter und drüber geht, wird er seine Gedanken gerade ganz woanders haben und seine Aufnahmebereitschaft sehr eingeschränkt sein. Aber wenn Sie den Moment direkt danach wählen, wenn die Situation selbst geklärt ist, aber das Herz noch hämmert und der Hormonspiegel hoch ist, dann könnten Ihre Chancen auf die erwünschte Reaktion deutlich steigen.

Die vermutlich netteste und zugleich unverfänglichste Annäherungsmethode ist übrigens immer noch das Kompliment. Darum geht es im nächsten Kapitel.

6. KAPITEL

»Du hast den bezauberndsten Arsch der Welt!« – Erotische Komplimente

Im letzten Kapitel haben wir uns damit beschäftigt, dass die erotische Kontaktaufnahme schon lange vor der Schlafzimmertür stattfinden kann, am besten über den ganzen alltäglichen Tagesablauf verteilt ist. Insbesondere gilt das für erotische Komplimente. Auch solche schmeichelnden, erhebenden oder aufreizenden Worte gehören keineswegs nur ins Bett. Im Gegenteil: Wenn Sie sich diese Komplimente nur für die Augenblicke der Zweisamkeit aufspraren, kann es gut sein, dass sie Ihnen in diesen Momenten bei weitem nicht so leicht über die Lippen kommen. Anders ist es, wenn man seinem Partner schon am Arbeitsplatz, im Restaurant oder auf dem Weg nach Hause mitteilt, was einem alles an ihm gefällt, was einen anschärft, was einem Freude bereitet. Um so mehr kann man dann in den intimeren Momenten die Dosis steigern und die wirklich heißen und gewagten Dinge von sich geben. Unter anderem weil man inzwischen durch all die vielen Versuche ein viel größeres Gespür dafür entwickelt hat, was beim Partner ankommt und was ihn stattdessen abstoßen könnte.

Warum auch manche gutgemeinten Komplimente übel danebengehen

Wenn es etwas gibt, was an Komplimenten eher nicht so gut ankommt, dann sind das Dinge, die sich allein auf die äußere Erscheinung beziehen, insbesondere natürlich, wenn sie plump daherkommen und eine Vertraulichkeit ausdrücken, die es (noch) gar nicht gibt. Über die Extrembeispiele (»Mann, du hast aber echt geile Titten, ey!«) brauchen wir hier gar nicht erst zu diskutieren – wiewohl allerdings selbst solche Direktheiten in der richtigen Situation und mit dem richtigen Zungenschlag, vielleicht selbstironisch, vielleicht bewusst provokativ, ungeahnte Erfolge zeigen können. Aber schon weniger unverblümt-dreiste »Komplimente«, die sich rein auf das Aussehen des Gegenübers beziehen, meinetwegen »Du hast eine wirklich tolle Figur« oder auch nur »Du siehst echt super« aus, können auf barsche Ablehnung stoßen, die denjenigen, der dieses Lob erteilt hat, möglicherweise sehr überrascht.

Die Gründe für diese Ablehnung können sehr unterschiedlicher Art sein. Zum einen fühlen sich sowieso unterschiedliche Menschen von unterschiedlichen Komplimenten angesprochen. Eine Frau, die mit ihrer Sexualität und ihrer sexuellen Ausstrahlung Probleme hat oder nicht daran glaubt, wird es als unangenehm empfinden, wenn sie darauf angesprochen wird. Zum anderen haben manche Menschen den Eindruck, dass sie für bestimmte Eigenschaften *bewertet* werden – und zwar von jemandem, der sich anmaßen darf, ein solches Urteil abzugeben. Insbesondere manche Frauen fühlen sich dann häufig wie vor dem Preisrichter bei einer Schönheitskonkurrenz, aber manchen Männern würde es ähnlich gehen, wenn sie in derselben offenen Weise angesprochen würden. In solchen Fällen kann es hilfreich sein, schon im Kompliment selbst klar auszudrücken, dass es nicht mehr als eine persönliche Wertung ist: »Ich finde dich wunderschön.« (oder: »... dass du eine klasse Figur hast.«) Der entsprechende Satz kommt dann weniger als das Urteil eines »Experten« rüber, sondern als eine ganz eigene Einschätzung.

Ein dritter Grund, weshalb solche auf das rein Äußere konzentrierten Komplimente oft weniger gut ankommen, ist, dass damit eine Geringschätzung innerer Werte verbunden sein kann: »Soll das heißen, wenn ich weniger hübsch oder zehn Jahre älter wäre, fändest du nichts an mir?« Natürlich ist es auch hier eine Frage der Formulierung: »Mit diesem Lächeln bist du einfach umwerfend«

sollte positiv aufgenommen werden, wohingegen die Reaktion auf »Du siehst sehr dekorativ aus« vermutlich eher kühl bis ungnädig ausfallen dürfte. Und viertens sind solche Kommentare zu einer »tollen Figur« und Ähnlichem nun einmal nur sehr wenig individuell. Sie sind alles andere als phantasievoll und originell, sondern erwecken vielmehr den Eindruck, als könnte ein und derselbe Satz mehr oder weniger wahllos bei einer sehr großen Zahl von Menschen vorgebracht werden.

Wie man die Wirkung seiner Komplimente steigern kann

Nun wird man hier entgegnen können, dass man insbesondere bei der ersten Kontaktaufnahme nun mal nichts anderes wahrnehmen kann als das Äußere eines Menschen. Allerdings erstrecken sich solche Einfallslosigkeiten oft nicht nur auf den Moment des ersten Kontakts, sondern auch auf die Zeit danach, und zweitens gibt es sehr oft schon während des ersten Kontaktes zahlreiche Möglichkeiten, Komplimente individuell auf diese Person und diese Situation zuzuschneidern. Man kann finden, dass einem die Stimme oder das freche Lächeln seines Gegenübers unter die Haut geht, man kann die langen, schmalen »Künstlerhände« bewundern oder den Geschmack bei der Zusammenstellung von Schmuck/Accessoires und Garderobe, man kann durch die lässige Körperhaltung angemacht werden. Oder Sie warten mit Ihren Komplimenten erst mal ab, bis sich ein Gespräch ergeben hat, und nutzen dann die Möglichkeit, Nettigkeiten vorzubringen, die sich über die Ebene des rein Körperlichen hinwegbewegen – oder zumindest das Körperliche speziell mit dieser Person verbinden. »Ich kann von diesem Blick nicht genug bekommen.« Oder: »Mit dir darin sieht dieses Kleid richtig scharf aus.« Oder: »Ich könnte den Geruch deines Haares die ganze Nacht atmen.« Oder: »Einmalig, wie du deinen Körper bewegst, wenn du tanzt«. Oder: »Das macht mich heiß und kalt, wenn du mich so berührst.« Spätestens mit dem letzten Satz bewegen wir uns auch schon von der Ebene des rein Äußerlichen weg.

Eine besonders starke Intimität lässt sich nämlich befördern, wenn man zur Sprache bringt, wie man von der Art, in der sich der andere verhält, gefühlsmäßig bewegt wird. Das bietet sich natürlich besonders an, wenn eine Partnerschaft schon besteht oder sich zumindest entwickelt. Wenn man dem anderen mitteilt, dass man hin und weg von der Weise ist, wie er die eigene Hand bei bestimmten Gelegenheiten ergreift, sorgt das zudem dafür, dass er diese kleine, aber so angenehme Geste in Zukunft wiederholen wird.

Das Spektrum ist weiter als geahnt

Lassen Sie bei Komplimenten gegenüber Ihrem Partner also die Phantasie spielen. Konzentrieren Sie sich nicht allein auf das Äußere, nur weil das naheliegt. Was ist mit dem Klang seiner Stimme, dem Duft ihrer Haut oder ihres Parfüms, dem Geschmack ihrer Lippen, der Berührung seiner rauen Hände? Sie können erwähnen, wie sehr die kleinen Aufmerksamkeiten, die er Ihnen zukommen lässt, in Ihnen das angenehme Gefühl auslösen, begehrt zu werden. Sie können auf seine erotischen Qualitäten eingehen, nein, eben nicht den strammen Hintern, sondern eher seinen unverwechselbaren Stil als Liebhaber, seine Begeisterungsfähigkeit, seine Zärtlichkeit, seine Leidenschaft. Sein scheinbar unerschöpfliches Reservoir an geilen Phantasien, mit denen er Sie immer wieder in völlig fremde Welten entführt. Die Art, wie er auf sie eingeht, oder die Finesse und Hingabe, mit der sie Ihren Schwanz verwöhnt, bis Sie sich in absoluter Ekstase fast aufzulösen glauben. Und wenn Sie die Stufe einer wirklich festen Partnerschaft erreicht haben, werden Sie feststellen, dass Sie auch und gerade diese Dinge an Ihrem Partner schätzen, die ihn normalerweise weniger perfekt machen würden, wenn es nach dem augenblicklichen Schönheitsideal unserer Gesellschaft ginge: seinen Waschbärbauch, ihre Sommersprossen (die manche hassen und manche rattenscharf finden), eine natürliche, »echte« Attraktivität, die nichts mit den zurechtretuschierten und aus bestimmten Winkeln in ausgetüftelter Belichtung aufgenommenen

Model-Postern zu tun hat. Wenn man gelernt hat, eben diese vermeintlichen Schönheitsfehler zu lieben und zu schätzen, sollte man das auch mit Worten ausdrücken, denn umso mehr fühlt sich der andere in seinem ganzen Wesen angenommen und begehrt.

Offene Worte: »Der Ton macht die Musik«

A.: *Wenn ich jemanden bezaubernd, faszinierend oder auch atemberaubend finde, sage ich es ihm/ihr auch. Da bin ich ziemlich ehrlich und ohne »Pseudo-Scham«. Darüber hinaus kommt es immer auch auf die Person an. So gibt es Menschen, die ein so wundervolles Lächeln haben, dass man es ihnen sagen möchte, andere wiederum betören durch ihren Duft. Welche Komplimente ich gerne höre, ist personenabhängig. Wenn dir Person A zum Beispiel sagt, wie süß sie dich findet, ist das nicht zwangsläufig das Gleiche, wie wenn Person B es sagt, oder?*

Allerdings kann ich Komplimente nicht sehr gut annehmen, denn wenn der/die andere mir gefällt, bin ich meist ziemlich verwirrt. Auch wenn ich mich durch Komplimente geschmeichelt fühle, kann ich oftmals nicht so richtig mit ihnen umgehen. Aber abstoßende Komplimente gibt es für mich auch nicht, das wäre ein Widerspruch in sich. Wenn Männer Frauen Dinge sagen wie: »Boah, siehst du geil aus ...« oder Bezug auf ihren Körper, ihre Körperteile nehmen – und das in einer Wortwahl, die nicht schmeichelhaft, sondern einfach nur plump und geschmacklos ist – dann verstehe ich das nicht als Kompliment.

Beate: *Komplimente haben oft was mit unaufrichtigen Einschmeicheleien zu tun. Damit kann ich nichts anfangen, weder aktiv noch passiv. Wenn ein Mann aber einen knackigen Arsch hat oder warme braune Augen und seine gesamte Ausstrahlung angenehm dazu passt, dann sag ich ihm das auch. Es kommt in der Regel gut an – und passiert Männern vermutlich auch nicht oft, dass sie von Frauen solche Komplimente bekommen. Wenn ich bei einem Mann einen wachen Intellekt und geistreichen Humor feststelle, kriegt er auch deswegen* *von mir Komplimente. Da ich selber schreibe und Radiosendungen mache, freut es mich genauso, wenn ich Komplimente wegen meinem (manchmal bitterbösen) Humor bekomme.*

Georgia: *Am liebsten mag ich die verrückten Komplimente, die dem Moment entspringen und die so rausplatzen, dass man sonst geplatzt wäre. Wenn Komplimente zur Regel werden, ist das tödlich.*

Hanna: *Ich mag und mache gerne Komplimente, die sich eher auf das Wesen, den Charakter etc. beziehen. Manchmal geht es aber durchaus auch um das Aussehen. Wobei ich es hasse, wenn Komplimente sich nur auf das Äußere beschränken. Abstoßend finde ich Gossensprachenkomplimente: »Du fickst geil«* oder so *etwas.*

Tanja: *Komplimente annehmen kann ich gar nicht! Das macht mich nervös. So was wie »geiler Arsch« stößt mich ab. Was ich gerne und auch öfter mal höre, sind (auf den Körper bezogen) meine Augen – wohl weil ich es inzwischen auch glaube. Das ist wohl das größte Problem: dass ich mich selber kleiner mache, als ich bin, und es somit ziemlich seltsam finde, wenn jemand was gut an mir findet.*

Daniel: *Ich mag es, wenn meine Partnerin mir an den Hintern greift und sagt, dass er ihr gefällt.*

Albert: *Komplimente bekommt man als Mann relativ selten (aber vielleicht geht's ja auch nur mir so), und da freut man sich, glaube ich, eigentlich über jedes.*

Doris: *Grundsätzlich mag ich Komplimente, die zutreffen. Und ich bin recht anfällig für solche, die meine Leistung betreffen. Von Schmeichelei halte ich nichts. Das kann man vielleicht im Suff am Tresen mal ablassen, da ist es auch ganz nett, aber ansonsten für die Füße. Es nervt, wenn das Kompliment allzu durchsichtig ist. Ich betrachte das Ganze zunächst mal – wenn der Typ doch ganz nett ist – als nicht gesagt und unterhalte mich normal weiter. Könnte ja ein-*

fach ein dummer Ausrutscher gewesen sein. Aber wenn dann weiter nur Mist kommt, ist Feierabend.

Klaus: *Ich verströme Komplimente wie manche Menschen Achselgeruch. Ein Tag, an dem ich nicht mindestens drei oder vier Komplimente mache, ist ein düsterer Tag. Der Unterschied zu diesen schmierigen Komplimenten ist bei mir, dass ich immer Sachen hervorhebe, die mir wirklich auffallen: ein schönes Kleid, ein guter Job, eine neue Frisur. Je geringer das Betreffende ist, desto stärker ist die Wirkung. Und wenn es körpereigene Attribute sind, um so mehr. Ich denke, jeder Mensch freut sich über Komplimente, und wenn er merkt, dass sie ehrlich sind, um so mehr. Manchmal sind es die Augen, manchmal die schönen Zähne. Manchmal spiele ich auf meinen ehemaligen Beruf an und bemerke, was für eine Freude es für mich wäre, wenn ich eine Aktaufnahme machen könnte – wenn ich doch noch fotografierte.*

Ehrlichkeit ist das Wichtigste. Wenn du nichts Wahres findest, das du bewundern kannst, dann halt die Klappe. Wenn ich jemandem sage, dass ich von ihr geträumt habe, dann bleibt der Kontext meistens im Dunklen, und ein wissendes Lächeln spielt um meine Lippen. Ich mache auch Männern Komplimente, allerdings meistens sachlicher Art. Natürlich bin ich auch selbst empfänglich dafür. Allerdings sollte man darauf achten (das mache ich auch), dass das Kompliment auch einen Bereich trifft, bei dem der Empfänger nicht gerade DAS an sich bemängelt, was man preisen möchte. Wenn mir jemand ein Kompliment über meinen Körperbau macht, fühle ich mich verarscht. Und reagiere humorig sarkastisch mit einem gerüttelt Maß an Selbstironie. Charme, Intelligenz, meine Augen, mein Gesang oder meine Stimme sind Dinge, für die ich gerne Komplimente annehme. Dass ich ein loyaler, aufrichtiger Mensch bin, höre ich auch gerne. Je nach Art des Kompliments wiegle ich ab, oder ich überhöhe das Kompliment ins Groteske. Ich nehme Komplimente an, finde sie für die Seele gut, kann aber nicht wirklich gut damit umgehen. Bei den meisten Sachen weiß ich, was und wer ich bin, kenne meine Fähigkeiten und kann so recht gut abschätzen, ob die

Komplimente zutreffen. Das wirkt manchmal arrogant, ist aber das Bild, das ich von mir habe. Zugegeben, es mag sein, dass es Bereiche gibt, in denen ich mich unterschätze, werde aber verängstigt, wenn in einem Kompliment eine Forderung für die Zukunft versteckt ist.

Karin: *Komplimente mach' ich selber eher selten. Es ist ja auch doof, einem Mann Komplimente zu machen – ein Klischee (grinst). Komplimente, bei denen man sofort bemerkt, dass der andere was von einem will, stoßen mich ab. Komplimente annehmen ist schwer für mich. Bei Komplimenten wegen meines Aussehens meine ich immer, die anderen nehmen mich hoch, obwohl es wohl nicht so ist. Sooooo viele Männer haben's wohl nicht nötig zu lügen (lacht). Komplimente für meine Leistung nehme ich gerne entgegen – am liebsten gegen Cash (grinst). Ansonsten mag ich es nicht, wenn man mich in den Himmel lobt, auch wenn's vielleicht mal zutrifft.*

Jasmin: *Komplimente – hmmm, sind schön, ja. Ich sag' meinem Partner gerne, wenn er gut aussieht, wenn er 'ne tolle Ausstrahlung hat. Selber Komplimente bekommen ist manchmal nicht so ganz einfach. Wenn ein Körperteil, den ich selber eigentlich gar nicht mag, mit einem Kompliment bedacht wird, dann kann es schon vorkommen, dass ich versuche auszudiskutieren, warum mein Gegenüber irrt ... (lacht) Ich denke allerdings, dass das ein Frauenproblem ist. Ansonsten bin ich – wie wohl jede Frau – für schöne Komplimente empfänglich. Am meisten freuen mich jedoch Komplimente über mein Wesen, meine Persönlichkeit.*

Meike: *Schöne Komplimente sind die, bei denen ich mich berührt fühle. Das ist nicht vorhanden, wenn sie zu platt sind oder unvorbereitet zu nah sind. Das ist ein Saitenspiel, das erlernt sein will. Es gibt viele Langweiler, die mich mit wohlgemeinten Komplimenten eher abtörnen.*

Marion: *Komplimente rund um den Sex mache ich viel zu wenig. Und wenn, dann sind sie oft Ich-bezogen, also in der Art: »Du machst* *mich glücklich«, »Ich fühle mich wohl bei dir« oder »Ich mag es, wie du mich liebst.« Dafür spare ich im Alltag weniger, ich bewundere so einiges an meinem Mann, und das sage ich ihm auch. Umgekehrt ist es ähnlich. Im Alltag bekomme ich häufig Komplimente, im Bett eher selten. Und wenn, dann beziehen sie sich auf meine Figur.*

Miriam: *Ich mag nicht so gerne Komplimente, die das Aussehen betreffen, dafür kann ich schließlich nix ... hehe, wie arrogant das klingt! Abstoßend finde ich plumpe Komplimente zur Anmache, da hab' ich aber weniger Stress mit. Annehmen kann ich sie immer gut, verwerten kann ich aber nur wenige.*

Tom: *Wenn ich Menschen mag, mach' ich eigentlich recht viele Komplimente, dabei versuchend, sie auf den Menschen abzustimmen, aber trotzdem ehrlich zu meinen. Allerdings hauptsächlich bezogen auf Fähigkeiten und Aussehen bzw. Klamotten, à la »ich mag deine neue Haarfarbe« oder »schickes Oberteil« oder »Respekt vor deiner Sangeskunst«. Charakterzüge oder Ähnliches lobe ich höchst selten, vielleicht, weil ich damit auch nicht umgehen könnte. Mir ist das dann immer ein bisschen peinlich. Kommt aber auch drauf an, wer sie von sich gibt. Komischerweise komme ich mit Lob von Fremden wesentlich besser klar als mit Lob von mir Nahestehenden. Generell gehe ich nämlich davon aus, dass das meiste Lob meiner Person, sofern ich es nicht zutreffend finde, auch nicht von jemand anderem als wahr gesehen werden kann und mich deshalb nur aufbauen soll. Aber ich arbeite daran, dass meine Sichtweise auf meine Person nicht die absolute ist. Ich mag es jedenfalls trotzdem sehr, Komplimente zu kriegen, trotz allem. Schwaches Ego mag gestreichelt werden. Abstoßend find' ich keine Komplimente, die ich je gehört habe, nur die Formulierung kann dumm gewählt sein: »Mensch, geile Titten haste.« Ich vermeide es übrigens, Komplimente automatisch zurückzugeben. Ich find' das nicht wirklich ehrlich. Wenn ich was empfinde, sag' ich's oder nicht, egal ob jemand mich lobt.*

Jessica: *Ich nehme eigentlich ungern Komplimente über mein Aussehen an, obwohl ich mir bewusst bin, dass ich gut aussehe. Allerdings mag ich es sehr, wenn sich ein Mann anerkennend über meine intellektuellen Fähigkeiten äußert. Ich reagiere meist mit einem leicht ironischen Gegenkompliment.*

Heiko: *Ich selber bin bei Komplimenten bezüglich meines Aussehens nicht besonders aufnahmefähig, was schlicht daran liegt, dass ich kein Adonis bin und das auch weiß. Auch in Sachen sexueller Begabung habe ich mir nie etwas vorgemacht. Wenn man mir nicht explizit zu verstehen gibt, dass ich 'ne Pfeife im Bett bin, kann ich gut damit leben, wenn man mir da keine besonderen Komplimente macht. Frauen sehen das gaaanz anders. Ich bin darauf bedacht, meiner Frau zum Beispiel das entsprechende Maß an Komplimenten für den zwischenmenschlichen Frieden auch zuzugestehen. Frauen brauchen Komplimente wie die Luft zum Atmen. Es ist für einen Mann unabdingbar, genau Liste darüber zu führen, welche Komplimente in genau was für einer Dosierung bei seiner Partnerin zum Wohlbefinden führen. Das muss nicht immer logisch oder zutreffend sein, aber ich habe kein Problem damit, meiner Frau zu erzählen, dass sie einen knackigen Arsch hat, selbst wenn die Zellulite nicht spurlos an ihm vorrübergegangen ist. Zumal mir das völlig egal ist, weil ich ihren Arsch trotzdem von allen Ärschen der Welt am knackigsten finde, Zellulite hin oder her ...*

Janina: *Ich mache ausgesprochen selten Komplimente, bekomme aber oft auch nicht gerne welche. In den seltensten Fällen habe ich das Gefühl, dass sie nicht zweckgebunden sind. Für gewöhnlich gehe ich davon aus, dass der andere Sex von mir will, wenn er mir ein Kompliment macht – und liege nicht immer falsch damit. Selbst wenn der andere vielleicht zwar grundsätzlich gerne mit mir Sex hätte, in dem Moment aber wirklich nur ein Kompliment machen möchte, um mir mitzuteilen, dass er mich gerne hat (oder warum auch immer man das sonst macht), trifft für mich ja wieder beides aufeinander. Abstoßend finde ich Komplimente, die irgendwie in Verbin-*

dung mit »süß« oder »niedlich« stehen, da dies für mich ganz offensichtliche Herabsetzungen sind. In dem Moment habe ich das Gefühl, dass der andere mich von oben herab behandelt, mich zwar gerne mag (vielleicht), aber nicht ganz ernst nimmt. Er stellt sich über mich und schaut wertend von oben herab. Derartige Bemerkungen enden für gewöhnlich mit einem Streit, weil ich sie auch nicht so stehen lassen möchte.

Katja: *Wenn ich Komplimente bekomme, dann mag ich es, wenn es sich auf mein Wesen bezieht. Wenn jemand eine besondere Eigenart an mir mag. Das gibt mir das Gefühl, dass sich jemand intensiver Gedanken um mich gemacht hat. Das Äußere zu loben geht einfacher. Ist ja auch nicht schwierig, nach einmaligem Schauen zu sagen: »Deine Haare liegen aber heute klasse« oder »Dein Pulli gefällt mir«. Klar, lobende Äußerungen über meine Erscheinung höre ich auch gerne, sie gehen mir aber bei weitem nicht so nahe.*

Selten reagiere ich bei einem Kompliment mit einem Gegen-Kompliment (solche Menschen gibt es mehr, als man denkt), indem ich etwas Ähnliches zurücksage. Es könnte dann auf den anderen so wirken, als ob ich das jetzt nur sage, weil derjenige eben so etwas Nettes gesagt hat. Das würde ich jedenfalls denken, wenn ich jemandem ein Kompliment mache und dieser mit einem anderen Kompliment reagiert. Das hat er nicht aus seiner Überzeugung gesagt, sondern nur, weil ich eben mal nett war.

Es gibt solche und solche Komplimente. Da macht wirklich der Ton die Musik. Bei manchen merkt man sofort, dass die Person sich nur einschleimen weil, um ein bestimmtes Ziel zu verfolgen. Diese Art von Komplimenten sind mir zuwider. Es ist geheuchelt und falsch, und die Person merkt gar nicht, dass sie damit das komplette Gegenteil bewirkt. Nämlich dass ich mich total sperre und gar nicht mehr bereit bin, irgendetwas zu machen. Das kann im Berufsleben sein, im privaten Freundeskreis oder im Liebesleben. Sobald es unecht wirkt: Möööp. Ziel verfehlt!

Generell finde ich Komplimente wichtig. Es steigert das Selbstwertgefühl und gibt positive Stimmungen. Ob mir mein Mann sagt, dass ich heute wieder sexy strahle, oder meine Freundin, dass ich so furchtbar gutherzig bin. So was muss halt mal sein (lächelt).

Maria: *Früher hatte ich oft Probleme, Komplimente anzunehmen. Mittlerweile kann ich das aber ganz gut, und ich kann mich auch echt darüber freuen. Ich finde es schön, wenn mir ein Mann sagt, du bist eine hervorragende Geliebte, mit dir macht es einfach total Spaß, du kannst dich fallen lassen, du kannst genießen. Mir gefällt aber auch, wenn mir ein Mann sagt, du bist hübsch, deine Augen funkeln wie Sterne, du hast schöne Beine, du hast so viel Humor, mit dir kann man immer lachen. Du bist zärtlich und verständnisvoll ... all das finde ich schön. Komplimente, die mich abstoßen, gibt es eigentlich nicht, weil ich finde, wenn ein Mann ehrlich sagt, was er fühlt, dann muss mich das nicht abstoßen. Nein, das ist eigentlich okay für mich.*

Nina: *Annehmen kann ich Komplimente eher schwer. Ich bin dann meist sehr verlegen und versuche, das ins Lächerliche zu ziehen.*

Sandra: *Ich sage immer, was mir durch den Kopf geht. An positiven Dingen zumindest. Selber hören? Alle. Sogar abgedroschene. Die werfen aber wiederum ein schlechtes Licht auf den Komplimente-Geber. Trotzdem höre ich sie gerne. Eine feste Art, darauf zu reagieren, habe ich nicht, da ich sie nicht wirklich gut wegstecken kann. In letzter Zeit versuche ich es durch Dank.*

Steffi: *Prinzipiell glaube ich, dass ich Komplimente nicht so gut annehmen kann – ich mache lieber selber welche. Allerdings wüsste ich auch nicht, welche Komplimente ich als abstoßend empfinden würde. Komplimente, die ich selber mache, folgen keinem Schema, die sind situationsbezogen. Aber ich mag es, meinen Partner spüren zu lassen, wenn ich mich über ihn freue – das kann sich dann auf vielerlei Dinge beziehen: darauf, wie er aussieht, auf etwas, das er gesagt hat, und natürlich auch darauf, wie sehr ich es genieße, mit ihm zusammen zu sein.*

Auch das Empfangen will gelernt sein

Einige dieser Äußerungen haben noch einmal gezeigt, dass nicht nur zum Geben, sondern auch zum Entgegennehmen von Komplimenten Selbstsicherheit und ein gewisser Stil gehören. Vielen ist es unangenehm, etwas Nettes zu hören, weil sie nicht wissen, wie sie damit umgehen sollen, ohne den Eindruck zu erwecken, sich in der Bewunderung zu sonnen oder sich selbst zu erhöhen. Der eigentliche Zweck eines Kompliments – im anderen warme, angenehme Gefühle auszulösen – wird so in sein Gegenteil verkehrt, weil die bewunderte Person sich des Lobes unwürdig fühlt und ihr das deshalb peinlich ist oder weil sie versteckte Interessen hinter solchen »Schmeicheleien« wittert. Dass Männer von weiblichen Komplimenten häufig irritiert sind, kann man sich noch dadurch erklären, dass sie viel eher gewohnt sind, solche auszuteilen, statt sie zu erhalten. Aber auch wirklich hübsche Frauen, die darin geschulter sein müssten, wiegeln gerne ab: »Ich finde, der Blazer steht dir toll.« – »Och, der ist doch schon uralt.« Mit etwas Glück hat zum Schluss derjenige, der das Kompliment gegeben hat, den Eindruck, er habe einen furchtbaren Geschmack. Tun Sie so was nicht. Ob Mann oder Frau: Hören Sie zu, nehmen Sie das Lob oder die Bewunderung in sich auf, ohne sich gleich zu sagen, dass er ja doch nur in Ihr Höschen oder sie an Ihr Portemonnaie will. Genießen Sie den Augenblick und die Wertschätzung Ihres Gegenübers. Lächeln Sie, wenn Ihnen danach ist, oder bedanken Sie sich oder sagen Sie ebenfalls etwas Nettes.

Auch daraus kann man übrigens eine Partnerübung machen. Setzen Sie sich doch einfach mal gegenüber und sagen Sie dem anderen, was Sie schon seit langer Zeit an ihm mögen oder bewundern. Tauschen Sie dann die Rollen und hören Sie nur still zu. Lassen Sie sich die Zeit, um die Gefühle zu spüren, die diese Worte in Ihnen hochsteigen lassen. Verschließen Sie sich nicht. Und wenn Ihnen danach ist, gehen Sie dann mit Ihrem Partner ins Bett. Vermutlich wird es anders sein als all die Male zuvor. Haben Sie selbst manchmal den Eindruck, dass ein Kompliment, das Sie gerade erhalten haben, weniger ein Gesprächsangebot als einen billigen (Aufreiß-) Spruch mit nichts dahinter darstellt? Dann checken Sie es doch einfach ab. So wie derjenige, der ein Kompliment gibt, dessen Wirkung steigern kann, indem er es individuell oder situativ spezifiziert, kann auch jeder, der ein Kompliment empfängt, nachfragen: »Wie meinst du das eigentlich? Was genau gefällt dir daran?« Das kann kokett wirken, ein bisschen wie ein Fischen nach weiteren Komplimenten – aber warum sollten Sie sich durch solche Bedenken vom Nachfragen abbringen lassen? Nehmen Sie doch mit, was das Leben bzw. das andere Geschlecht Ihnen bietet!

Inwiefern Komplimente im Bett ein zweischneidiges Schwert sein können

Im bisherigen Kapitel ist vielleicht ein wenig der Eindruck entstanden, als ob das Komplimente-Machen vor allem auf die Phase der Anbahnung eines erotischen Kontaktes beschränkt sei. Dem ist natürlich nicht so. Gerade im Bett bietet es sich sehr an, den Partner nicht nur wegen seiner körperlichen Attraktivität oder besonders liebenswerten Eigenheiten verbal emporzuheben, sondern beispielsweise auch auf die Art, wie er mit Ihnen Liebe macht, lobend einzugehen. Für manche, die ohnehin schon mit Komplimenten Schwierigkeiten haben, mag das noch einmal mehr ein zweischneidiges Schwert darstellen. Einerseits pushen entsprechend schmeichelnde Worte das Ego und damit die Leidenschaft häufig noch weit stärker als das mehr oder weniger unwillkürlich hervorgestoßene positive Feedback in Ausrufen wie »O mein Gott« oder »Hör bloß nicht auf!«. Andererseits kann bei manchen Menschen in dieser Hinsicht eine besondere Furcht verbunden sein: Furcht beispielsweise, durch allzu starke Bekenntnisse zu heftige Reaktionen auszulösen oder zu hohe Erwartungen. Furcht, dass der Partner, sobald er weiß, was er einem bedeutet, die so entstandene Machtposition ausnutzt – oder dass er mit zu starker Bewunderung nicht umgehen kann und sich zurückzieht. Oder dass er bzw. sie im Gegenteil versucht, mit dieser offen ausgesprochenen Bewunderung als Anlass eine sehr enge Bindung (am Ende gar eine Heirat!) einzugehen, was man selbst aber überhaupt nicht möchte.

Vergessen Sie nicht: All dies müssen durchaus nicht irrationale Vorstellungen sein, sondern kann ganz reale Gründe haben. In all diesen Fällen liegt jedoch der eigentliche Konflikt vermutlich viel tiefer, als er im Rahmen dieses Buches angegangen werden kann. Hier bleibt uns nur festzustellen, dass diejenigen, die frei sind von Furcht bzw. die es schaffen, ihre Ängste zu überwinden, mit den richtigen Komplimenten zur richtigen Gelegenheit ihr erotisches Repertoire deutlich erweitern. Nehmen Sie sich die Zeit, um Ihre Kreativität schweifen zu lassen, und teilen Sie Ihrem Partner dann etwas mit, was zugleich so erhebend und so treffend wie möglich ist. Sagen Sie ihm, wie toll sich seine Haut anfühlt, wie einladend sein Körper gerade daliegt, wie sehr Sie das Funkeln in seinen Augen mögen, wenn er sich über Sie hermacht, wie sehr es Sie erregt, *seine* wachsende Erregung mitanzusehen, wie Sie seine Leidenschaft genießen.

Ein Problem, das Ihnen bei solchen klaren Worten allerdings im Wege stehen kann, sind Hemmungen. Mit ihrer Überwindung werden wir uns im nächsten Kapitel beschäftigen.

7. KAPITEL

»Aber ich kann doch nicht ...« – Hemmungen überwinden

Auf dem Weg zur Meisterschaft in Sachen erotischer Sprach-Akrobatik tun sich für die meisten von uns zwei zentrale Hindernisse auf. Das eine besteht darin, dass uns häufig die richtigen Worte fehlen, um unsere Geilheit unserem Partner so mitzuteilen, wie wir es gerne hätten. Damit wird sich ein späteres Kapitel beschäftigen. Das andere Problem ist eher psychologischer Natur: Vielen von uns fehlt die nötige Selbstsicherheit, die unabdingbare sexuelle Lockerheit, um einfach das rauszulassen, was so in uns steckt an »Verdorbenheit« oder »Schweinereien«. Schon abwertende Ausdrücke wie diese legen den Finger auf die Wunde: Wer offen, gar derb oder provokativ, über seine sexuelle Lust spricht, gilt selbst in unserer überpornographisierten Gesellschaft als jemand, dem es an Anstand, Reife oder Charakter mangelt. Erstaunlicherweise ist das Wort »hemmungslos« in unserer Sprache vor allem abwertend belegt.

Eines der größten Hindernisse

Nun ist es klar, dass man in der Betriebskantine nur schwer zum Gesprächsthema machen kann, welche hübschen neuen Wendungen man für die männlichen Sexualorgane gelernt hat, und auch den Schwiegereltern beim Familientee nicht mitteilen sollte, welches Vergnügen es doch immer wieder ist, ihre Tochter zu vögeln. Sexuelle Offenherzigkeit ist nun mal für die intime Partnerschaft reserviert. Aber manchem gelingt der Übergang von der öffentlichen Rolle zu der des leidenschaftlich-wortgewandten Liebhabers nicht leicht. Möglicherweise spielen auch Ängste mit hinein, den Partner abzuschrecken, von ihm plötzlich als Schlampe wahrgenommen zu werden oder als ein Macker, der seinen Wortschatz einem überreichlichen Pornokonsum verdankt. Oder es fehlt einfach das nötige »Training«, und sämtliche durch die Erziehung aufgerichteten Blockaden lassen sich nicht einfach beiseite schieben, auch wenn man sie gerade überhaupt nicht gebrauchen kann.

Für eine funktionierende und befriedigende Beziehung ist es allerdings überaus hilfreich, wenn nicht notwendig, über Sexualität offen sprechen zu können – und das auf den unterschiedlichsten Ebenen: den anderen verführen, Wünsche und Ablehnungen formulieren, über Probleme sprechen sowie während des Sex selbst die Leidenschaft mit genau den richtigen Worten zu schüren und schließlich zur Eruption zu bringen. Wenn Sie zu den Menschen gehören, die von Hemmungen geplagt werden, die Sie gerne los wären, gibt es allerdings eine ganze Reihe von Hilfen.

Was sind die Ursachen?

Der erste Schritt sollte darin bestehen, dass Sie sich Gedanken darüber machen, worin genau Ihr Problem besteht und woher es kommt. Können Sie mit Ihrem Partner nicht offen über Ihre eigentlichen Bedürfnisse sprechen oder vermissen Sie bei sich die verbale Hemmungslosigkeit während des Sex selbst? Fehlt es Ihnen an der nötigen Selbstsicherheit im Bett oder an den richtigen Kommunikationstechniken? (Falls letzeres der Fall ist, haben Ihnen hoffentlich die bisherigen Kapitel etwas weitergeholfen.) Fühlen Sie sich unwohl dabei, Ihre Wünsche zu vermitteln, weil diese nicht ganz der angeblichen »Norm« entsprechen? (Dann könnte ein Austausch mit einer Unterstützergruppe Gleichveranlagter Ihrem Selbstvertrauen auf die Sprünge helfen. Im deutschsprachigen Internet findet man Kontaktadressen und Vereinigungen für so ziemlich alles außer Selbsthilfegruppen für Nekrophile – aber falls das Ihr Faible wäre, würden Sie vermutlich nicht gerade ein Buch zur Erweiterung Ihrer sexuellen Kommunikationsfähigkeit lesen.) Gab es in der bisherigen Lebensgeschichte Ihrer Sexualität schmerzhafte oder traumatisierende Erlebnisse? Oder existieren unausgesprochene Schwierigkeiten in Ihrer Partnerschaft, die über die sexuelle Ebene hinausgehen? Je nachdem, wo Sie die eigentliche Problemursache lokalisieren, bieten sich gänzlich andere Lösungen an.

Aber es ist ja auch sehr gut möglich, dass es gar kein tieferliegendes Problem gibt und dass Ihnen noch so tiefes Schürfen in Ihrem Seelenleben kein bisschen weiterhilft. Sie sind, zumindest im Bett, einfach schüchtern, zurückhaltend, introvertiert oder wie immer Sie das nennen möchten. Auch dann stehen Ihnen verschiedene Möglichkeiten offen, dagegen nach und nach vorzugehen. Zunächst einmal wäre es vielleicht nicht verkehrt, das Ihrem Partner überhaupt erst einmal mitzuteilen. Es kann ja gut sein, dass Sie im alltäglichen Leben sehr selbstsicher auftreten, am Arbeitsplatz wortgewandt und auf Partys schlagfertig sind und sich auch sonst die Butter nicht vom Brot nehmen lassen, aber lediglich im Bett den Mund nicht aufbekommen. Vermutlich wird es Ihren Partner interessieren zu wissen, dass das für Sie ein Problem darstellt. Bei dieser Gelegenheit können Sie auch erfahren, wie *er* dazu steht: also etwa ob er den Sex mit Ihnen bislang auch schweigend wunderbar fand, oder ob er sich insgeheim schon längere Zeit Gedanken machte, ob es an *ihm* liegt, wenn Sie nicht richtig aus sich herausgehen können. Sagen Sie ihm, dass Sie im Bett eine andere Person sind als sonst, eher schüchtern und befangen, und vielleicht finden Sie beide gemeinsam Möglichkeiten, wie Sie am einfachsten aus Ihrem Schneckenhaus hinauskommen.

Offene Worte: »Es ist heute wohl wichtiger, sexy als lustvoll zu sein«

Georgia: *Normalerweise versuche ich erst gar nicht, Hemmungen zu überwinden. Sie haben ja einen Grund. Problematisch finde ich* *allerdings das Image der »sexy Frau«. Es ist heute wohl wichtiger, »sexy« als lustvoll zu sein: Wenn ich so daliege, sind meine Oberschenkel nicht zu dick? Hängt mein Bäuchlein oder der Busen, wenn ich oben liege? Ich kenne keinen Mann, der das in diesen Momenten hätte registrieren können. Dazu fällt mir aus »Notting Hill« die Szene ein, in der Julia Roberts nach dem Aufwachen das Betttuch vor ihre Lippen hielt, weil sie befürchtete, ihr Mundgeruch könnte unangenehm sein. Das sah zwar charmant aus, aber kann man sich vorstellen, dass so eine Frau völlig ihren augenblicklichen Lustimpulsen folgt? Offen gesagt, bei mir wäre da der Charme des frühen Morgens schon vorbei. Es ist doch herrlich, sich noch halbmüde und mit ursprünglichem Hautgeruch aneinanderzurobben. Die Haare sehen eh strubbelig aus, nichts ist im Weg, herrlich. Wer nicht mal da entspannen kann, dem ist wohl kaum zu helfen. Und da ist es schwer, dem Liebsten kleine Obszönitäten ins Ohr zu hauchen – man müsste sich erst mal Zähne putzen, duschen undsoweiter. Richtig lustvoll sein heißt auch, sich völlig gehenlassen. Auch wenn man manchmal gar nicht mehr wie ein Mensch klingt, nichts ist so sexy wie ehrliche Laute: gesprochene, geflüsterte oder gestöhnte. Ich hab' vor einem Jahr in Frankreich mal in einem Hotelzimmer über mir ein Liebespaar gehört. Der Mann stöhnte so echt, so niegehört, dass ich dachte: Der hat eine tolle Nacht! Das hab' ich nie vergessen. Bei dem hätte ich mir jederzeit Dirty Talking vorstellen können, und es wäre passend gewesen. Ich habe den Eindruck, dass viele vor lauter Rücksicht auf ihren Partner die eigene Lust längst aus den Augen verloren haben. Immer auf den anderen zu achten kommt mir vor wie Fahren mit angezogener Handbremse. Ich finde einen gewissen Egoismus im Bett gut, nur so ist man doch wirklich pur und ehrlich, was wieder sexy für den anderen ist. Ob ein Paar sexuell zueinander passt, entscheidet sich dort. Finden beide gleichermaßen, was sie erregt? Wenn ja, können schmutzige Worte eine erregende Bereicherung sein, wie ein Gewürz.*

Michael: *Es gibt, denke ich, immer bestimmte Bereiche, in denen man Hemmungen hat. Diese müssen sich erst mit der Zeit lösen. Am*

Anfang liegt es meistens daran, dass man den anderen noch nicht einschätzen kann und Angst hat, ausgelacht oder lächerlich gemacht zu werden aufgrund seiner Wünsche und Phantasien. Wenn man einmal so eine Erfahrung gemacht hat, ist das nur schwer zu verwinden. Für viele beginnt im Kopf die Perversion viel zu früh. Sie sind nicht besonders experimentierfreudig. Ich versuche schon im Vorfeld zu testen, wie tolerant der potenzielle Partner ist, damit in einer möglichen Bettsituation erst gar keine Zweifel mehr aufkommen.

Laura: *Mein Partner hat mir gesagt, dass ihn eigentlich jede deutliche Reaktion von mir antörnt. Sei es schreien, stöhnen, kratzen, beißen oder eben »Dirty Talking«. Seitdem bin ich noch wesentlich ungehemmter bei ihm, und unser Sex hat sich noch deutlich verbessert bzw. ist noch leidenschaftlicher geworden.*

Klaus: *Ich denke, ich kann mit meiner derzeitigen Partnerin relativ offen über alles reden. Es ist ein wenig schwer zu vermitteln, warum ich Selbstbefriedigung momentan vorziehe oder ich Sex mit anderen Frauen haben möchte, aber mit ihr nicht. Was ich nach zwei Jahren noch nicht geschafft habe, ist, ihr mitzuteilen, dass sie Mundgeruch hat und ihr Eigengeruch mich nicht geil macht, so wie es bei zwei meiner Exen der Fall war. Ich mag es ihr nicht sagen, weil sie sich dadurch eventuell zurückgesetzt fühlen könnte, obwohl sie keine Chance hat, etwas daran zu ändern, denn an Reinlichkeit liegt es nicht. Das hat auch teilweise Einfluss auf mein Sexleben.*

Sarah: *Ich habe die Erfahrung gemacht, dass alle Leute verklemmt sind, manche mehr, manche weniger. Es hilft vielleicht, wenn man sich vor Augen hält, dass der andere ebensolche Hemmungen oder Ängste hat wie man selbst und dass es nichts bringt, den Coolen zu geben, wenn man eigentlich aufgeregt ist. Gebt zu, dass ihr nervös seid, und ihr werdet lockerer sein.*

Rollenspiel als Hintertür zur Selbstsicherheit

Das von Sarah vorgeschlagene Verhalten kann sehr viel bringen. Es gibt allerdings noch eine andere, dem eigentlich genau entgegengesetzte Technik, die ebenfalls überraschend erfolgreich sein kann. Sie besteht darin, sich so zu verhalten, als wären Sie bereits die Person, die Sie sein möchten. Das mag sich im ersten Moment paradox anhören: Nur weil Sie so tun, als seien Sie ein Pilot, können Sie ja noch kein Flugzeug steuern. Aber im Bereich der menschlichen Psyche funktioniert dieser Trick sehr oft. Versetzen Sie sich in die Rolle eines Menschen, der mit Dirty Talking und der entsprechenden Selbstsicherheit aber auch gleich überhaupt keine Probleme hat und der hier ohne jede falsche Scham alle Register ziehen kann. Lassen Sie sich ein wenig Zeit, um in diese *persona* richtig hineinzukommen. Stellen Sie sich vielleicht vor, das wären gar nicht Sie, dieser Mensch hat mit Ihnen wenig zu tun, sondern Sie spielen eine Rolle für einen erotischen Film, und die Figur, die Sie darstellen sollen, legt nun einmal dieses Verhalten an den Tag. Und dann fangen Sie an, sich so zu benehmen. Je öfter Sie das tun, desto natürlicher und selbstverständlicher wird Ihnen dieses Verhalten vorkommen, weil Sie sich mehr und mehr daran gewöhnen. Schließlich fließen die Worte wirklich wie von selbst aus Ihnen heraus. Zum einen geht es Ihnen wie einem Schauspieler, der einen Teil seiner Rolle in sein Privatleben übernimmt. Zum anderen haben Sie gesehen, dass es funktioniert: dass die Welt nicht aus den Fugen gerät, wenn Sie in dieser Hinsicht ein bisschen (oder deutlich) mehr wagen.

Visualisieren als lustvolle Übung

Als Hilfe, um überhaupt erst in dieses Rollenspiel einzusteigen, können Sie zunächst einmal mit einer ganz einfachen Visualisierungsübung beginnen, also einer Übung Ihrer Vorstellungskraft. Dazu begeben Sie sich am besten in Ihr Schlafzimmer, Ihr Bad oder irgendeinen anderen Raum, in dem Sie allein und ungestört sind und wo Sie keine Angst zu haben brauchen, dass ungewöhnliche Geräusche nach außen dringen. Machen Sie es sich dort gemütlich, kommen Sie durch tiefe Atemzüge zur Ruhe, schließen Sie die Augen und entspannen Sie sich. Dann stellen Sie sich so bild- und geräuschhaft wie möglich vor, wie es wäre, wenn Sie im Bett mit Ihrem Geliebten sämtliche Finessen der erotischen Kommunikation (des Dirty Talkings) wunderbar beherrschten. Sie sind sehr selbstsicher und haben keine Scheu, alles aus Ihnen herauszulassen. Was würden Sie tun? Welche Worte würden Sie verwenden, in welchem Tonfall, bei welcher Gelegenheit? Wie würden Sie Ihre Ängste, Wünsche, Sehnsüchte und Komplimente formulieren? Wie würden Sie ihm zeigen, wo er Sie berühren soll, und welche Worte oder Geräusche würden Sie von sich geben, wenn es richtig zur Sache geht? Wie würde Ihrer Ansicht nach er reagieren: verbal, auf der Gefühlsebene, körperlich? Überlassen Sie sich ganz dem geschützten und gefahrlosen Raum Ihrer Phantasie. Mindestens eine Viertelstunde sollten Sie sich dafür Zeit nehmen, auch wenn sich die ersten Vorstellungsbilder anfangs nur spärlich einstellen. Sollte in Ihnen andererseits das Bedürfnis aufflammen, dass Sie sich selbst zum Höhepunkt bringen, dann gibt es keinen Grund, der dagegen spräche. Wenn Sie sich aus Ihren Träumen gelöst haben, halten Sie am besten schriftlich fest, wie es Ihnen dabei ging. Was haben Sie empfunden, was davon war besonders angenehm, was hat Sie gestört? Sind Ihnen Punkte in den Sinn gekommen, an denen Sie noch arbeiten sollten? Der Sinn dieser Übung liegt (außer dem direkten sexuellen Lustgewinn) darin, dass Sie mehr über sich selbst erfahren, einen größeren Zugang zu Ihren Bedürfnissen auf diesem Gebiet erlangen, um so mit einem klareren Kopf und gewachsener Selbstsicherheit dort die Dinge angehen zu können, wo es Ihnen am sinnvollsten erscheint. Versuchen Sie, die erfüllendsten Ihrer Phantasien in die Realität umzusetzen.

Im Anschluss an diese Übung können Sie sich daran machen, dasselbe Unterfangen etwas mehr über den Kopf als über den ... öhm ... Bauch anzugehen. Besorgen Sie sich ein Schreibheft oder Notizbuch und formulieren Sie oben auf jeder Seite jene Fragen, die für Sie wichtig sind, wenn es um erotische Kommunikation geht. Diese Fragen könnten zum Beispiel sein: Was bedeutet »erotische Kommunikation« überhaupt für mich? Worin genau möchte ich meine Fähigkeiten erweitern? Welche Wünsche hätte ich an meinen Partner, wenn ich ohne Rücksicht auf unerfreuliche Reaktionen alles formulieren könnte, was ich will? Wie würde ich diese Wünsche gerne vermitteln? Welche Phantasien möchte ich mit meinem Liebhaber teilen? Welche davon ließen sich auf welche Weise in die Tat umsetzen? Welche Worte und Wendungen würde ich im Zusammenhang mit Dirty Talking gerne benutzen? Bei welchen Gelegenheiten würde ich gerne auf Dirty Talking zurückgreifen: nur im Bett, im Alltag, am Telefon? Wo würde ich in dieser Hinsicht gerne etwas verbessern, welche Felder liegen bei mir bzw. bei uns brach? Warum habe ich mir überhaupt dieses Buch gekauft? Die Antworten könnten Sie möglicherweise überraschen, liefern Ihnen aber auf jeden Fall ein klareres Bild davon, wo es hapert, wo Sie hinwollen und welche Möglichkeiten dabei bestehen. Hilfreich kann es auch sein, Ihre spontanen Antworten nach ein paar Tagen noch einmal durchzugehen und zu schauen, ob Ihnen neue Erkenntnisse oder Einfälle gekommen sind. Und dann nehmen Sie sich Ihr Notizheft vielleicht noch einmal in ein paar Monaten vor und stellen fest, ob sich etwas verändert hat und wenn ja, was.

Alles raus, was keine Miete zahlt

Für die ganz Schüchternen gibt es noch einen weiteren Tipp: Falls Sie mit Worten anfangs Probleme haben, beginnen Sie mit Geräuschen. Für viele stellt das bereits ja ein Hemmnis dar. Stöhnen Sie, murmeln Sie, lassen Sie das, was in Ihrem Innern brodelt, nicht nur auf der rein körperlichen Ebene herausbrechen, sondern auch Ihre Stimme kommen. Ein wunderbar geeignetes Feld, um das auf der (weitgehend) nicht-sexuellen Ebene auszuprobieren, sind übrigens Seminare und ähnliche Veranstaltungen der Bioenergetik, wie Sie beispielsweise von Volkshochschulen immer wieder angeboten werden. Für diejenigen, die das zum ersten Mal mitmachen, stellt es manchmal eine großartige Erfahrung dar zu erleben, wie viele zum Teil geradezu schmerzhafte Verspannungen sich in ihrem Körper aufgestaut haben, die sie dadurch wieder abbauen können, dass sie in bestimmten körperlich fordernden Übungen ihre Empfindungen durch die Stimme nach außen treten lassen. Manche trauen sich in der Anfangsphase kaum, ihre körperliche Anspannung lautstark zu äußern, und lernen gleichzeitig mit dem ungehemmten Einsatz ihrer Stimme einen ganz anderen Zugang zu ihrem Körper. Genauso kann es Ihnen im Bett gehen, wenn Sie es endlich schaffen loszulassen und Ihre Empfindungen nach außen zu schleudern. Ihren Partner wiederum dürfte das ebenfalls erregen. Möglicherweise lässt er sich von Ihnen mitreißen, und so schrauben Sie sich gegenseitig in Ihrer Lust empor. Sobald Sie diesen Schritt aber erst einmal geschafft haben, fällt es Ihnen auch wesentlich leichter, die Stöhnlaute durch Ausrufe wie »Ja!«, dann durch Aufforderungen wie »Fester! Gib's mir!« und schließlich durch ein unverhohlenes »Fick mich!« zu ersetzen.

Nebenbei bemerkt: Ob Sie Wendungen wie »Fick mich« überhaupt benutzen möchten, bleibt natürlich ganz Ihnen überlassen. Falls Sie Ihnen nicht zusagen, können Sie ein Meister im Dirty Talking sein, ohne sie jemals zu benutzen. Jeder von uns hat seine ganz persönlichen Vorlieben und Abneigungen. Ich selbst habe zum Beispiel ein halbes Dutzend erotischer Bücher und zahllose Kurzgeschichten geschrieben, ohne meiner Erinnerung nach je den Ausdruck »bumsen« zu verwenden, weil ich ihn sprachästhetisch einfach grauenvoll finde. Aber um die Erweiterung Ihres Repertoires soll es ja später noch gehen. Im Zusammenhang mit Hemmungen soll hier nur erwähnt werden, dass Sie sich keine Vorwürfe zu machen brauchen, weder wenn Sie solche »schmutzigen« Wörter verwenden, noch wenn Sie aus eigener Entscheidung heraus darauf verzichten möchten.

Versuchslabor Selbstbefriedigung

Nun kann es sein, dass es Ihnen bereits schwer fällt, sich beim Sex mit Ihrem Partner durch Stöhnen, Seufzen und kleine lustvolle Ausrufe zu äußern. Vielleicht fühlen Sie sich bereits dazu zu scheu und zu befangen, würden das aber gerne können – denn Sie haben den Eindruck, ohne diese Hemmungen ihre Sexualität freier entfalten und vor allem auch Ihrem Partner Rückmeldung über Ihre Empfindungen geben zu können. Hier ist es oft hilfreich, wenn Sie Selbstbefriedigung als eine Art Versuchslabor betrachten. Es ist doch so: Menschen, die beim Sex mit dem Partner stumm wie ein Fisch sind, erlauben sich in aller Regel auch beim Onanieren nicht, auch nur einen Laut über ihre Lippen dringen zu lassen. Die Ursache dafür wiederum ist klar: Wir machen unsere ersten Erfahrungen mit der Selbstbefriedigung normalerweise in einem Alter, in dem wir noch als halbe Kinder in unserer Familie leben, und deshalb gewöhnen wir uns daran, dass das schweigend und heimlich ablaufen muss, damit wegen unseres Gekeuches und Gestöhnes nicht die kleine Schwester aus dem Schlaf schreckt oder die Mutter nachfragt, ob wir Fieber haben. Diese Gewohnheit übernehmen wir oft selbst dann ins Erwachsenenleben, wenn wir längst in unseren eigenen vier Wänden zu Hause sind und von dort zum Sex mit unserem Partner. Aber man kann dieses Spiel auch andersherum spielen: Erlauben Sie sich, wenn Sie alleine sind und sich selber guttun, all jene wohligen, leidenschaftlichen Laute von sich zu geben, die Sie sich bisher untersagt haben. Spüren Sie nach, welche Empfindungen das in Ihnen auslöst und welchen Einfluss es auf Ihre Lustkurve hat. Wenn Sie positive Erfahrungen damit machen (intensivere Gefühle, heftigerer Orgasmus etc.) und mit der Gewohnheit eine größere Selbstsicherheit einhergeht, dann sollten Sie das in Ihr Repertoire der partnerschaftlichen Sexualität übernehmen.

In einem nächsten Schritt können Sie genau dasselbe mit »schmutzigen« Worten tun und schließlich mit ganzen Sätzen. Möglicherweise kommen Sie sich anfangs albern vor, wenn Sie derbe Aufforderungen nach heftigerer Penetration ausstoßen, obwohl Sie doch ganz alleine in Ihrem Bett sind. Lassen Sie sich ruhig ein wenig Zeit, damit umzugehen. Wenn das Gefühl der Albernheit anhaltend so stark ist, dass es Ihrem Lustgewinn zuwider läuft, dann ist das offenbar nicht die richtige Methode für Sie. Folgen Sie auch hier Ihrem Gefühl. Es kann im Gegenteil nämlich auch sehr gut sein, dass Sie diese Erweiterung Ihrer Masturbationstechniken als in höchstem Maße erregend empfinden und dadurch Ihre Freude am Dirty Talking überhaupt erst richtig zur Blüte gelangt.

Die Technik des radikalen Desensibilisierens

Für die besonders harten Fälle, deren Hemmungen aufgrund ihrer Erziehung oder anderen Umständen so stark sind, dass Sie deutliche Worte wie »ficken« partout nicht über die Lippen bekommen, empfehlen manche Sexualtherapeuten übrigens einen Prozess der radikalen Desensibilisierung. Ihrer Erfahrung nach ist es hilfreich, wenn der Betreffende lernt, das Wort immer wieder auszusprechen, wenn er in nicht-sexuell geladenen Situationen mit sich allein ist, beispielsweise auf der Autofahrt zur Arbeit. Natürlich sollten Sie keine Manie daraus werden lassen, etwa beim Ausräumen Ihrer Spülmaschine ständig »ficken! ficken! ficken!« vor sich hin zu murmeln – bevor das noch zum Automatismus wird, den Sie auch dann beibehalten, wenn Besuch anwesend ist. Aber im Ernst: Wie bei jeder Angst oder Unsicherheit, die man ablegen möchte, gibt es in der Verhaltenstherapie vor allem zwei grundlegende Techniken. Das eine ist der Sprung ins kalte Wasser. Davon würde ich Ihnen erstens aus Gründen, die ich später erklären werde, abraten; und zweitens funktioniert es oft nicht und hat dann eher den gegenteiligen, die Angst oder Unsicherheit verstärkenden Effekt. Das andere ist das schrittweise Herantasten an eine Situation, die einem zwar unangenehm ist, die man aber gerne meistern möchte. Und wenn immer man feststellt, dass einem ein bestimmter Schritt zu groß ist, bleibt einem nichts anderes übrig, als den Abstand zu verkürzen, indem man einen oder mehrere Zwischenschritte einlegt. Beim Ablegen von Hemmungen gegenüber Dirty Talking ist es nicht anders. Wir wissen jedoch, dass gelungene sexuelle Kommunikation nicht allein daraus besteht, im richtigen Augenblick »ficken« sagen zu können. Sie möchten Ihrem Partner auch mitteilen, was Sie beim Sex wollen und brauchen, welche Geheimnisse und Phantasien Sie in sich tragen. Auch hier wäre es an erster Stelle von Bedeutung, dass Sie in sich selbst hineinhören und herausfinden, was eigentlich tief in Ihnen vorgeht und was davon Sie Ihrem Partner mitteilen möchten. Auch hier sollte Ihnen klar sein, dass es keine merkwürdige Schwäche, sondern ganz natürlich ist, wenn Sie Hemmungen haben, Ihrem Liebsten davon zu berichten. Wenn wir unsere innersten Vorgänge offenlegen, machen wir uns nun einmal auf der Gefühlsebene verletzlich. Das löst Angst aus. Gleichzeitig ist es aber auch die Grundlage dafür, mit einem anderen Menschen wahre Intimität und Verbundenheit zu erfahren.

Tricks für Schüchterne

Möglicherweise stellt es ja eine Lösung für Sie dar, wenn Sie mit Ihrem Partner offen über die Angst sprechen, die für Sie damit verbunden ist, ihm Ihr erotisches Seelenleben anzuvertrauen. Gut denkbar, dass es ihm ähnlich geht und er schon deshalb Verständnis dafür hat. Vielleicht beginnen Sie damit, ihm zu erklären, dass Sie schon lange mit dem Gedanken an bestimmte sexuelle Experimente gespielt haben und sich nicht sicher sind, wie er darauf reagieren wird. Schlagen Sie vor, dass er sich einfach nur anhört, was Sie zu sagen haben, sich aber spontaner Zustimmung oder Ablehnung enthält, sondern später mit Ihnen darüber spricht. Dadurch würde er Sie zu Ende anhören, ohne dass Sie sich Gedanken über heftige Reaktionen zu machen bräuchten. Wenn Sie *sehr* schüchtern sind, fällt Ihnen ja vielleicht auch eine Situation oder ein Arrangement ein, das es Ihnen etwas leichter macht, die Karten auf den Tisch zu legen. Beispielsweise könnten Sie bei einer gemeinsamen Autofahrt darauf zu sprechen kommen. Während ich normalerweise immer empfehlen würde, dass man einander bei solchen Gesprächen in die Augen schaut, könnte hier das Gegenteil günstig sein, weil es Sie einfach weniger nervös macht, wenn er Sie gerade nicht mustert, während Sie sprechen, weil Ihrer beider Blicke auf die Straße vor Ihnen gerichtet sind. Oder Sie wagen den großen Sprung während eines Telefongesprächs oder wenn es in dem Raum, in dem Sie sich mit Ihrem Partner befinden, dunkel ist. Manchen hilft es, bestimmte Dinge nur zu flüstern. Andere brauchen es, wenn sie ihr Partner durch konkretes Nachfragen führt, sodass sie nicht von selbst alles auf den Tisch knallen müssen, sondern dazu schrittweise geleitet werden. Das kann für den Partner den Eindruck erwecken, er müsse Ihnen »die Würmer aus der Nase ziehen«; aber wenn das notwendig ist und Sie ihn darum bitten, wäre das immer noch besser, als wenn Sie den Schritt, etwas Wichtiges anzusprechen, überhaupt nicht schaffen. Sie können natürlich auch Bücher oder Zeitschriften zu den Themen, die Ihnen von Bedeutung sind, herumliegen lassen oder aber auch Ihrem Partner offensiv zeigen. Mit etwas Glück greift dann entweder er diese Anregung auf und beginnt, darüber zu sprechen, oder aber Sie sind geschickt genug, das Gespräch ganz unverfänglich zu eröffnen, um es dann von der Sachebene (»Schau mal, was es alles gibt!« bzw. »Hey, schon wieder ein Artikel über ...«) auf die persönliche Schiene (»Wie das wohl wäre? Könntest du dir vorstellen, dass so was Spaß macht?«) zu bringen. Sie können ihm auch Ihre Lieblingserotika überlassen und ihn bitten, darin wiederum *seine* Lieblingsstellen zu markieren. Danach möchten Sie möglicherweise beide darüber sprechen, was Ihnen diese Passagen bedeuten, was sie in Ihnen auslösen.

Psychodrama und »Dirty-Talking-Olympiade«

Wenn Sie in dieser Hinsicht Hemmungen empfinden, empfiehlt es sich jedenfalls, die beiden Herausforderungen des Dirty Talking (das Sprechen über Sex an sich und das Benutzen »schmutziger« Wörter) getrennt zu halten und jeweils nur eine allein anzugehen. Sollten sich Ihre Hemmungen speziell auf Letzeres beziehen, gibt es übrigens zwei psychologische Tricks, die bei manchen Menschen funktionieren, bei anderen nicht. Der erste ist mehr für rebellische Gemüter gedacht: Stellen Sie sich vor, Sie und Ihr Partner befinden sich in einer Situation, wo es absolut verboten ist, schmutzige Formulierungen zu verwenden (eine Art puritanischer Obrigkeitsstaat), Sie sehen aber gar nicht ein, dass Sie sich daran halten sollen. Oder: Ihr Partner spielt die Rolle eines Menschen, der Ihnen solche Äußerungen untersagt, aber Sie wollen gegen ihn aufbegehren. Wenn Sie sich tief genug in Ihre Rolle einfinden können, bringt Sie vielleicht ihr innerer Widerstandsgeist dazu, all diese schmutzigen Dinge auszusprechen. Sie haben dann ein kleines Psychodrama inszeniert, bei dem Sie Ihren inneren Zensor, Ihr Über-Ich, quasi nach außen geschoben und auf Ihren Partner oder auf eine erdachte Situation projiziert haben, um sich so besser dagegen durchzusetzen. Der zweite denkbare Trick bestünde in einem anderen Szenario: Stellen Sie sich beispielsweise vor, Sie müssten bei einem grotesken Talentwettbewerb oder einer Art »Dirty-Talking-Olympiade« mitmachen, bei der derjenige gewinnt, der absolut am wildesten formuliert und die wüstesten Klischeewörter verwendet. Machen Sie also eine Art Spiel daraus, dessen Sinn gerade darin besteht, dass Sie nach Herzenslust völlig übergeschnappt und parodistisch Formulierungen benutzen, dass Sie komplett lächerlich wirken. Natürlich ist das im ersten Schritt mehr lustig als sinnlich. Aber auch dadurch kann es Ihnen gelingen, vielleicht zum ersten Mal überhaupt Ihren inneren Zensor zu überlisten und auszuschalten. Als nächstes fahren Sie eben ein paar Gänge zurück und versuchen, das Ganze etwas ernsthafter anzugehen.

Eine weniger theatralische Möglichkeit, erotische Kommunikation zunächst sehr behutsam und zurückhaltend in das Liebesspiel mit dem Partner einzubauen, besteht darin, ihn bei den jeweiligen Berührungen zu fragen, wie sie sich anfühlen, welche von zwei Liebkosungen er als angenehmer empfindet und so weiter. Wenn Sie das tun, dann orientieren Sie sich am besten an diesen Vorgaben, vernachlässigen dabei aber Ihre eigene Lust nicht, sondern erbringen Ihre Zärtlichkeiten in einer Weise, die auch Sie erregen. Wenn Ihr Partner Ihre Lust wahrnimmt, dürfte sie zu seiner eigenen beitragen. Machen Sie damit eine Zeit lang weiter und beschreiben Sie immer ausführlicher, was Sie tun. Dadurch dass Ihre Konzentration jetzt darauf gerichtet ist, Ihrem Partner und sich selbst gutzutun, und nicht mehr auf Ihre Hemmungen beim Dirty Talking, dürften diese immer weiter und weiter in den Hintergrund treten, bis sie schließlich völlig verblassen. Später können Sie wechseln, sich von Ihrem Partner streicheln und anderweitig verwöhnen lassen und nun wiederum beschreiben, was er tut, was das bei Ihnen auslöst, welche Gefühle empordringen, was in Ihrem Kopf vorgeht. Je freier und unzensierter Sie es schaffen, sich zu äußern, desto beschwingter werden Sie sich fühlen. Während zu Beginn dieser Aktion ihre Worte vermutlich noch sehr trocken und rein beschreibend klingen werden, sodass Sie sich möglicherweise fragen werden, wo denn der Witz bei dieser Angelegenheit sein soll, dürften Sie mit steigernder Ekstase so leidenschaftlich, deutlich und unverblümt sprechen, dass Sie die Grenze zu einem hocherotischen Dirty Talking längst überschritten haben. In einer dritten Variante können Sie Ihrem Partner Schritt für Schritt sagen, was er mit Ihnen anstellen soll, von einem Moment zum anderen. Und schließlich können Sie diese Übungen verbinden und dabei gleichzeitig/wechselweise mit Ihrem Partner sprechen, sodass Sie einander noch viel stärker und schwungvoller emporschrauben in Ihrer gemeinsamen Lust. Je mehr Sie auch feststellen, dass Sie beim anderen nicht nur durch Ihr Äußeres oder Ihre Berührungen, sondern auch durch Ihre Worte Lust auslösen, desto selbstsicherer werden Sie dabei sein.

Zen oder Die Kunst, sich auf einen Partner ganz neu einzulassen

Eine letzte erotische Übung, die Ihnen vielleicht dabei helfen kann, Ihre Hemmungen zu überwinden, stammt ursprünglich aus der buddhistischen Zen-Meditation, wo sie als »der Geist des Anfängers« bezeichnet wird. Dabei stellt sich der Betreffende vor, Dinge, die ihm inzwischen wohlvertraut geworden sind, so wahrzunehmen, als sähe er sie zum allerersten Mal, wie mit den Augen eines Kindes. Versuchen Sie doch einmal, sich in diesen Zustand zu begeben, wenn Sie das nächste Mal mit Ihrem Partner im Bett sind. Stellen Sie sich vor, dass Sie keine Ahnung von ihm haben, ja vielleicht sogar keine Ahnung von dem, was Sie beide da veranstalten, als wäre es das erste Mal, dass Sie mit überhaupt jemandem Liebe machen. Versetzen Sie beide sich in eine Verfassung, als ob das, was Sie da tun, ein großes, gerade zu ergründendes Geheimnis sei. Währenddessen tauschen Sie sich verbal darüber aus. Der erwünschte Nebeneffekt dieser Übung (außer ihrem Reiz an sich) liegt darin, dass Sie Ihre festen Vorstellungen und Vorurteile darüber, wie »man« »es« »richtig« macht, abgelegt haben und dass dieses Sich-Lösen von Anforderungen und starren Konzepten sich auch auf das Gebiet des Dirty Talking erstreckt.

Abschließend zu diesem Kapitel sollte ich vermutlich noch einmal darauf hinweisen, dass Ihre Ängste, Hemmungen und auch Ihre Scham nichts ist, dessen Sie sich zu schämen brauchen (so paradox das klingen mag). Es ist in Ordnung, wenn Sie bestimmte Worte nicht über die Lippen bekommen, und es ist in Ordnung, wenn Sie dabei kichern müssen oder rot werden. Ebenso ist es ganz und gar okay, wenn Sie gleichzeitig scheu *und* erregt, befangen *und* geil sind. Dummerweise ist bei den meisten von uns das Hirn vollgekleistert mit Bildern aus Hollywood-Filmen, Erotik-Streifen und Daily-Soaps, in denen wildfremde Menschen ohne einen Hauch von Unsicherheit übereinander herfallen und zwischen den Laken die tollsten Dinge treiben können. Diese Medienbilder sind so zahlreich und so wuchtvoll, dass sie häufig unsere eigene Lebenserfahrung überlagern. Diese jedoch wird Ihnen sagen: Je länger und öfter Sie sich auf einen Partner einlassen, desto mehr wird Ihre Unsicherheit dem Vertrauen weichen, desto mehr werden Sie sich öffnen und Ihre Schutzbarrieren niederreißen können und desto eher werden Sie einander die tieferen Geheimnisse Ihrer Seele angstfrei zugänglich machen. Insofern können Ihnen die verschiedenen Tricks und Übungen helfen, störende Hemmungen über Bord zu werfen, aber den eigentlichen Weg legen Sie zurück in der Begegnung mit Ihrem Lover.

Auf den folgenden Seiten wird es um die Situation gehen, dass Sie der Wagemutigere und Ihr Partner der eher Schüchterne und leicht Schockierte ist, was Dirty Talking anbetrifft. Dann müssen Sie nämlich ebenfalls auf ganz bestimmte Dinge achten, um ihn nicht zu überfahren.

8. KAPITEL

Eben noch »Schatz«, jetzt »geile Stute«: Dirty Talking einführen

Von jetzt auf gleich Elemente von Dirty Talking in eine gewachsene Partnerschaft einzuführen kann unter Umständen ein Problem darstellen. Wenn Sie beispielsweise unvermittelt von Ihrem Partner verlangen »Sag schmutzige Sachen zu mir!«, kann es sehr gut passieren, dass eher der gegenteilige als der gewünschte Effekt eintritt und er zunächst einmal so hilf- und sprachlos ist, dass ihm überhaupt nichts Gescheites einfällt. Sollten andererseits Sie selbst plötzlich und ungestüm mit all dem loslegen, was Sie in diesem Buch gelernt haben und noch lernen werden, kann auch dieser Schuss nach hinten losgehen. Sicher: Der Gedanke mag sehr reizvoll erscheinen, seinen Partner mit erotischen Finessen zu überraschen, auf die er gar nicht gefasst ist, um so seine Verblüffung zu genießen oder Selbstbestätigung zu erfahren. Nun haben jedoch Partner die dumme Angewohnheit, nicht so zu reagieren, wie man es gerne hätte oder wenigstens wie man es von ihnen erwartet. Statt heller Freude über die erweiterte erotische Bandbreite können sich bei ihnen auch ganz andere Gefühle einstellen. Sie können beispielsweise verwirrt sein oder es ist ihnen geradezu unheimlich, dass der Mensch, den sie über längere Zeit mit einem bestimmten Verhalten im Bett kennen gelernt haben, auf einmal eine ganz andere, viel offensivere oder direktere Seite zeigt. Möglicherweise verunsichert sie das, oder sie fühlen sich bei dieser Entwicklung außen vor gelassen. Im schlimmsten Fall kann das neue Verhalten im erotischen Bereich einen Verdacht in ihnen auslösen: »Wo hat sie/er das her? Hat er/sie das irgendwo gehört oder gelernt, etwa bei jemand anderem?« Zwar sollten solche Ängste und Zweifel mit der entsprechenden Erklärung schnell ausgeräumt werden können. (Zumindest gilt das jenseits von Daily Soaps, wo das Prinzip vorzuherrschen scheint: Wenn immer du mit einer einfachen Erklärung alle Unklarheiten beseitigen kannst, halte unbedingt die Klappe!) Aber noch angenehmer wäre es natürlich, wenn wir unserem Partner schon von Anfang an solche Verunsicherungen ersparen würden und ihn diesem Gefühlsbad gar nicht erst aussetzen.

Nicht zuletzt mag die Angst vor solchen Reaktionen zu Ihren Hemmungen beitragen, über die wir im letzten Kapitel gesprochen haben. »Was denkt er dann von mir?« werden Sie sich vielleicht fragen oder »Wird er geschockt sein und dadurch von der Rolle geraten? Wird es ihn abturnen?« Natürlich kann kein Mensch vorhersagen, was die tatsächliche Reaktion sein wird, da jeder Mann und jede Frau völlig unterschiedlich empfinden. Aber es gibt zwei grundsätzliche Wege, um einer negativen Reaktion so weit wie möglich aus dem Weg zu gehen und stattdessen eine positive zu fördern.

Wie Sie das Thema am besten anschneiden

Die naheliegendste Methode ist es, wenn Sie Ihren Partner von Anfang an offen darauf ansprechen. Dazu gehört allerdings mehr als nur zu sagen »Ich hab' da neulich so ein Buch gelesen und würde das gerne mit dir ausprobieren ...« – obwohl das natürlich eine gute Eröffnung sein kann. Wir alle wissen schließlich nur zu gut, welche Flausen und Ideen manche Bücher in unsere Köpfe setzen können; insofern verlagern Sie die Verantwortung auch ein bisschen von sich selbst zu diesem Ratgeber und seinem Autor. Aber das allein wird für Ihren Partner doch zu unbefriedigend bleiben. Wesentlich besser wäre es, wenn Sie erklären, was Sie an der Idee des Dirty Talking begeistert hat und warum Sie dieses Element gern in Ihr gemeinsames Liebesspiel einbauen möchten. Schildern Sie, was Sie daran erregt, warum Sie glauben, dass Ihrer beider erotische Beziehung dadurch verbessert wird, dass Sie das alles also nicht nur für sich selbst tun möchten. Dazu gehört allerdings auch, dass Sie die Skepsis oder die Einwände Ihres Partners ernst nehmen: Wie geht es ihm dabei? Fühlt er sich unwohl? Hat er vielleicht ähnliche oder aber ganz andere Bestrebungen, den Sex mit Ihnen zu verändern oder zu erweitern?

Wenn Sie sich bei so einem Gespräch mit Ihrem Partner scheu oder unsicher fühlen, sollten Sie auch das klar zur Sprache bringen. Teilen Sie ihm mit, wie schwierig das für Sie ist und dass Sie ein bisschen beunruhigt sind, wie er reagieren wird. Wenn er nur halbwegs der Mensch ist, den ich Ihnen als Partner wünschen würde, wird er IhreVerletzlichkeit, Ihren Mut und Ihre Offenheit wahrnehmen, anerkennen und zu würdigen wissen. Natürlich sollten Sie diesen Aspekt auch nicht zu einer größeren Sache aufbauschen, als sie eigentlich darstellt.

Geleiten Sie Ihren Partner sanft auf Ihren Weg

Eine weitere Hilfe kann es darstellen, wenn Sie von Anfang an klarmachen, dass Dirty Talking sich für Sie weitgehend auf der Ebene des Spiels und der Phantasie bewegt und nicht, was Sie sagen (»Ich will von dir genommen werden, bis die Sonne aufgeht!«), für bare Münze genommen werden sollte. Sie und Ihr Partner werden schnell genug feststellen, dass der eigentliche Spaß an der Sache im Aussprechen solcher Dinge liegt und nicht darin, sie unbedingt in die Tat umzusetzen. Der erotische Kick entsteht nun mal im Kopf, und häufig kann allzu viel Wirklichkeit nur störend sein. Ihrem Partner sollte klar werden, dass Sie von ihm nichts erwarten oder gar verlangen, was darüber hinausgeht, dass er Sie all das ausdrücken lässt, was an Wünschen, Phantasien und Begierden in Ihnen steckt. Es geht darum, Ihre Vorstellungskraft und Ihre innere Gefühlswelt zu befreien. Auch der Wunsch, brutal genommen und überwältigt zu werden, steht insofern weniger für den Willen, so etwas wirklich in rücksichtsloser Grobheit zu erleben (das wäre doch sehr schnell desillusionierend) als vielmehr dafür, emotional die Füße vom Boden gerissen und von lauter Leidenschaft überschwemmt zu werden. Je eher und je stärker Sie und Ihr Partner ein Gespür dafür entwickeln, welche Äußerung wie gemeint ist, desto mehr Missverständnisse werden Sie vermeiden, desto besser werden Sie auf einander eingehen können und desto erfüllter wird Ihr Liebesleben sein.

Darf man seine Geliebte »Hure« nennen?

Wenn es Ihnen zuviel Heckmeck ist, Ihrem Parter Ihre neuentdeckte Liebe für Dirty Talking in einem eigens vorgeschalteten Gespräch nahezubringen, können Sie die Sache angehen, indem Sie sehr sanft und schrittweise statt holterdipolter zur Verbalerotik übergehen. Beginnen Sie zum Beispiel, ähnlich wie in den vorhergehenden Kapiteln geschildert, zu benennen, was Sie gerade miteinander anstellen, welche Empfindungen das in Ihnen auslöst und wie Sie das Ganze gerne fortgesetzt sähen. Je positiver und lobender Sie dabei sind, desto unproblematischer dürfte selbst bei ansonsten scheuen und unsicheren Partnern der Übergang sein. Je nachdem, wie Ihr Lover drauf ist, könnte es sinnvoll sein, sehr direkte Aufforderungen wie »Fick mich hart und fest!« zu ersetzen durch »O ja, ich möchte, dass du ganz tief in mich eindringst und meine Wärme spürst«. Durch sanftes Necken können Sie Ihren Partner dazu bringen, auf Ihre erotischen Wortzaubereien einzugehen und sie zu erwidern. (»Mmhm, sag mir genau, was du möchtest, wenn du willst, dass ich weitermache ...«) Achten Sie trotz all Ihrer eigenen Lust darauf, wie Ihr Partner bei Ihren unterschiedlichen verbalen Annäherungen reagiert, wobei er sich sichtlich wohlfühlt und wann er möglicherweise Zeichen von Missbehagen zeigt. Je größer Ihre eigene Bandbreite in Sachen Dirty Talking ist (ein Spektrum, das in den nächsten Kapiteln noch aufgebaut werden soll), desto eher sind Sie in der Lage, seinem Gemüt entgegenzukommen und weder zu zahm zu sein, wenn er auf Deftigeres steht, noch zu forsch, falls er in dieser Hinsicht zu den eher sensiblen Gemütern gehört. Es gibt beispielsweise Frauen, die es sehr erregend finden, in erotischen Situationen als »Schlampe«, »kleine Hure« oder »Miststück« bezeichnet zu werden. Andere könnten eher verunsichert oder verletzt reagieren. Hier ist es also besser, graduell abzuklopfen, statt gleich in die Vollen zu gehen und plötzlich wieder in seinem Wagen auf dem Weg nach Hause zu sitzen.

Dasselbe trifft auf die Wünsche und Phantasien zu, die Sie vorbringen möchten: Lassen Sie sich etwas Spielraum, um Sie auszuloten. Im Gegensatz zum Entweder-Oder bewahrt Sie das davor, sich nach einer Abfuhr nur noch zurückziehen zu können. Wenn er vielleicht auch den einen Vorschlag unmöglich finden mag, könnte ihn eine andere Version, die Sie ebenfalls befriedigen würde, durchaus begeistern. Sie werden es erst dann erfahren, wenn Sie sich erkundigen. Denken Sie daran, wie in mancher Hinsicht vermutlich auch bei Ihnen Ablehnung und Annahme nahe beieinander liegen, wie Sie manche Sätze heiß machen, andere kalt lassen und wieder andere vielleicht dafür sorgen, dass Ihnen jegliche Lust vergeht. Lassen Sie also auch in dieser Hinsicht das Schlafzimmer zu Ihrem Versuchslabor werden – und achten Sie darauf, dass möglichst nur jene Explosionen stattfinden, die zu einem gelungenen Versuch dazugehören.

9. KAPITEL

Alice im Wunderland: Finden Sie Ihre eigene Sprache der Sinnlichkeit

Der Mittelpunkt und das Hauptanliegen dieses Buches ist es, Ihnen dabei zu helfen, Ihre eigene erotische Sprache zu finden. Deshalb soll dieses Kapitel seine zentrale Achse bilden. Insofern möchte ich hier als erstes noch einmal etwas betonen, was zum Teil bereits erwähnt wurde, zum Teil in späteren Kapiteln noch auftauchen wird: Solange Sie sich in der Phase befinden, Ihre eigenen Worte und Formulierungen im sexuellen Bereich herauszuarbeiten, also noch *vor* der Kommunikation mit Ihrem Partner, gibt es wenige so hilfreiche Stützen wie erstens Selbstbefriedigung und zweitens Erotika.

Erotika benutzen, ohne sich ihnen auszuliefern

Insbesondere Letzeres mag bei manchen von Ihnen vielleicht auf Missbehagen stoßen. Hatte ich nicht an anderer Stelle hervorgehoben, wie schade es sei, dass wir große Bereiche unserer persönlichen Sexualität gar nicht aus uns selbst heraus entwickeln, sondern von Dritten ungeprüft übernehmen? Spielen dabei nicht insbesondere die Medien und dabei wiederum insbesondere deren zunehmende Pornographisierung eine verhängnisvolle Rolle? Ja. Beides ist richtig. Deshalb würde ich auch jedem davon abraten, deren Inhalte *ungeprüft* zu übernehmen. Niemand sollte automatisch davon ausgehen, dass menschliche Sexualität so ist, wie sie in »Wilde Orchidee«, »Schulmädchen auf Männerjagd« oder in »Gute Zeiten, schlechte Zeiten« dargestellt wird. Das ist den meisten von uns ja auch ohnehin klar, weil die in erotischen Filmszenen übliche Darstellung – so ganz ohne Erektionsstörungen, Mundgeruch und vorzeitige Samenergüsse – wenig bis gar nichts mit unserer Lebenswirklichkeit zu tun hat. (Wiewohl man sich Gedanken machen könnte, welche negativen Auswirkungen solche idealisierenden Darstellungen auf diejenigen Angehörigen der jüngeren Generation haben, die selbst noch keine sexuellen Erfahrungen gemacht haben.) Allerdings kommt es zumindest auf subtilerer Ebene doch in unseren Köpfen an, dass Sexualität und Intimität zwischen zwei Menschen so sein sollte, wie es uns die Medien an Beispielen vormachen. Das lässt sich nur schwer verhindern. Wir können uns diesen Bildern nicht mehr entziehen und wieder so etwas wie eine weiße, unberührte Leinwand erzeugen, was unsere sexuelle Vorstellungswelt angeht. Aber, und das ist ein wichtiger Punkt, wir können diese erotischen oder pornographischen Muster benutzen, um in uns hineinzuspüren, was davon in uns auf Resonanz stößt, etwas auslöst und uns sexuell berührt. Wenn Sie sich also aufmachen, Ihre eigene erotische Sprache zu finden oder zu entwickeln, dann würde ich Ihnen trotz dieser berechtigten Mahnungen nicht unbedingt empfehlen, sich von Erotika und Pornographie fernzuhalten. Wenn Sie das könnten, weil sowieso alles aus Ihrem tiefsten Inneren heraussprudelt, dann wäre das zwar wunderschön, aber dann würden Sie vermutlich dieses Buch nicht lesen. Stattdessen würde ich Ihnen raten, in die unterschiedlichsten erotischen Medien und Genres hineinzuspähen und bei sich nachzuspüren, welche davon bestimmte Saiten bei Ihnen zum Schwingen bringen. Bevor Sie das nicht getan haben, können Sie kaum wissen, ob es in Ihrem Ozean der Sexualität nicht noch einige unentdeckte, aber reichhaltige Inseln oder gar Kontinente gibt. Schauen Sie sich also die gängigen Fernsehserien zum Thema Erotik an (von den ZDF-»Sommernachtsphantasien« bis zu den »Red Shoe Diaries«), leihen Sie sich einmal versuchshalber ein paar Hard-Core-Videos von Beate Uhse oder Teresa Orlowski aus, die Sie von außen zumindest halbwegs reizvoll finden, blättern Sie in historischen Romanzen, in denen es zur Sache geht, und schauen Sie ruhig auch mal bei Seitenpfaden wie Dominanz und Unterwerfung vorbei. Blättern Sie in den gesammelten erotischen Phantasien von Nancy Friday oder in den heißen Stellen ansonsten »seriöser« Romane. Manches wird Sie abstoßen oder langweilen, aber vielleicht finden Sie auch Geschmack an Dingen, bei denen Sie nie damit gerechnet hätten. Wenn Sie an der gesprochenen Sprache besonderes Interesse haben, wären allerdings gute Englischkenntnisse eine Hilfe, denn entsprechend professionelle CDs und Cassetten (wie etwa Lisa Palacs »Cyborgasm«) existieren in der deutschen Erotik-Diaspora kaum bis gar nicht. Was immer Sie tun: Nehmen Sie das Gehörte, Gelesene oder Gesehene in sich auf, die Personen, Szenen, Worte und Bilder, und rufen Sie sie zum Beispiel wieder ab, wenn Sie sich selbst befriedigen. Lösen einige von Ihnen besonders angenehme Reaktionen in Ihnen aus? Wie ist es, wenn Sie die dazu passenden Worte aussprechen? Wie, wenn Sie sich währenddessen im Spiegel betrachten? Wächst Ihr Selbstbewusstsein oder Ihre Scham? Für Verspielte: Schauen Sie sich einen Erotikfilm oder Porno an, in dem wenig gesprochen und hauptsächlich gevögelt wird. Beschreiben Sie, während sich die Handlung auf dem Bildschirm vollzieht, mit Ihren eigenen Worten, was da vor sich geht, oder sprechen Sie die Sätze, die die Hauptfiguren Ihrer Ansicht nach sagen sollten. Am Anfang werden Sie möglicherweise etwas herumalbern (Ironie kann eine Technik sein, um Abstand zu erzeugen); aber versuchen Sie einmal, so erotisch und sinnlich wie möglich zu fomulieren. Das alles kann Ihnen dabei helfen, Ihre heißen Punkte ausfindig zu machen, jene Worte und Wendungen, die bei Ihnen das stärkste Begehren auslösen.

Offene Worte: »Am spannendsten sind die Filme in meinem Kopf«

Katja: *Klar, einen Porno kann man doch mal gucken. Aber ich habe gemerkt, dass ich die Situation doch meist etwas befremdend fand:*

dass wir beide gemütlich im Bett liegen und anderen Leuten beim Sex zusehen. Oft fand ich auch die Darsteller total künstlich, und dann war es eh nicht mehr glaubhaft. Zum Beispiel dass die Frauen beim Oral-Sex einen Orgasmus bekommen, ist mir schleierhaft. OHNE eine weitere Stimulation der Klitoris. Das ist mir halt noch nie passiert, und das glaube ich anderen dann auch nicht. Irgendwann brachte mein Partner mal diese Porno-Reihe »Excuse me« mit. Und die gefallen mir eigentlich bis heute recht gut. Auch wenn vieles gefaket ist: Mir gefällt die Vorstellung, ganz normale Frauen beim Sex zu beobachten. Ich sehe dann, wie sie auf bestimmte Berührungen reagieren, und merke, dass es bei mir ähnlich ist. Ich nehme den Frauen das dann einfach ab, dass es echt ist, und das erregt mich.

Michael: *Ich glaube, ohne Pornographie hätte ich nicht soviel ausprobiert und nicht so schnell gemerkt, worauf ich stehe beim Sex. Ich denke, Erotika und Pornos sind Sachen, die sein können, aber nicht müssen. Sie tragen zur Entwicklung bei. Deshalb finde ich es eigentlich schade, dass sie in vielen Gesellschaftskreisen verpönt sind, vor allem die Hardcore-Pornographie.*

Marion: *Ich lese leidenschaftlich gerne pornographische Texte oder schaue mir auch gerne Bildbände an. Im Textbereich ist »Meine Geschichte« von Sabine Munderbach (kann man wohl nur im Internet finden) absoluter Favorit. Es wird die Ausbildung zum Ponygirl und noch ein bisschen mehr beschrieben. Dass ich genau diese Geschichte so mag, liegt sicherlich mit daran, dass ich sie in Häppchen im Newsnet entdeckt habe und die Spannung unerträglich wurde, bis die Autorin dann in der nächsten Woche endlich die Fortsetzung postete. Außerdem gefällt mir ihr Schreibstil, und sie bringt so glaubhaft rüber, dass die Hauptperson Spaß an ihrer Ausbildung hat. Am schönsten finde ich es, wenn mein Mann sie mir vorliest.*

Mein bevorzugter Bildband ist momentan »Venus« von Günther Blum. Die Bilder sind so herrlich ästhetisch. Und mein Lieblingsfilm, wenn es um Erotik geht, ist natürlich »9 ½ Wochen«. Als ich ihn zum ersten Mal gesehen habe, wusste ich noch gar nicht so ge-

nau, warum ich danach so erregt war. Heute weiß ich es glücklicherweise. Leider gibt es nur sehr wenige Filme, die sich mit BDSM beschäftigen, zumindest wenn man keine Pornographie möchte. »9 1/2 Wochen« hat einiges dazu beigetragen, meine eigene Sexualität zu hinterfragen und zu entdecken, der Film, oder besser gesagt meine Reaktion auf den Film, haben mich lange beschäftigt.

Miriam: *Ich kann mich noch ganz genau an meinen ersten Pornofilm erinnern. Den hab' ich mit einer Freundin geguckt, die wesentlich älter war als ich. Das hat mir sofort gefallen, und ich konnte es kaum abwarten, selbst Sex zu haben. Aber herausragend war der nicht, nur einprägend. In meinem Kopf habe ich verschiedene Pornoszenen, die ich ab und zu abrufe, wenn ich es mir selber mache, aber die sind ganz unterschiedlich. Deshalb kann ich nicht sagen, was ich besonders ansprechend finde, sorry.*

Jasmin: *Pornographie, das hat schon manchmal was, spricht eben die niedersten menschlichen Instinkte an. Brauch' ich aber nicht, um Spaß zu haben – eher so, wie wenn man einmal im Jahr nach 'nem guten Essen 'ne Zigarre raucht (grinst).*

Jessica: *Ich mag nur Erotika, die den Geschlechtsakt NICHT offen darstellen. Sie üben eine sehr starke Wirkung auf mich aus. Sehr erregend.*

Karin: Ich lese für mein Leben gerne (wenn ich dazu komme) erotische Geschichten. Die machen mich dann auch richtig an. Nicht, dass ich es nachspielen möchte, sondern dann einfach meine eigene momentane Geilheit in meine eigene Sexualität umlegen. Leider habe ich sehr selten ansprechende pornographische Filme gesehen. Was mir gut gefallen hat – das ist schon Jahre her – war »Die Geschichte der O«.

Klaus: *Alles, was ich über Lust erfahren konnte, habe ich aus Pornos oder dem Playboy bezogen. Verschiedene Stellungen, verschie-*

dene Arten des Lustgewinns. Eine der beeindruckendsten Szenen für mich war die Liebesszene in »Der Name der Rose«. Das war das einzige Mal, dass ich in der Öffentlichkeit (Kino) masturbiert habe. Momentan finde ich Szenen, die vorgeblich authentisch sind, sehr anregend (www.bangbus.com, www.milfhunter.com, excuse me ..., Ben Dover in the Streets etc.). Auch wenn meine Nachbarn zugange sind, finde ich das äußerst animierend. Ich bin ursprünglich Fotograf geworden, weil ich eine gute Ausrede haben wollte, mir nackte Frauen ansehen zu können, was bei uns (streng katholischer Haushalt) absolut tabu war. Selbst so schlechte Clips, wie sie momentan auf 9Live laufen, animieren mich. Zwei negative Dinge fallen mir jetzt doch ein: Pornoschauspieler sind immer prächtig gebaut und können ewig rumpoppen, ohne zu kommen. Und die Frauen schreien immer wie am Spieß, wenn sie kommen. Das habe ich erst ein einziges Mal erlebt, und zugegebenermaßen war es geil ... aber auch frustrierend, wenn die meisten ihren Orgasmus so heimlich still und leise für sich hatten. Es ist übrigens für mich noch immer ein Maßstab für meine »Leistungsfähigkeit«, ob ich es geschafft habe, sie zum Orgasmus zu bringen. Ich werde zwar gelassener, was das betrifft, aber es ist noch immer irritierend, wenn sie nur so leise schwer atmet. Allerdings möchte ich bemerken, dass ich NIE gefragt habe und NIE fragen werde »Und, wie war ich?« oder »Bist du gekommen?«.

Tanja: *Meine liebste erotische Filmszene war in »Bound – Gefesselt« die Szene, in der sich die Akteurinnen so nah gekommen sind (grinst breit). Pornographie hat mich, wenn überhaupt, mehr positiv beeinflusst, zumindest eine gewisse Zeit lang. Inzwischen ... bin ich wohl zu alt für so was (grinst). Erotische Fotografien, Bilder, Bücher ... geben meiner Phantasie neue Anreize, ununterbrochen. Also ich sitze nicht ununterbrochen vor Bildern von »Nackerten«, aber man muss sich nicht sehr bemühen, um erotische Fotos oder Bilder zu sehen. Man muss sie nur wahrnehmen, und das tue ich sehr wohl, aber auch hier: je nach Stimmung ... Und im Laufe der Zeit wandelt sich doch offensichtlich das eigene Empfinden sehr, je nachdem, welchen optischen Reizen man erliegt.*

Tom: *Erotik in Medien gibt mir wirklich rein gar nichts (sofern wir Wichsvorlagen da rausnehmen). Ich weiß auch nicht, warum. Irgendwie scheine ich von dieser Seite her einfach unempfänglich zu sein, was auch schon zu diversen Disputen geführt hat, da ein Partner total drauf abfuhr. Aber jedem Tierchen sein Pläsierchen.*

Steffi: *Wie anbiedernd, wenn ich im Zusammenhang mit Erotika nun Cagliostro-Werke lobe, aber in der Tat verbinde ich zum Beispiel mit den »Neuen Leiden« lustvolle Erinnerungen. Ich kann mich erinnern, dass wir einander daraus vorgelesen haben (natürlich auch aus vergleichbaren Büchern) und dass einzelne Geschichten dann oft auch nicht an einem einzigen Abend zu Ende gelesen wurden (zwinkert). Filme oder Bilder funktionieren bei mir nicht so – bei mir spielt sich ganz viel im Kopf ab. Da sind es dann Wörter, die mich erregen, und die damit verbundenen Vorstellungen in meinem Kopf. Das bloße Betrachten eines Fotos oder gar eines »fertigen« Films finde ich weit weniger spannend als die Filme, die in meinem Kopf entstehen, mit den Bildern, die jemand schon durch wenige Worte hervorrufen kann.*

Doris: *Ich habe den »Englischen Patient« sehr gemocht wegen der Darstellung der Liebesgeschichte zwischen dem Grafen und der Abenteurerin, weil die beiden so spröde waren – die schönste Szene war die mit dem Bad (den Rest des Films fand ich nur blöd).*

A.: *Erotika haben mein Sexleben positiv beeinflusst, da sie zuweilen den Horizont erweitern können. Und nein, ich meine jetzt nicht Nachspielen irgendwelcher Szenen oder Passagen, sondern dass sie einen wirklich auf geistiger Ebene weiterbringen können. Klare Trennlinie sind Extreme wie Kinderpornographie/Vergewaltigungen oder sonstige »Abarten«, für die ich weder Verständnis aufbringen kann, noch mag. In der Literatur gefallen mir Henry Miller, W. S. Burroughs, Michael Turner, J. G. Ballard und Patti Smith. Gedichte: Patti Smith' »seventh heaven« (in dem Buch »Early Work 1970-1979«), Allen Ginsbergs Liebeserklärung an Neal Cassidy in: »ma-*

ny loves« (in dem Buch »Selected Poems 1947-1995«) und viele andere. Bei Musik ist Jeff Buckley purer Sex. Nick Cave hat Songs, die aus jeder Pore Erotik und Sex versprühen, so auch The Afghan Whigs, und auch Depeche Mode können knistern. In der Klassik ist es, wenn überhaupt, Chopin und Händel.

Der heimtückischste Feind

Möglicherweise stellen Sie fest, dass es Ihnen nicht ganz leicht fällt, auf diese Weise Ihrem erotischen Einfallsreichtum freien Lauf zu lassen und die passendsten Formulierungen zu finden. Wenn Ihnen plötzlich nichts einfällt und Ihr Gehirn wie leergeblasen scheint, obwohl Ihre Wortgewandtheit sonst nicht so sehr zu wünschen übrig lässt, dann gibt es dafür möglicherweise einen ganz bestimmten Grund, den ich oben schon erwähnt habe: das Gefühl der Scham. Es schaltet sich wie ein unbewusster Schutzmechanismus dazwischen und lässt gar nicht zu, dass Ihnen jene Sätze überhaupt in den Sinn kommen, die Sie als anständiges Mädchen oder braver Junge überhaupt nicht kennen dürften. Der Sexualtherapeut Klaus Heer beschreibt den dahinterliegenden Mechanismus in seinem Ratgeber »Wonneworte« sehr treffend: »Die fiesesten Wortfindungsstörungen fallen Sie aus der Scham-Ecke an. Dort kauert und lauert ja nicht nur die Scham selber; die Scham versteckt sich, solange es geht, hinter der Angst, sich zu blamieren. Die Scham-Angst lähmt womöglich Ihre lustvolle Fertigkeit, die Wörter über die Lippen zu bringen, welche die Dinge bezeichnen, die Ihnen am Herzen liegen oder auch im Bauch und zwischen den Beinen.« Als einen Lösungsweg für dieses Dilemma empfiehlt Herr Heer übrigens Assoziationsübungen, was in der Tat sehr sinnvoll sein kann, weil bei entsprechender Schnelligkeit der unterbewusste Zensor ausgeschaltet wird. Angenommen etwa, Sie und Ihr Partner würden einen Wettstreit daraus machen, sich beginnend mit einem Begriff wie meinetwegen »vögeln« abwechselnd Worte zuzurufen, die Ihnen spontan dazu einfallen: Also beispielsweise assoziiert Ihr Partner mit »vögeln« »Muschi«, Sie mit »Muschi« »Schwanz«, er mit »Schwanz« »Ständer« und so weiter. Wenn Sie das wirklich schnell spielen und jedes passende Wort zulassen würden (also nicht nur Substantive, sondern zum Beispiel auch Verben wie »spritzen«, Adjektive wie »glitschig« oder Interjektionen wie »keuch!«), dann hätten Sie, sobald Sie in diesem Spiel richtig »drin« sind, gar nicht mehr die nötige Zeit, um zu überlegen, ob Sie das Wörtchen »Faustfick« überhaupt kennen dürften oder nicht. Und von da ab könnten Sie sich zumindest auf privater bzw. intimer Basis nach dem alten Wilhelm-Busch-Motto richten: »Ist der Ruf erst ruiniert, lebt es sich ganz ungeniert.«

Woher die Scham rührt und wie man sie überwindet

So scherzhaft-ironisch Wilhelm Buschs Spruch daherkommt, so ist an ihm doch einiges Wahre dran. Unser Schamgefühl ist ja nicht eine allgemeingültige Instanz, sonst wäre es nicht so vollkommen unterschiedlich bei den verschiedenen Menschen ausgeprägt. Die einen bringen im sexuellen Zusammenhang selbst ihrem Partner gegenüber kaum das Wort »Schwanz« über ihre Lippen, die anderen berichten in Talkshows ganz Deutschland von ihrem Windelfetischismus. Das Schamgefühl resultiert also daraus, dass wir entweder unserem Selbstbild zuwiderhandeln würden, wenn wir bestimmte Dinge täten oder aussprächen (»so ein Mädchen bin ich nicht«), oder dass wir glauben, »es« gehöre sich nicht, bestimmte Dinge zu tun oder zu benennen (»Fotze sagt man nicht« – wer immer »man« sein soll). Das kann ja auch vollkommen unproblematisch sein. Wenn Sie und Ihr Partner sich zum Beispiel darin einig sind, dass sexuell aufgeladene Wörter grundsätzlich unanständig sind, und Sie sich, wenn es gar nicht anders geht, eben mit Formulierungen wie »da unten« behelfen – Sie kommen damit zurecht und es stört keinen Menschen. Das Dilemma entsteht, sobald Sie in zwei verschiedene Richtungen gezogen werden: Einerseits beherrscht Sie beispielsweise die aus der Kindheit übernommene Richtschnur, ein anständiges Mädchen zu sein, andererseits würden Sie Ihrem Liebesleben per Dirty Talking aber zu gerne mehr Pfeffer geben. Damit Sie Ihren Wünschen nach Anstand zum einen und nach sexueller Befreiung zum anderen gleichermaßen gerecht werden können, müssten Sie also eine Entscheidung treffen, die so oder so aussehen kann: Entweder »Ich kann unanständige Worte sagen, ohne verdorben zu sein, weil ich sie nur in intimen Momenten sage, wo sie ihren Platz haben und mir und meinem Partner guttun« oder »Wörter wie ›Schwanz‹ oder ›ficken‹ sind ja heutzutage gar nicht mehr so unanständig wie noch vor zwanzig oder dreißig Jahren.« Damit Ihre Befangenheit verschwindet, sollten Sie sich das allerdings nicht angestrengt einreden müssen, sondern tatsächlich als »wahr« (zumindest Ihre persönliche Wahrheit) akzeptieren – nicht nur auf der Ebene des Verstandes, sondern auch und vor allem auf der des Gefühls. Dazu kann es eben beitragen, wenn Sie Ihre anfänglichen Hemmungen überwinden und sich mit Welten wie denen der Erotika, Berichte sexueller Erfahrungen etc. auseinandersetzen, in denen solche Einstellungen gelebt werden. Sind Sie nach dem anfänglichen Widerstand auch auf Dauer abgestoßen, dann wissen Sie zumindest, dass das Dargestellte einfach nicht Ihr Ding ist.

Offene Worte:
»Ein Schwanz ist ein Schwanz ist ein Schwanz«

Katja: *Die Worte Scheide und Penis finde ich furchtbar. Es sei denn, ich möchte mein Kind aufklären. Oder ich unterhalte mich mit jemandem fachlich über die Geschlechtsorgane (etwa einem Arzt). Meistens sage ich »Mumu«, das erscheint mir noch am harmlosesten und unkompliziertesten. Bei Männern sage ich dann meist »sein Teil«. Während des Sex steigert sich meine Ausdrucksweise allerdings. Dann fängt es mit »Schlitz« an und hört mit »Fotze« auf. Sein Teil wird dann mit »Schwanz« angesprochen. Es gibt nätürlich auch »harmlosen« Sex, da wird nicht mit so harten Worten um sich ge-*

worfen. Da wird dann aber generell alles nicht so beim Namen genannt, sondern eher blümchenhaft umschrieben.

Beate: *Ein Schwanz ist ein Schwanz ist ein Schwanz. Eine Fotze ist eine Fotze ist eine Fotze. Punkt. Ich käme mir lächerlich vor, wenn ich ihm sagen würde, dass er »seinen Penis in meine Vagina einführen soll«. Klingt doch schon besser, wenn ich ihn auffordere, seinen Schwanz in meine Fotze zu stecken. Das ist eine direkte, ehrliche und aus meiner Sicht in keiner Weise ordinäre Sprache. Und macht mich auch ganz schön an. Sollte diese Sprache meinen Partner nicht anmachen oder sogar abstoßen, wäre er nicht der Richtige für mich. Ich denke nämlich nicht daran, irgendeinem Mann zuliebe plötzlich klinisch saubere Ausdrücke zu gebrauchen! Es kommt allerdings immer darauf an, welche Person solche Begriffe verwendet. Es gibt sehr ordinäre Menschen, und aus ihrem Mund klingen auch solche Worte ordinär – weil sie sie in der Regel als abfällige Bemerkungen gebrauchen.*

Michael: *Durchweg halten sich bei mir Worte wie Schwanz (es gibt doch kein Wort, das das männliche Geschlechtsorgan besser beschreibt, oder?) und Pussy (einfach weil's nicht ordinär klingt und eigentlich ganz gesellschaftstauglich ist).*

Maria: *Meine Wörter für Sexualorgane kreiere ich selbst, »Zuckerstengel« oder solche Ausdrücke. Ich gebe dem männlichen Geschlechtsorgan oft Namen (grinst), rede dann mit ihm und male ihm auch mal ein Gesicht, damit er sich besser artikulieren kann (lacht).*

Klaus: *Ich denke, mein sexueller Wortschatz ist eine Mischung aus allen nur denkbaren Quellen. Eigene Wortschöpfungen dienten zum Beispiel zu sexuellen Unterhaltungen in der Öffentlichkeit. Fellatio wurde über den Umweg Fellache zum ägyptischen Wüstenbauern und Cunnilingus durch Cumulus zu einer Haufenwolke und ähnliches. Die meisten Pornoaudrücke sind mir zu derb. Ich habe einmal eine Partnerin und mich beim Sex gefilmt und dabei bewusst derbe*

Ausdrücke gewählt. Beim Anschauen erkannte ich mich nicht wieder, es wirkte aufgesetzt. Speziell, weil ich beim eigentlichen Akt eher auch ein Stiller bin.

Tom: *Im Gespräch mit (männlichen) Freunden ist es Penis, Titten, Mumu, ich bin da wohl in der Pubertät hängengeblieben. Lustigerweise ist es aber was ganz anderes, primäre Geschlechtsteile im Gespräch mit Kumpeln zu benennen als im Intimleben. Mir ist mal bewusst geworden, dass ich für das weibliche Geschlechtsteil in letzterem Bereich kein Wort habe, und auch das neutrale »Penis« so gut wie immer vermeide. Das Ding ist auch einfach, dass ich kein Bedürfnis zu reden habe bei Zärtlichkeiten, zumindest nicht über Sex und die dazugehörigen Körperteile. Beim Sex schaltet sich mein Hirn eh aus, und ich bin nicht mehr in der Lage, irgendwas zu erzählen. Hatte bisher aber auch nur Partner, die ebenfalls nicht dabei geredet haben, insofern gab's da auch keine Probleme.*

Ich mag allerdings wirklich keine Kosewörter für Körperteile, und ich empfinde eine instinktive Abneigung gegenüber Menschen, die von »Möpsen« sprechen. Man könnte argumentieren, dass Titten nicht besser ist, aber ich denke, der Ton macht in diesem Fall die Musik: Titten in unserem Sprachgebrauch ist nie abfällig oder abwertend, sondern immer mit einem gewissen genießerisch-bewundernden Ton verbunden. In den seltenen Momenten der Schilderung eines echten sexuellen Erlebnisses wird dann auch von Brüsten gesprochen, einfach aus Respekt vor der anderen Person.

Steffi: *Es gibt viele Wörter, die sich nicht in meinem »normalen« Wortschatz befinden. Ich habe zum Beispiel Schwierigkeiten damit, Wörter wie »ficken« oder »Arsch« zu sagen. Für viele sind das gängige, immer wieder benutzte Ausdrücke – für mich nicht. »Normaler« Wortschatz bedeutet in dem Zusammenhang, dass man diese Wörter in einer Unterhaltung von mir nicht hören wird, und auch wenn ein Partner zu mir »lass uns ficken« sagen würde, fände ich das abstoßend. Anders ist es, wenn ich erregt bin. Irgendwann ist dann der Punkt erreicht, an dem genau diese Sprache mich erregt, an dem* *sie zusätzlich für Bilder im Kopf sorgt und dann einfach dazugehört. Ich mag keinen »leisen« Sex, ich möchte hören, dass ich Lust bereite und errege mit dem, was ich tue und wie ich es tue, und ich mag es, wenn mein Partner das dann auch zum Ausdruck bringt ... und da gab es auch nie Differenzen mit einem Partner, ganz im Gegenteil, das war immer für beide zusätzlich antörnend.*

Es gab mal eine Zeit, in der ich gelegentlich gechattet habe, und natürlich probiert man dann auch aus, wie das denn so ist mit dem Cybersex. Wenn ich dann von Männern gehört habe, dass sie ihren »Lustspeer« in meine »Grotte« tauchen wollten, dann finde ich das extrem witzig und erheiternd – dummerweise (oder auch nicht) allerdings kein wenig erotisierend. Also ist spätestens das der Moment, in dem ich mich aus so einem Gespräch ausklinken würde.

Mein aktiver Geschlechtsorgan-Wortschatz ist also sehr begrenzt – und das reicht mir vollkommen aus. Da gibt es dann zum Beispiel kaum Alternativen für »Schwanz«, die ich für mich ohne größere Heiterkeitsausbrüche akzeptabel finde. Beim weiblichen Geschlechtsorgan tue ich mich fast noch schwerer und merke, dass ich Bezeichnungen meines Partners übernehme – viele davon allerdings nicht wirklich schön finde (Möse zum Beispiel) und andere dann nur in bestimmten Situationen mag. »Fotze« wäre so eins. Allerdings finde ich es in der geschriebenen Form anstrengend, dass die oft falsch und mit V geschrieben wird – also kann ein Wort, das kaum jemand richtig schreibt, auch nicht unbedingt klasse sein (zwinkert).

Ihr intimes Notizbuch

Eben weil man in unserer Kultur nur schwer leben kann, ohne mit erotischen Darstellungen in Berührung zu kommen, haben Sie jedoch vermutlich schon entsprechende Erfahrungen gemacht. Deshalb brauchen Sie sich vielleicht gar nicht erst wieder neu in diese Materie vertiefen, sondern es reicht, wenn Sie sich einfach zurückerinnern. Damit aus Ihren Gedanken auch wirklich greifbare Worte werden, wäre es hilfreich, sie schriftlich niederzulegen. Nehmen Sie sich also ein Schreibheft oder einen Notizblock und einen Kugelschreiber und beantworten Sie für sich selbst, als ob es ein Test oder eine Hausaufgabe für die Schule wäre: Von all den Filmen und Filmszenen, die Sie je gesehen haben, welche davon fanden Sie erotisch am ansprechendsten? Warum? Was genau hat Sie so besonders berührt? Beschreiben Sie die in dieser Hinsicht wichtigsten Szenen und Einstellungen so detailliert wie möglich. Tun Sie dann dasselbe mit erotischen Büchern oder Buchpassagen, die Sie gelesen haben, mit Magazinbeiträgen, Fotos, die Sie erotisch fanden (das kann alles sein zwischen den muskelbepackten Kerlen von »Men's Health« bis zu jungenhaften Stars romantischer Hollywood-Filme), erotischen Werken der klassischen Kunst, Gedichten und Popsongs. Je mehr Zeit Sie sich nehmen, je aufmerksamer Sie in sich hineinhorchen und je gründlicher Sie alles niederlegen, desto besser werden Sie Ihre erotische Sprache entwickeln können: entweder indem Sie bereits vorgefundene Formulierungen übernehmen, oder indem Sie Ihre eigenen Formulierungen erschaffen für das, was Sie erregt. Je besser Sie darin werden, allein und in Ruhe mit Ihrem Schreibheft die richtigen Worte zu finden, desto besser wird es Ihnen gelingen, wenn Sie in der Hitze der Leidenschaft mit Ihrem Partner im Clinch liegen.

Es hilft Ihnen vermutlich, wenn Sie gleich von Anfang an mit sich selbst ausmachen, dass Sie Ihre Niederschriften niemand anderem zeigen werden. Nur dann können Sie wirklich ohne Angst und Hemmungen schreiben. Wenn Sie bei jedem zweiten Wort überlegen müssen, was wohl Ihr Partner oder ein anderes Familienmitglied dazu sagen würde, schadet das nur bei der Überwindung Ihrer mentalen Blockaden. Dieses Schreibheft sollten Sie ebenso privat halten, wie Sie das bei Ihrem Tagebuch tun (würden).

Gibt es in Ihrer sexuellen Lebensgeschichte ein Muster?

Ich möchte den Porno-Skeptikern allerdings zumindest in so weit Recht geben, dass solche Medienprodukte nicht das einzige sein sollten, womit Sie erspüren, was Sie erotisch anmacht und was Sie kalt lässt. Vielleicht sogar noch sehr viel aussagekräftiger kann Ihre eigene sexuelle Lebensgeschichte sein, wenn es um die Auswirkung von Dirty Talking geht. Lassen Sie Ihre Erinnerung zurückwandern und führen Sie sich jene Erfahrungen wieder vor Augen, die durch sexuelle Worte besonders intensiv gerieten. Worauf stoßen Sie? Haben Sie sich besonders erregt, wenn Ihnen Ihr jeweiliger Lover seine Bewunderung oder Wertschätzung ausgedrückt hat: über Ihr Wesen, Ihr Verhalten oder die Attraktivität Ihres Körpers oder Teilen davon? Oder sind Sie vor allem dann in Wallung geraten, wenn Ihnen Ihr Liebster heiße Versprechungen gemacht hat, was er als nächstes mit Ihnen anstellen wird? Sind Sie auf Worte angesprungen, die emotionale Nähe oder solche, die reine Geilheit signalisiert haben? Welche Rolle spielte die Phase der sexuellen Begegnung, in der Sie sich gerade befanden? (Beispielsweise wäre es denkbar, dass Sie sich in der Anfangsphase über schmeichelhafte Bemerkungen zu Ihrem Äußeren antörnen ließen, dann später, während den Sex, durch wirklich heiße, »schmutzige« Formulierungen und danach durch Bekundungen von Intimität und Nähe.) Oder fanden Sie es vielleicht besonders hinreißend, wenn Ihr Partner so hin und weg war, dass er außer zu sinnlosem Gestammel wie »Mehr!« oder »Bitte!« und unartikulierten, animalischen Lauten der Lust zu gar nichts anderem mehr in der Lage war? Was haben Sie selbst von sich gegeben, das Ihre Erregung steigerte?

Sich frühere erotische Erlebnisse in dieser Hinsicht noch einmal vor Ohren zu führen ist lange nicht so trivial, wie es dem einen oder anderen vielleicht erscheinen mag. Vielleicht lassen sich nämlich bestimmte Muster oder wiederkehrende Themen erkennen. Die US-amerikanische Sexualtherapeutin Bonnie Gabriel nennt in ihrem Buch »The Fine Art of Erotic Talk« zwei Beispiele von Teilnehmern ihrer Seminare. Da war zunächst Samantha, die sich daran erinnerte, einmal besonders dadurch erregt worden zu sein, dass ihr ein Lover ohne Umschweife mitteilte: »Ich plane, dich in Besitz zu nehmen, Körper, Geist und Seele.« Eine andere herausragende Erinnerung handelte von einem Freund im College, der ihr befahl, sich vor ihm zu entkleiden. Und die dritte Erinnerung besonderer Leidenschaft verband sie mit dem Satz »Jetzt gehörst du ganz mir« Sobald sie sich einmal all dessen bewusst geworden war, wurde ihr klar, dass der gemeinsame Nenner der Gefallen daran war, beherrscht zu werden. Für Unterwerfungsspiele hatte sie sich bislang nie interessiert, aber jetzt erkannte sie, dass zumindest verbale Äußerungen in dieser Richtung nicht ohne Wirkung auf sie blieben. Als zweites Beispiel führt Bonnie Gabriel den Studenten Evan an, der bei seiner Rückschau Exhibitionismus als dasjenige Thema ausmachte, das ihn besonders scharf machte: egal ob ihm seine Freundin anvertraute, sie würde gerade keine Unterwäsche tragen, ob sie ihn in der Öffentlichkeit aufforderte, es ihr jetzt gleich zu besorgen, selbst mit dem Risiko, dabei von anderen ertappt zu werden, oder ob sie ihm scherzhaft vorschlug, mit ihren sexuellen Fertigkeiten gemeinsam in der nächsten Talentshow aufzutreten. Es sind natürlich zahlreiche weitere gemeinsame Themen denkbar. Finden Sie eines bei Ihnen?

Marion: *Es gibt einen bestimmten Satz, der mir die Nackenhaare aufstellt: »Zieh dich aus!« Gleiche Wirkung haben eigentlich alle Sätze, die in genau das Muster passen. Der Mann sollte das Ausrufezeichen deutlich sprechen, der Satz, die Stimme und die Gestik müssen zum Inhalt passen und mir direkt klar machen, dass jetzt er bestimmt. Die Vorstellung, mich einem Mann und seinen Wünschen hinzugeben, und das Wissen, dabei auch selbst gut bedient zu werden, lassen mich alles andere vergessen. Der Satz »Zieh dich aus!« ist besonders schön, weil ich als erstes die schützende Kleidung ablegen kann, während er sie meist noch an hat. Ich mag den Kontrast besonders.*

Wie man seine grundlegende Wahrnehmungsebene herausfindet (und was es einem bringt)

Ein weiteres bei Ihnen vorherrschendes Muster ist Ihre grundlegende Wahrnehmungsebene. Hier gibt es vor allem drei verschiedene

Kategorien. Menschen denken und sprechen demnach entweder visuell oder kinästhetisch oder auditiv. Ein visueller Mensch richtet sich vor allem nach all dem, was er sieht und lässt diese Haltung automatisch auch in seine Formulierungen einfließen. Er würde also Worte wie »Perspektive« oder »inneres Auge« verwenden und Formulierungen wie »es sieht ganz gut aus«, »mal sehen«, »es sollte überschaubar bleiben«, »ich hatte Scheuklappen auf, aber jetzt wird mir alles klar«. Ein kinästhetischer Mensch ist mehr an dem orientiert, was er fühlt. Er würde von »kalten« und »warmen« Personen sprechen, davon, »eine heiße Sache trotzdem anzupacken und in den Griff zu bekommen«, oder von »mehr Nachdruck verleihen«. Für einen auditiven Menschen ist sein Ohr das prägendste Sinnesorgan. Für ihn ist es wichtig, ob etwas »gut klingt« und sich nicht »widersprüchlich anhört«, damit er nicht »missgestimmt« ist und »aus dem Takt kommt«, obwohl es ihn eigentlich »anspricht« und er gerne mehr »Resonanz« finden würde, statt sich »taub zu stellen«. Natürlich sind das alles recht grobe Vereinfachungen. Zum einen gibt es viele Mischtypen, zum anderen wurden diese beiden Gruppen ansatzweise um gustatorische und olfaktorische Menschen erweitert, also solche, für die Geschmack und Geruch wichtig sind. Ein Gustatoriker würde beispielsweise sagen »die Angelegenheit schmeckt mir nicht«. Olfaktoriker hätten da formuliert »die Sache stinkt« und sagen als erstes, wenn sie ein Zimmer betreten, dass dort unbedingt mal gelüftet werden müsste. Aber am wahrscheinlichsten ist doch, dass Sie zu einer der drei Hauptgruppen gehören und Ihre Welt visuell, kinästhetisch oder auditiv wahrnehmen und beschreiben. Das gilt dann eben auch für Ihre Erotik bzw. Ihre erotische Kommunikation.

Wenn Sie herausfinden möchten, zu welchem der drei Grundtypen Sie am ehesten gehören, können Sie zum einen Ihre Sprache beobachten bzw. (weil das für einen selbst nicht so ganz einfach ist) Ihre Mitmenschen um Rückmeldungen bitten, welche Ausdrucksweise diese bei Ihnen am stärksten wahrnehmen. Sie können daraus aber auch gleich eine erotische Übung machen und herausfinden, was Sie am meisten erregt: Wenn Ihr Partner stumm vor Ihnen strippt, Sie ihn aber nicht anfassen dürfen? Wenn Sie mit verbundenen Augen zuhören sollen, wie er Ihnen erotische Wörter und Laute ins Ohr flüstert? Oder wenn er Sie, während Ihre Augen noch immer verbunden sind, zärtlich streichelt und massiert? Vor allzu schnellen Schlussfolgerungen sollten Sie hier allerdings ein wenig auf der Hut sein. Beispielsweise heißt es ja, dass Männer erotisch mehr auf visuelle Reize reagieren (und sich deshalb insgesamt für Pornos und erotische Wandkalender doch etwas mehr begeistern lassen als Frauen) und dass für Frauen das Fühlen wesentlich wichtiger ist. Ich bin mir aber nicht sicher, ob es sich dabei nicht nur um ein beliebtes Vorurteil handelt, das niemals wissenschaftlich überprüft und gegengecheckt wurde. Meiner Einschätzung nach ist die Erregbarkeit durch Berührungen bei fast allen Menschen beiderlei Geschlechts zumindest etwas mehr ausgeprägt, einfach weil Sehen und Hören bei den meisten von uns doch abgestumpfter ist. (Falls Sie allerdings zum Beispiel schwerhörig sind, aber dafür mehrere Stunden am Tag exquisiten Liebesspielen widmen, schätzen Sie das möglicherweise anders ein.)

Nichtsdestoweniger sollten Sie auch über Ihren sonstigen persönlichen Hintergrund recht gut beurteilen können, zu welchem Typ Sie gehören. Ich beispielsweise bin Film- und Fernsehwissenschaftler, liebe Comics ebenso wie erotische Fotos, hatte aber nie das Interesse daran, bei Popsongs die musikalischen Feinheiten herauszuhören, und bin auch niemand, der Leute ständig anfassen muss, um sicherzugehen, dass sie noch neben mir stehen. Vermutlich bin ich also mehr der visuelle Typ. Auf ähnliche Weise können Sie auch bei sich selbst vorgehen.

Wenn Sie vor allem auditiv veranlagt sind, ist es ganz sicher kein Wunder, dass Sie sich gerade für ein Buch über Dirty Talking interessieren. Möglichereise waren Sie aber bisher auch so sehr auf visuelle/kinästhetische Reize ausgelegt, dass die Ebene des Sprechens und Hörens bei Ihnen bisher wie automatisch in den Hintergrund getreten ist und Sie dort jetzt einiges nachholen möchten. Aber auch wenn Sie zu einer dieser beiden anderen Kategorien zählen, können Sie das Wissen darüber ausnutzen, indem Sie entsprechende

Formulierungen in Ihre erotische Kommunikation einfließen lassen. Dasselbe gilt auch, wenn Sie herausgefunden haben, was das ausschlaggebende Muster Ihres Partners ist. Wenn er mehr visuell orientiert ist, werden Sie darauf Wert legen, Sichtbares zu beschreiben, um ihn anzuheizen, werden ihm erzählen, wie sehr es Sie erregt, die sinnlichen Bewegungen seines Körpers zu betrachten, seine atemberaubende Figur/Statur oder den Glanz in seinen Augen. Ist er auditiv, rücken Sie in derselben Art alles Hörbare ins Zentrum: den Klang seiner Stimme, den erregten Rhythmus seines Atems, sein Seufzen und Stöhnen. Und natürlich betonen Sie die Ebene des Fühlens, wenn er kinästhetisch ausgerichtet sein sollte, seine weiche Haut etwa, seine sanften Berührungen oder die Weise, wie er tief in Sie eindringt. Sie brauchen keine Manie aus dieser Art sich auszudrücken entwickeln, aber sie kann Ihnen helfen. Schon wenn Sie mit Ihrem Partner in einem Bistro sitzen oder gerade auf dem Heimweg sind, können Sie Ihre Verführung damit beginnen, dass Sie sie speziell an sein vorherrschendes Wahrnehmungsmuster richten: »Ich zerfließe schon fast vor Sehnsucht, deinen Körper unter meinem zittern und beben zu spüren, dein Haar auf meiner Wange, meine Fingerkuppen auf deiner Haut.« Oder Sie können beschreiben, was Sie sehen und was Sie dabei besonders anmacht, wenn Sie mit ihm Liebe machen: der Teint seiner Haut oder das erregte Zucken seines Gliedes. So können Sie besonders schnell eine tiefe Verbundenheit mit ihm aufbauen und ihn dort ansprechen, wo seine Antennen am empfänglichsten sind.

Denken Sie aber auch daran, dass eine solche Ausrichtung nicht notwendigerweise für ein ganzes Leben festgelegt ist. Es ist zum Beispiel gut vorstellbar, dass jemand, der bislang in erster Linie visuell orientiert ist, sich dann aber über längere Zeit hinweg beispielsweise mit all diesen Übungen dieses Buches beschäftigt, sein auditives Vermögen immer weiter stärkt, immer sensibler für diese Ebene wird, sodass sie sich schließlich zur eigentlich vorherrschenden entwickelt.

So erstellen Sie Ihr persönliches erotisches Vokabular

Auf diese Weise haben Sie also erst einmal herausgefunden, auf welcher Wellenlänge Sie am besten senden und empfangen können. Widmen wir uns jetzt dem Bereich, der Ihnen möglicherweise am einfachsten und zugleich am grundlegendsten im Zusammenhang mit Dirty Talking erscheint: dem Finden der richtigen Worte und dem Zusammenstellen eines erotischen Vokabulars. Wie Sie beim Durchblättern dieses Buches vermutlich schon feststellen konnten, habe ich Ihnen im Anhang als kleine Hilfe eigens eine Art erotisches Wörterbuch zusammengestellt. Allerdings würde ich Ihnen nicht unbedingt raten, dieses Wörterbuch als ersten Ausgangspunkt zu benutzen, sondern erst im zweiten Schritt. Im ersten Schritt hielte ich es für sinnvoller, wenn Sie sich ein solches Verzeichnis selbst erstellen. Nehmen Sie einfach noch mal Ihren Notizblock oder Ihr Schreibheft zur Hand, und halten Sie darin fest, was Ihnen an reizvollen Synonymen beispielsweise für die weiblichen und männlichen Geschlechtsorgane, für den sexuellen Verkehr und vieles andere in den Sinn kommt.

Diese Aufforderung mag Sie unter Umständen ein wenig überraschen. Warum sollten Sie sich die Mühe machen, so ein Vokabular noch einmal selbst zu erstellen, wenn ich Ihnen die Arbeit bereits abgenommen habe und Sie es hier in einem Ratgeber vor sich liegen haben, den Sie vielleicht unter anderem deshalb extra gekauft haben? Ganz einfach: Was ich hier als Konzentrat verschiedener sprach- und sexualwissenschaftlicher Veröffentlichungen zusammengeführt habe, stellt bereits meine persönliche Auswahl dar: ein Repertoire an Ausdrücken, die ich nicht nur für mich, sondern für eine möglichst breite Leserschaft für möglicherweise erregend halte. Das bedeutet, dass schon einmal eine große Anzahl medizinisch-biologischer Fachausdrücke wie »Vagina« oder »Vulva« wegfallen. Meiner Einschätzung und Erfahrung nach halten die meisten Menschen sie nicht für erotisch aufreizend, egal ob sie geflüstert, gekeucht oder lustvoll geschrieen werden. Ebenso weggelassen habe ich allzu herabsetzende Ausdrücke (etwa bestimmte Wörter aus der

Zuhältersprache für das weibliche Geschlechtsorgan wie »Sparschwein« oder »Goldgrube«) sowie sämtliche Wendungen aus dem Dialekt (so zum Beispiel das Schweizerische »Zipferl(i)«). Ich gehe davon aus, dass Menschen, die diesen Dialekt nicht selbst sprechen, solche Ausdrücke eher erheiternd als für sich selbst verwendbar halten. Kurz: All diese Wortgebilde sind zwar sicherlich sprachwissenschaftlich interessant, aber die Mehrzahl der deutschen Leser dürften sie bei ihrer Erregung eher hindern als diese zu befördern. Ihr Nutzwert ist also sehr beschränkt, und eben darum geht es ja in diesem Buch.

Andererseits aber kann es sein, dass Sie genau zu jenen Menschen gehören, die von diesen Worten sehr wohl angesprochen werden. Vielleicht stammen Sie selbst aus der Schweiz und haben in Ihrer Jugend bei den ersten erotischen Erfahrungen immer von »Zipferl« gesprochen, sodass dieses Wort bei Ihnen höchst angenehme Gefühle auslöst. Oder das Wort »Fotze« taucht regelmäßig in Ihren Lieblingspornos auf, und gerade die damit verbundene Derbheit spricht Sie an. Oder Sie kennen, vielleicht aus Ihrem eigenen Dialekt oder auch Slang, den einen oder anderen Ausdruck, der in all meinen Quellen überhaupt nicht vorkommt. Wenn das so wäre, wäre es schade, wenn all diese Ausdrücke verschüttet gingen, nur weil Sie sich zu sehr von meinen Vorgaben leiten lassen. Erforschen Sie besser zuerst, was in Ihrem eigenen Hinterkopf alles herumschwirrt, und checken Sie erst dann weitere Möglichkeiten auf ihre Verwendbarkeit.

Wie aber kann dieses Auf-Verwendbarkeit-Abchecken genau aussehen? Zuerst sieben Sie natürlich ganz spontan aus, einfach indem Ihnen einige Wörter spontan zusagen, andere Sie unbeeindruckt lassen oder sogar abstoßen. Noch genauer können Sie die Wirkung bestimmter Ausdrücke in dem von mir bereits erwähnten »Versuchslabor Selbstbefriedigung« austesten, in dem Sie übrigens auch Ihren eigenen erotischen Wortschatz an die Oberfläche Ihres Bewusstseins treten lassen können. Streicheln Sie sich selbst und sprechen Sie dabei aus, was immer Ihnen gerade in den Sinn kommt, ohne dass Sie sich selbst zensieren. Überlassen Sie sich ganz Ihrem Bewusstseinsstrom. Sie können so albern, sinnlos und vulgär sein, wie Sie möchten. Stellen Sie dann rückblickend fest, welche Wörter nach oben gedrungen sind und welche Empfindungen sie in Ihnen auslösten. Manche werden Sie erregen und in Stimmung bringen, andere eher befremden, Sie abstoßen oder Sie werden sie peinlich finden. Und schließlich können Sie eine letzte Übung mit Ihrem Partner machen, indem er Sie beispielsweise massiert oder anderweitig liebkost und dabei bestimmte dieser »schmutzigen« Wörter verwendet. Auch hier ist es wieder von Bedeutung, dass Sie zunächst einmal zuhören, ohne zu urteilen, ob diese Wörter jetzt »geschmacklos«, »zu gespreizt« oder anderweitig unangemessen sind. Zu frühe Kritik und Skepsis kann beim erotischen Zuhören tödlich sein. Seien Sie einfach nur empfangsbereit und neugierig, ob manche dieser Wörter in Ihnen bestimmte Empfindungen auslösen und welche.

Wenn Sie alle oder einige der von mir genannten Vorschläge in die Tat umsetzen, werden Sie schließlich zu einer Liste von Wörtern gelangen, die Sie gerne hören oder aussprechen möchten (was nicht dieselben Wörter sein müssen!), und andere, die Sie von den Schwingen der Lust wieder herunterholen, weil Sie sie aus welchen Gründen auch immer einfach nicht mögen. Ihr Partner kann dasselbe tun, wenn er möchte. Im Ergebnis werden Sie eine hoffentlich recht große gemeinsame Schnittmenge von Wörtern und Wendungen erhalten, die Sie beide anmachen, und Sie werden einige Formulierungen finden, die Sie vermeiden sollten. Diese Übung mag zwar so wirken, als ob sie sinnliche Kommunikation zu einer Art Schulaufgabe in Mengenlehre reduziert, aber sie kann Ihnen zu vielleicht überraschenden und ebenso nützlichen Ergebnissen verhelfen. Vielleicht stellen Sie zum Beispiel fest, dass Ihr Partner ein oder mehrere Worte absolut nicht leiden kann, die für Sie selbstverständlicher Teil Ihres Repertoires waren, sie aber bisher immer schweigend hingenommen hat, weil es ihm zu dumm war, deswegen extra eine Grundsatzdiskussion vom Zaun zu brechen. (Eine gute Bekannte von mir fand zum Beispiel die Formulierung »es miteinander treiben« asozial, die für mich selbst geschmacksneutral bis positiv belegt ist.) Das erfreuliche Resulat ist, dass jeder von Ihnen beiden jetzt weiß, was er sagen und was er am besten vermeiden sollte, wenn er den anderen so richtig in Fahrt bringen will.

Mehr Raum für Ihre Kreativität

Nun gibt es allerdings Leute, die empfinden diese Ausdrücke *sämtlich* als in irgendeiner Hinsicht unzureichend. Ein Grund dafür kann sein, dass es eben fremde Formulierungen sind und sie nicht das jeweils individuell Eigene ausdrücken. In diesem Fall steht Ihnen nichts im Weg, wenn Sie einfach eigene Wörter suchen oder entwerfen. Liebespaare verfügen oft über einen Schatz sinnlicher Wendungen, der nur ihnen selbst zur Verfügung steht. Die US-amerikanische Kolumnistin Isadora Altman veranstaltete in ihrer Sex-Ratgeberecke einmal einen Wettbewerb zur einfallsreichen Benennung des weiblichen Genitals und erhielt von ihren Leserinnen und Lesern so einfallsreiche Ideen zugesandt wie »Köcher«, »Tempel der Venus«, »Bienenstock«, »Hafen der Freude«, »Klish« und »Wunderland« (für einen Penis namens »Alice«). Auch hier hilft Ihnen vermutlich freie Assoziation am meisten. Es kann aber auch sein, dass es Sie weiterbringt, wenn Sie auf die erotischen Wendungen fremder Sprachen zurückzugreifen. Möglicherweise hört sich eine entsprechende Bezeichnung für Sie viel weniger »primitiv« und drastisch an, wenn sie dem Italienischen oder Französischen entstammt und so zum einen eine andere Sprachmelodie hat und Sie zum anderen nicht an eine Sprachebene erinnert, die Sie – vielleicht aufgrund schlechter Erfahrungen damit – als unangenehm erleben. In dem Fall mag Ihnen ein Vokabular als weniger bedrohlich oder geschmacklos erscheinen, das nicht automatisch negative Assoziationen bei Ihnen hervorruft. Auch hierfür gibt es eine ganze Reihe brauchbarer Wörterbücher, so etwa »Dirty Flirts. Inglish 4 U« sowie »Dirty Words. Inglish 4 U« aus dem Europa-Verlag oder Friedrich Kurs bei Eichborn erschienener Band »How to Use Dirty Words«. Für die Liebhaber besonders exotischer Fremdsprachen existiert sogar ein »Dirty Words. Sächsisch« (Belchen-Verlag) – und zahlreicher anderer Dialekte von Alemannisch bis Ruhrpott. Aber wie weiter oben schon gesagt: So was muss man eben mögen ...

Wenn Sie extrem exotisch sein möchten, Ihr erotisches Denken von den Fesseln der europäischen Sprachen insgesamt befreien und nebenbei vielleicht noch ein bisschen angeben wollen, dann sollten Sie sich vielleicht einmal mit der Ausdrucksweise anderer Kulturen vertraut machen. Die Wörter »lingam« und »yoni« kennen viele von uns ja aus dem Kamasutra, aber darüber hinaus kann es schon faszinierend sein, dass Taoisten und Tantriker erotische Ausdrücke geprägt haben, für die in unserer vergleichsweise puritanischen Tradition die Begrifflichkeit völlig fehlt: etwa für die verschiedenen Tiefen der Scheide. Auch der erotische Wortschatz der Quodoushka, eines amerikanischen Indianerstammes, wurde kürzlich von entsprechend interessierten Forschern entdeckt. Das Reizvolle hierbei ist, dass all diese Wörter eben nicht nur neue und ungewohnte Ausdrücke sind, sondern auch eine ganz andere Denkweise, eine völlig unterschiedliche Philosophie der Sexualität mit sich führen. In der Auseinandersetzung damit könnten wir also völlig neue Perspektiven und Konzepte für unsere eigenen Empfindungen und Vorstellungen gewinnen, die mit Dirty Talking beginnen, schlussendlich aber weit darüber hinausgehen. Leider gibt es hier nur ein Buch, das ich in dieser Hinsicht empfehlen kann, und das ist englisch, recht wissenschaftlich und mit 30 Dollar ganz schön teuer: Suzanne Fraysers »Varieties of Sexual Experience. An Anthropological Perspective on Human Sexuality«. Um sich damit zu beschäftigen, muss man wohl wirklich intensives völkerkundliches Interesse haben.

Engel, Luder, Hengst, Pirat: Wie nennen Sie Ihren Partner?

Ihr Talent, erotisch möglichst ansprechende Bezeichnungen zu finden, kann sich schließlich auf einen Bereich erstrecken, den ich noch gar nicht genannt habe: einen Kosenamen für Ihren Partner. Auch hier mag es hilfreich sein, wenn Sie sich zunächst in eine Situation begeben, in der Sie Ihre Gefühle für Ihren Liebsten besonders intensiv spüren. Setzen oder legen Sie sich zum Beispiel nah einander gegenüber, schauen Sie sich tief in die Augen und spüren Sie bewusst Ihre Empfindungen der Zuneigung, der Wärme und des Begehrens. Vielleicht möchten Sie Ihren Partner sanft streicheln, während Sie ihn beim Vornamen nennen. Fühlen Sie nach, welche Gefühle dieser Klang in Ihnen auslöst, was Intimität und Erregung anbelangt. Ihr Partner sollte dasselbe tun. Danach können Sie auf dieselbe Weise die Wirkung anderer Namen auf Sie beide ausprobieren – beginnend mit Verkleinerungen (z. B. Betty, Lisa oder Lis für Elisabeth), dann den mehr oder weniger gängigen Kosenamen (Engel, Schatz, Cowboy, Puschel, Hase, Tiger und vermutlich hunderte andere) und schließlich mit Ihren ganz eigenen Kreationen. Wenn Sie mit einer der beiden erstgenannten Varianten zufrieden sind, ist alles in Ordnung, aber Sie können sich auch herausfordern und einen Namen suchen, der ganz besonders auf diesen Menschen und Ihre Gefühle ihm gegenüber passt. Vielleicht möchten Sie etwas in diesen Namen legen, das Sie ganz besonders an Ihrem Liebsten mögen oder das seinen Geist, seine Persönlichkeit besonders treffend wiedergibt (so wie die Indianer das bei ihrer Namensgebung tun). Vielleicht können Sie Aspekte seines Wesens hervorholen, die er normalerweise im Alltag nicht nach außen kehrt: eine kindlichere, verspieltere oder diabolischere Seite? Vielleicht bringt Ihnen dieses kleine Experiment etwas, vielleicht finden Sie es beim Ausprobieren einfach nur albern und müssen anfangen zu lachen. Das wäre auch nicht unbedingt das schlechteste Ergebnis. Auf den Versuch jedenfalls sollten Sie es ruhig einmal ankommen lassen.

Offene Worte: »Im Moment bin ich Göttin«

Sandra: *Mein Freund nannte mich erst Erdbeere, weil mein Duschgel nach Erdbeere roch. Irgendwann nannte er mich Sternschnuppe, weil ich das Schönste, Beste sei, was er sich je hätte wünschen können. Aus diesem Grund nenne ich ihn auch Schnupp. Meistens je-*

doch verwenden wir alltägliche Begriffe wie Schatz/Schätzchen/Liebchen ...

Heiko: *Kosenamen? Yepp: Ich bin »Bärbold«, sie ist »Knuffelbunti«. Gott wie peinlich ...*

Miriam: *Auf Kosenamen steh' ich nicht so. Im Moment bin ich »Göttin«. Warum, das hab' ich nicht gefragt (zwinkert).*

Klaus: *Ich hatte für jede meiner Partnerinnen einen Kosenamen (mindestens einen), wobei ich stets darauf geachtet habe, dass es erstens keine bloßen Verkleinerungsformen sind und zweitens jede Frau ihre eigenen bekommt. Namen wie Schatz oder Liebling lösen in mir einen Brechreiz ob ihrer Austauschbarkeit aus. Bei der einen sind es verschiedene russische Liebkosungen gewesen (Miloschka zum Beispiel), eine hieß Windsbraut wegen ihrer wüsten Frisur. Eine war eine Hexe (Geburtstag an Halloween, und ich war das erste Mal in der Walpurgisnacht mit ihr intim), eine wurde wegen ihrer vorstehenden Wirbelfortsätze zu einem Drachen und eine Elektrikerin zu meinem Fünkchen. Ich habe selten Kosenamen bekommen, und das war auch gut so. Ich wurde in meiner Kindheit mit den unmöglichsten Spitznamen bedacht, sodass mein Bedarf gedeckt ist. Ich lege auch keinen Wert darauf, diese Kosenamen in der Öffentlichkeit zu verwenden. Und gerade diese Abneigung hat zu meinem derzeitigen Kosenamen geführt, den ich verschweigen werde. Aber der Sinn dieses Namens ist es gerade, meine Abneigung zu persiflieren. Er ist albern, klischeebeladen und hat eine Verkleinerungsform angehängt. Mir ist dieser Name peinlich.*

Tanja: *Der Kosename meiner Partnerin lautet Bienchen, weil sie im Internet »Maja« ist (zwinkert).*

Albert: *Meine Freundin bezeichnet sich oft als »pet«, sprich Haustier, weil sie klein und dumm ist, und mich in Folge als »master«, weil ich ihr sagen muss/soll, was sie zu tun hat.*

Tina: *Für mich sind alle einfach nur »Schatz« oder »Spatz«. Momentan werde ich auch so genannt. Liegt aber wohl daran, dass ich mit bestimmten Kosenamen nicht mehr angesprochen werden möchte. »Schneckle« hab' ich mal bekommen, weil ich angeblich so süß wäre wie 'ne Schnecke; »Engel«, weil ich blond bin und auf ihn wohl auch engelhaft gewirkt habe.*

Doris: *Kosenamen benutze ich nicht und möchte auch nicht, dass sie jemand für mich benutzt. Ich finde sowas degradierend, einen Menschen nur aufgrund der Tatsache, dass er geliebt wird, zu einer Dumpfbacke abzustufen. Was gibt es Peinlicheres als irgendwelche Leute, die lauthals nach ihrem »Bärchen« oder sonstwas rufen?*

Jessica: *Kosenamen sind ätzend.*

10. KAPITEL

»Liebster, glaubst du, der Rock würde dir stehen?« – Phantasien ins Spiel bringen

In diesem Buch habe ich Sie mehrfach dazu ermuntert, Ihre Hemmungen zu überwinden und Ihrem Partner Ihre erotischen Phantasien mitzuteilen. Das hat auch seinen guten Grund, denn je mehr Sie und Ihr Partner über Ihre sexuellen Innenwelten erfahren, desto näher können Sie einander kennen lernen und desto besser verstehen, was Sie in Ihrer weiblichen oder männlichen Sexualität ausmacht. Vielleicht entdecken Sie beim anderen ja eine Seite, mit der Sie nie gerechnet hätten und die etwas in Ihnen zum Klingen bringt oder die zumindest bestimmte Verhaltensweisen Ihres Liebsten erklärt. Offenheit stellt häufig die Schnellstraße zur Intimität dar.

Intime Phantasien mitteilen: Was man beachten sollte

Es gibt allerdings auch einige Dinge, wo Sie Vorsicht walten lassen sollten, statt sich völlig naiv in eine Situation zu begeben, die womöglich Ihrer Beziehung eher schadet als nützt. Ich hoffe, dass meine Warnhinweise keine unsinnigen Hemmungen bestärken, aber häufig verleiht einem ja gerade die Fähigkeit, die Umstände so zutreffend wie möglich einzuschätzen, erst zur eigentlichen Selbstsicherheit.

Sind Sie sich beispielsweise sicher, dass Ihr Partner gut damit umgehen kann, wenn Sie ihm Ihre Phantasien mitteilen? Vielleicht ist seine Einstellung zur Sexualität ja deutlich konservativer als Ihre, und er ist von ungewöhnlichen Ideen eher überfordert. Angenommen beispielsweise, Sie hätten schon ab und zu die Vorstellung, im Bett nicht immer nur zu zweit zu sein, dann ist es ja schon denkbar, dass Ihr Lover nicht automatisch in helle Begeisterung ausbricht, wenn er davon erfährt. Noch einmal mehr gilt das natürlich, wenn Ihnen erotische Träume an einen gemeinsamen Bekannten nicht aus dem Kopf gehen. Selbst wenn Sie nie im Leben auf die Idee kämen, mit dieser Person tatsächlich auch nur in Körperkontakt zu treten, dürfte das Ihren Partner ziemlich aufwühlen und seine Eifersucht wecken – insbesondere da er sich gegen einen Phantasie-Lover anders als gegen einen tatsächlichen Rivalen nicht dauerhaft durchsetzen und sicher sein kann, ihn aus dem Felde geschlagen zu haben. Aber es gibt auch eine ganze Reihe anderer Phantasien, die Ihren Partner eventuell eher verstören. Solange Sie hier berechtigten Anlass zur Sorge haben, gibt es keinen Grund für Sie, solche Dinge Ihrem Liebsten mitzuteilen. Eine *Verpflichtung*, den Partner in die geheimsten Winkel seiner Seele sehen zu lassen, gibt es ja nun auch wieder nicht; so romantisch manchem dieser Gedanke auch erscheinen mag.

Schützen Sie sich und Ihren Partner vor unwillkommenen Reaktionen

Wenn Sie allerdings den Eindruck haben zu platzen, wenn Sie es nicht irgendwann loswerden, oder aber wenn Sie die Gefahr einer unangenehmen Reaktion so groß nun auch wieder nicht einschätzen, dann können Sie beim Mitteilen Ihrer Phantasie zumindest besonders behutsam sein. Also etwa: erst die milden, dann die wilden. Machen Sie auch besser von Anfang an deutlich, welche Bedeutung diese Phantasie für Sie hat. Ist sie beispielsweise etwas, worüber Sie ausschließlich bei der Selbstbefriedigung nachsinnen, manchmal tagträumen, woran Sie beim Sex mit Ihrem Partner denken oder was sie wirklich einmal gern in die Realität umsetzen würden? Es liegt nahe, dass Ihr Partner die letztgenannten Varianten als besonders bedrohlich empfinden könnte. Umgekehrt hätten Sie ja vermutlich auch Schwierigkeiten, wenn Sie sich nie sicher sein könnten, ob er, während er gerade mit Ihnen zugange ist, nicht gerade von einem Schaf, Ihrer Tante oder einer dreizehnjährigen Schülerin träumt. Vielleicht würden Sie es schon als störend empfinden, wenn Sie glauben müssten, immer wenn er mit Ihnen vögelt, sei er in Gedanken längst bei dem Wahnsinnskörper von Jennifer Lopez oder Sie bei Brad Pitt. Es kann auch sein, dass Sie eine andere Vorstellung sehr erregt, beispielsweise auf bestimmte Weise beim Sex gefesselt zu sein, er findet das aber befremdlich, und immer, wenn er mit Ihnen ins Bett geht, hat er dieses Bild vor Augen und wird es nicht los. Vielleicht gewinnt er sogar den Eindruck, dass das das Einzige wäre, was Sie *wirklich* anmachen würde. Sorgen Sie also am besten von Anfang an dafür, dass er sich gar nicht erst in so etwas hineinsteigern kann, und fahren Sie seine Ängste schon provisorisch eine Stufe hinunter, indem Sie deutlich machen, dass das nur eine Phantasie von mehreren ist, die Ihnen eben ab und zu in den Kopf kommt, und dass sie nicht den Kern Ihrer Sexualität betrifft. (Es sei denn, sie betrifft tatsächlich den Kern Ihrer Sexualität, dann werden Sie sie allerdings auch irgendwann mit Ihrem Liebsten umsetzen wollen. Dazu wiederum habe ich im Kapitel über Wünsche einiges gesagt.)

Vorsicht, Bumerang-Effekt!

Es geht aber nicht nur darum, dass Sie Ihren Partner oder Ihre Beziehung schützen, sondern vor allem auch sich selbst. So können Sie, bevor Sie Ihrem Lover eine Ihrer Phantasien anvertrauen, sich die Frage stellen: Kann ich damit umgehen, wenn er sie sehr scharf ablehnen würde? Tracy Cox stellte in ihrem Buch »Hot Sex« die These auf: Wenn wir anderen Leuten davon erzählen, welche Vorstellungen uns sexuell anmachen, dann finden ein Drittel der Leute sie lächerlich, ein Drittel abstoßend und ein Drittel geil. Vermutlich war diese exakte Drittelung ins Blaue hinein geschätzt, aber prinzipiell sind dies in der Tat die erwartbaren Reaktionen. Werden Sie damit fertig, wenn Ihr Lover eine Ihrer intimsten Lieblingsphantasien albern oder widerlich findet? Und selbst wenn ja, vergessen Sie nicht den Bumerang-Effekt. Wenn Sie jemandem ein Geheimnis anvertrauen, fühlt derjenige sich oft verpflichtet, sich zu »revanchieren«, indem er seinerseits Sie ins Vertrauen zieht. Also könnte Ihr Partner, wenn Sie ihm von Ihren verborgenen Träumen berichten, so begeistert darüber sein, dass er seinerseits dasselbe tut. Dann sollten auch Sie bereit und in der Lage sein, ihm vorurteilslos zuzuhören.

Sie können den »Bumerang-Effekt« allerdings auch für sich ausnutzen, wenn Sie Angst haben, dass Ihre Phantasie von Ihrem Partner scharf abgelehnt wird. Dazu brauchen Sie ihn nur aufzufordern, Ihnen doch einmal seine schärfste oder »versauteste« Phantasie mitzuteilen. Nachdem er das getan und Sie seine Vorstellungen angemessen gewürdigt haben, kommen Sie selbst raus und legen Ihre Karten auf den Tisch. Wetten, dass er mit Zurückweisung wesentlich zurückhaltender sein wird? Falls nicht, müssen Sie eben selbst darauf bestehen, dass er Ihren Träumereien ebenso viel Offenheit und wohlwollendes Verständnis entgegenbringt wie Sie den seinen. Natürlich wäre es dabei hilfreich, wenn sich Ihrer beider Phantasien halbwegs in derselben Liga bewegen würden. Wenn Ihr Partner lediglich gerne mal beim Sex unten liegen, Sie aber lieber gemeinsam Gräber schänden möchten, verpufft die Wirkung dieser Wie-du-mir-so-ich-dir-Technik schnell.

Zusammengefasst gibt es verschiedene Faktoren, die dafür sprechen, Ihrem Partner Ihre Phantasien mitzuteilen: Sie liegen Ihnen nicht derart am Herzen bzw. Sie sind selbstbewusst genug bzw. Ihr aktueller Partner bedeutet Ihnen nicht so viel, dass Sie seine spontane Zurückweisung zutiefst kränken würde, oder aber das Vertrauensverhältnis zwischen Ihnen und Ihrem Partner befindet sich auf so solidem Grund, dass Sie sich bei so einer Angelegenheit mit Sicherheit nie gegenseitig verletzen könnten. Haben Sie bei all diesen Punkten Zweifel, dann ist es völlig legitim, wenn Sie Ihre Phantasien für sich behalten. Wenn Ihr Lover Sie auffordert, sie mit ihm zu teilen, können Sie ihn sanft abweisen und das erklären. »Ich habe Angst, dass du sie zu abgedreht findest«, könnten Sie sagen oder: »Nachher bestehst du darauf, sie auszuprobieren, und das möchte ich eigentlich nicht.« Machen Sie ihm klar, dass Ihre Phantasien eine Art letzter Rückzugs- oder Zufluchtsstätte für Sie darstellen, private Räume, die nur Sie selbst betreten dürfen.

Offenbaren statt kritisieren

Wenn Sie sich dafür entschieden haben, mit Ihrem Partner Ihre Phantasien auszutauschen, dann gehen Sie sicher, dass Sie einander dabei nicht verurteilen. Niemand hat das Recht dazu, einen anderen deswegen anzugreifen, was ausschließlich in dessen Kopf geschieht. Wenn etwas, was Ihr Partner Ihnen mitteilt, Sie schockt und Sie das nicht unterdrücken können oder wollen, dann sorgen Sie dafür, dass Sie sich lediglich auf der Ebene der Selbstoffenbarung äußern und nicht auf der von Kritik oder Angriff. Nehmen wir an, Ihr Partner teilt Ihnen mit, dass er in seiner Vorstellungswelt gerne einmal wie eine Hure aufgemacht im Rotlichtviertel Freier ansprechen würde, um sich von ihnen brutal nehmen zu lassen. Sie sind darüber irritiert. Dann wäre es nicht die beste Reaktion, ihn zu fragen, ob er nicht doch mal einen Therapeuten aufsuchen möchte. Stattdessen ist alles, worüber Sie mit Fug und Recht sprechen können, Ihre eigenen Gefühle, wenn Sie das hören. Natürlich können Sie einen geliebten Menschen auch damit verletzen: Sie brauchen ihm als Extrembeispiel nur mitzuteilen, dass er damit jeden Respekt bei Ihnen verloren hat und dass Sie seine Phantasie widerlich und verdreht finden. Das wäre eine in diesem Moment vielleicht ehrliche, aber dennoch sehr zerstörerische Art, Ihre inneren Vorgänge zu offenbaren. Vielleicht ist das ja nur eine spontane Reaktion, aber sobald Sie mal entdeckt haben, dass die Phantasie Ihres Partners so schlimm nun auch wieder nicht ist, können Sie das Gesagte nicht mehr ungesagt machen. Stattdessen sollten Sie besser die Verantwortung für Ihre Gefühle übernehmen und versuchen zu ergründen, *warum* Sie darauf so extrem reagieren. Manchmal kann der Grund ganz offensichtlich und für jeden verständlich sein, etwa wenn Ihr Partner Ihnen unvermittelt mitteilt, dass er auf kleine Mädchen steht oder seit Monaten den Traum hat, Sie zusammen mit einem Pavian beim Liebesspiel zu beobachten. Das würde vermutlich die allermeisten Menschen etwas aus der Ruhe bringen. Es kann aber auch sein, dass Sie persönlich etwas sehr erschreckt, was schon ihre beste Freundin als »süß, ein bisschen verdreht, aber harmlos« einschätzen würde. Dann könnten Sie sich die Frage stellen, wo Ihr Aufgewühltsein herkommt. Und Sie könnten, wenn Sie wollten, darüber nachdenken, was es für Sie und ihre Sexualität bedeutet, wenn Sie so empfinden, was es für Ihren Partner und seine Sexualität bedeutet, wenn er solche Phantasien hegt, und welche Bedeutung es für Ihre erotische Beziehung haben kann, dass Sie hier so völlig konträr sind. Vielleicht hat es letzten Endes überhaupt nichts zu sagen, vielleicht sehr viel. Wie immer kann der Hase auch in die andere Richtung laufen, wenn Sie ihrem Partner *Ihre* Phantasien mitteilen und *er* sich daraufhin verschreckt zeigt.

Stehen Männer auf derb und Frauen auf romantisch?

Ein beliebtes Klischee, das bei dieser Gelegenheit noch einmal mit Nachdruck widerlegt werden sollte, ist, dass Männer die pornographischen Hard-Core-Phantasien, bei denen es richtig zur Sache geht, quasi für sich reserviert haben, während Frauen nur auf weichgezeichnete Erotik abfahren. Lange Zeit konnte man in der Tat diesen Eindruck haben, weil der Buch- und Zeitschriftenmarkt entsprechend ausgerichtet war: die drastischen Sachen für die Kerle, romantische Liebesromane mit sexuellen Untertönen für die Ladies. Susie Bright, die führende Sex-Autorin der USA, berichtet in ihrem Buch »How to read/write a dirty story« (»Wie man eine erotische Geschichte liest/schreibt«) sehr eindringlich davon, wie schwierig es für weibliche Autoren trotz höchst professionell geschriebenen Texten war, auf den Erotika-Markt vorzudringen. So richtig änderte sich das erst in den späten Achtzigern mit Romanen wie Benoîte Groults »Salz auf meiner Haut«, was aus heutiger Sicht auch noch eher soft daherkommt. Ironischerweise hinkt hier ausgerechnet Deutschland den angeblich so viel prüderen angelsächsischen Ländern USA und Großbritannien hinterher, in denen Verlage mit Reihen wie »Black Lace« eine Darstellungsweise zur anerkannten Literaturform erheben konnten, die hierzulande noch als pornographischer Schund abgeurteilt werden würde – die aber gezielt an weibliche Leser gerichtet ist.

Auch die Sexualforschung stützt diese Erkenntnisse mittlerweile: Anfang der neunziger Jahre führte der Münchener Professor Ertel vom Institut für rationelle Psychologie eine groß angelegte Untersuchung unter knapp zehntausend Frauen und Männern durch, die so ausgewählt waren, dass sie als repräsentativ für die Gesamtbevölkerung galten. Dabei erklärten zunächst einmal 44 Prozent der Frauen (gegenüber 67 Prozent der Männer), im letzten Jahr erotische Darstellungen genossen zu haben. Andere Wissenschaftler legten ihren weiblichen Probanden in zahlreichen Tests Geräte zur Messung körperlicher Reaktionen an den Genitalien an und fanden dabei heraus: Frauen bekommen beim Anschauen von Pornos eine feuchte Vagina, werden wilder und enthemmter, und sie befriedigen sich öfter selbst. »Sobald sie einen erotischen Film einlegen, sehen sie sofort einen größeren Blutandrang in der Scheide«, berichtet etwa Ellen Laan, Psychologin an der Universität von Amsterdam. Insgesamt lassen sich bei der Erregungskurve der beiden Geschlechter kaum Unterschiede ausmachen. Individuelle Verschiedenheiten in der Reaktion sind größer als geschlechtsspezifische. Solche Messungen, so die Forscher, überführen die Betreffenden einer oft selbst vor sich selbst uneingestandenen Lust an der Betrachtung von Pornos. Männer wie Frauen reagierten gleichermaßen darauf, ob das nun zu ihren Einstellungen passte oder nicht. Möglicherweise hätten auch viele Männer den Eindruck, durch Pornos gar nicht so sehr in Stimmung gebracht zu werden, wenn sie ihre Erektion nicht so unübersehbar darauf hinweisen würde. »Im Grunde gab es nie einen Zweifel daran, dass emanzipierte Frauen, die deswegen keine Hemmungen haben, sich von Pornos antörnen lassen.« Das befindet Tracey Cox in ihrem bereits erwähnten und sehr lesenswerten Bestseller »Hot Sex«. Aber ganz so einfach ist es selbst heute noch nicht, zumindest nicht für jede. Die Kluft zwischen den eigenen Empfindungen und dem Bild, das manch eine »anständige« Frau von sich selbst hat, kann ihr auch heute noch den Zugang zu heißen Phantasien verstellen. Das Vorurteil, dass Mädchen, die sich gerne Pornos reinziehen, eine eher laxe Sexualmoral besitzen, besteht vielfach noch immer. Insofern fühlt sich eine Frau, die eine solche Einstellung, wenn auch nur unterbewusst, teilt, beim Ansehen eines erotischen Filmes gleichzeitig angemacht und abgestoßen. Scham- und Schuldgefühle durchmischen sich, sodass wegen eines ständigen Zerrissenseins zwischen Kopf und Unterleib unbeeinträchtigter Genuss gar nicht aufkommen kann. Professor Ertels Studie des Instituts für rationelle Psychologie gelangt zu dem Befund: »Die sehr negative Einstellung, die vom größten Teil der weiblichen Probanden geäußert wurde, korrespondierte nicht mit ihrem tatsächlichen Konsumverhalten ... Sie stand sogar in krassem Gegensatz zu der subjektiv empfundenen sexuellen Erregung, die sich beim Ansehen pornographischer Filme eingestellt hatte.« Mit anderen Worten: Was wir für verboten halten, macht uns erst richtig scharf.

Und genau wie Männer werden auch Frauen von unverblümten Darstellungen eher erregt als von lediglich angedeuteten oder romantisierten. Natürlich kann hier nur für eine generelle Mehrheit gesprochen werden – wenn Sie also mit drastischer Erotik einfach nichts anfangen können, brauchen Sie sich deshalb nicht für unnormal zu halten. Aber genauso wenig sind Sie eine »Schlampe«, wenn Sie eine Frau sind und Ihre Phantasien trotzdem zur Sache gehen. Im Gegenteil: Je direkter die Darstellung, desto mehr stieg in den entsprechenden Untersuchungen bei Frauen wie Männern die Lustkurve an. Was Darstellungen sexueller Gewalt angeht, zeigte sich zwar in den meisten Experimenten, dass Frauen geringfügig seltener und schwächer dadurch angeheizt wurden, aber es wurden auch viele Ähnlichkeiten bei der sexuellen Erregung gefunden. Eine neuere Untersuchung kam sogar zu dem Schluss, dass Frauen von verbalen Schilderungen sexueller Gewalt stärker erregt werden können als Männer. Diese Tendenz zeigte sich auch bei einer nach Geschlechtern getrennten Bewertung von Erotikszenen im Kino. Während bei den befragten Männern Michelle Pfeiffer weit oben auf der Hitliste stand, wie sie sich vollständig bekleidet auf dem Piano der »fabelhaften Baker Boys« räkelt, waren die Frauen bei deutlich wilderen Szenen hin und weg: etwa wenn Jack Nicholson Jessica Lange in »Wenn der Postmann zweimal klingelt« auf dem Küchentisch durchvögelt oder William Hurt in »Body Heat« ein Fenster einschlägt, um an Kathleen Turner heranzukommen. Pluspunkte vergaben die weiblichen Befragten nicht für »entschärfte« Sexfilme, sondern wenn eine Frau statt eines Mannes die Handlung bestimmte.

Die weibliche Hauptfigur sollte aktives Subjekt statt passives Sexualobjekt sein, und die Szenen des Filmes sollten insgesamt mehr auf die sexuellen Phantasien von Frauen als auf die von Männern zugeschnitten sein. Falls es Ihnen als Leserin ähnlich geht, haben Sie also keinerlei Grund, sich deshalb zu schämen. Ihr Hauptaugenmerk sollte darauf liegen, Ihre Phantasien mit denen Ihres Partners in Einklang zu bringen. Verschwenden Sie also besser nicht noch zusätzliche Energie darauf, sich selbst im Weg zu stehen.

Offene Worte: »Mit über 40 Jahren habe ich herausgefunden, woran es lag«

Beate: *In einem unsäglichen Machwerk über Analsex habe ich das erste Mal Fotografien und Wortbeiträge zu Flag-Szenen gesehen. Bisher hatte ich Abstand zu SM gehalten, weil ich in meiner Kindheit durch meine Mutter Gewalt erlebt hatte. Aber als ich diese Fotos gesehen und gemerkt habe, wie sehr sie mich erregten, hab' ich mich intensiver mit dem Thema beschäftigt. Und so habe ich mit über 40 Jahren endlich herausgefunden, warum meine bisherigen Beziehungen nie lange hielten: Ich war den Männern einfach zu dominant.*

Katja: *Bei Fotos faszinieren mich zum Beispiel einige Bilder von Marc Collins, Michael Schultes, Thomas Lienig oder Carsten Feist. In einem Buch braucht man meist nur sehr deutliche Worte sprechen (vielleicht genau die, die ich auch verwende), und dann bin ich in Gedanken schon mittendrin. Henry Millers »Opus Pistorum« zum Beispiel. Ich mag es auch, wenn in einem Buch ganz romantisch und sanft von einer Liebesszene erzählt wird. Die Gründe, warum diese Frau jetzt Objekt seiner Begierde ist, finde ich zum Beispiel auch äußerst anregend.*

Bei Filmszenen fallen mir zwei Dinge ein. In »Ein Offizier und Gentleman« gibt es eine Szene, da redet Richard Gere mit seiner Partnerin sehr grob: »Ich will dich ficken, du kleine Polakin.« In der ersten Sekunde erschreckt mich diese Grobheit, und dann läuft mir ein Schauer über den Rücken. Aber der Film ist sowieso so was von erotisch, finde ich (lächelt). Und in »Schokolade zum Frühstück« sitzen Mann und Frau am Tisch und essen, und sie erzählen von früheren Kindheitserinnerungen. Plötzlich lässt er den Ausdruck »Du kleine Schlampe« fallen. Völlig aus dem Zusammenhang. Auch da wieder »Huch, was war das?« – und dann ein Schauer.

Maria: *Als ich mit 14 Jahren den ersten Porno gesehen habe, da war ich entsetzt. Ich fand das so scheußlich, wie er die Frau von oben bis unten vollgespritzt hat (grinst breit). Inzwischen ist es so, dass ich gute erotische Filme, aber vor allem erotische Geschichten oder Bücher schon anregend finde. Wobei ich sagen muss, dass ein Kuss unter Umständen erotischer sein kann als diese Großaufnahme von »Schwänzen«, die dann mit Wucht in die Frauen hineingerammt werden. Es gibt kaum gute Sexfilme, keine Phantasie und keine Zärtlichkeit, nur Gerammel und ficken, ficken, ficken. Ich mag Filme, die auch eine Handlung haben und die ein bisschen phantasievoll sind.*

Sarah: *Ich habe eines Tages festgestellt, dass ich Pornofilme anregend finde. Nicht unbedingt die vollen 90 Minuten, aber immerhin. Das Problem, das sich daraus ergab, war, dass ich überraschterwei-*

se gemerkt habe, dass die Männer damit fast alle ein Problem hatten, die diese Filme gern konsumieren, aber das äußerst ungern vor Frauen zugeben wollten. Ich habe in einer langjährigen Beziehung sogar erlebt, dass er diese Filme versteckt hat, und als ich ihn darauf ansprach, reagierte er unglaublich gereizt und unterstellte MIR, ich wäre verklemmt, und wollte sogar wissen, was ich an Pornos so schlimm fände. Ich habe dabei mit keinem Wort erwähnt, dass ich überhaupt irgendwas an Pornos »schlimm« fände. Es war wohl eher sein schlechtes Gefühl dabei – nach dem Motto: Angriff ist die beste Verteidigung. Das war auch ein nicht unwesentlicher Grund für das Scheitern dieser Beziehung. Männer kommen meiner Erfahrung nach sehr schlecht mit Frauen klar, die ein ähnliches sexuelles Verständnis haben wie sie selbst und bei denen sie sich nicht nach dem Schema F immer durch ein Blumengebinde vögeln müssen, so wie es die Männer erwarten. Natürlich ist es genau DAS, was sie sich ja angeblich immer wünschen: eine Frau im Bett, die zugibt, was sie scharf macht und das auch auslebt. In Wirklichkeit haben sie aber eher Angst davor und versuchen einem zu suggerieren, dass sie so ein Verhalten für »liederlich« oder sogar unweiblich halten. Andererseits haben mir schon viele Männer erzählt, sie könnten überhaupt nicht verstehen, dass Frauen einerseits wie eine Heilige und andererseits wie eine Hure behandelt werden wollen. Dabei tun sie genau das – nur das eine in der Wirklichkeit, das andere in der Phantasie.

Daniel: *Es gibt durchaus Filmszenen, die mich sehr erregen. Das hat aber nichts mit Pornographie zu tun. Generell finde ich es grundsätzlich erotisch, schöne Frauen zu sehen. Ganz egal, ob angezogen oder nackt. Ich habe dabei nie wirklich den Wunsch, mit ihnen zu schlafen – ich sehe sie einfach nur gern an. Deshalb kann prinzipiell alles Mögliche für mich sehr erotisch sein, wenn ich dabei eine Frau sehe, die mir sehr gefällt.*

Davon abgesehen gibt es aber noch andere Sachen, die ich sehr erotisch finde. Und zwar alles, was ein wenig in die S/M-Richtung geht. Das hat nichts mit Peitschen-Spielchen zu tun. Ich finde zum Beispiel Filmszenen erotisch, in denen irgendjemand (egal ob Mann oder

Frau) dazu gezwungen wird, etwas Sexuelles für einen anderen Menschen zu tun. Allerdings nur, solange keine körperliche Gewalt im Spiel ist. Ich versetze mich dabei in die Situation des Menschen, der oder die sich bei der Sache unterordnen muss. Zum Beispiel erinnere ich mich an eine Szene aus einem Video von Tic Tac Toe. Da sitzen die drei Mädels auf einer Couch vor einem Tisch, dessen Glasplatte von einem dunkelhäutigen und nur mit einem String-Tanga bekleideten Mann auf dem Rücken getragen wird. Diese Rolle in dem Video hätte ich auch gern gespielt (lächelt).

Georgia: *Erotika haben mein Sexleben positiv beeinflusst, weil ich gern spiele. Pornos in Maßen, ich bin eher durch Worte zu erregen als durch bewegte Bilder. Aber oft auch Fotos, zu denen ich mir eine eigene Szenerie vorstellen konnte, oder eine, die einen gerade noch winzigen Platz für Phantasie lässt. Manchmal gefallen mir auch erotische Anzeigen (sehr selten, aber kommt vor). Ich mag es sehr, wenn eine/r führt und sich der/die andere gehen lässt. Photographien von Ellen von Unwerth zum Beispiel im Lifestylebereich, Roy Stewart auch. Nackte Männer lassen mich kalt, aber eine bestimmte Atmosphäre, Geschichte im Foto etc. finde ich toll. Dabei sind die Geschichten immer zwei, drei Zacken härter als die, die ich selber gut finden würde. Ich bin aber vorsichtig, wenn es darum geht, meinem Partner meine Phantasien mitzuteilen, weil er, auch wenn »er« weiß, dass Phantasie nicht Wunsch bedeutet, das immer noch so auffasst und sich dann nicht gut fühlt. Auch wenn er das in dem Moment sehr erregend findet, wo ich es erzähle. Außerdem ist sie in dem Moment, wo ich sie erzähle, für mich unbrauchbar. Sie erregt mich nie wieder.*

Wo man brauchbare Anregungen findet

Mit all dem Gesagten habe ich hoffentlich entweder Sie oder Ihre Partnerin dazu ermuntert, sich wirklich nach den eigenen Phantasien zu richten und nicht danach, welche Phantasien eine »Dame«

haben sollte. Um wirklich sicher herauszufinden, was Sie heiß macht und was Sie kalt lässt, bietet es sich natürlich an, einmal durch die Buchhandlungen zu streifen und zu schauen, was von den angebotenen Titeln Sie am meisten reizen würde. Die Hugendubel-Kette etwa gehört zu jenen, die eine Abteilung speziell mit anspruchsvolleren Erotika eingerichtet hat und auf dem neuesten Stand hält. Möglicherweise werden Sie aber auch das Fehlen einer erotischen Kultur bemerken, das ich bereits angerissen habe: Hierzulande ist das meiste dieser Werke ziemlich weichgespült und mit allen möglichen Stilmitteln auf »literarisch« getrimmt. Titel, die einfach nur die Lust ihrer Leserinnen und Leser stimulieren und keinerlei »Zusatznutzen« als Alibis anbieten, gelten heute offenbar als ebenso wider die guten Sitten wie vor einem halben Jahrhundert und werden deshalb in Pornoläden verbannt. Aber auch diese sind mittlerweile längst nicht mehr so schmuddelig wie früher, und auch weibliche Kunden sind dort keineswegs mehr eine absolute Seltenheit. Sie können sich aber auch in erotischen Buchhandlungen im Internet umtun, wenn Ihnen das lieber ist – etwa unter www.aphrodite.de oder www.lustwandel.de.

Mehrere Schritte, um Ihre erotische Vielfalt auszubauen

Ob Sie auf diese Weise eine Passage erotischer Literatur entdecken, die Sie anspricht, oder ob ein entsprechendes Lieblingsbuch längst in Ihrem Regal existiert: Dabei kann es sich um eine ideale Möglichkeit handeln abzuchecken, ob Ihr Partner darauf ebenso stark anspricht wie Sie. Statt ihm zu eröffnen, dass Sie schon seit immer eine bestimmte erotische Phantasie mit sich herumtragen, können Sie einfach mal eine erotische Lesestunde vorschlagen. Wenn Sie selbst vorlesen möchten, halten Sie sich nicht zurück, Ihre eigene Erregung im Klang Ihrer Stimme zum Ausdruck kommen zu lassen. Achten Sie darauf, wie Ihr Partner reagiert. Falls Ihr Partner vorliest, können Sie sich damit beschäftigen, ihn so lange zu küssen und zu streicheln, bis er sich beim besten Willen nicht mehr konzentrieren kann, das Buch zur Seite schleudert und Sie beide übereinander herfallen. Vielleicht gelangt einer von Ihnen beiden aber schon durch den Akt des Vorlesens und die sanften Liebkosungen zum Höhepunkt. Gut denkbar wäre es auch, dass der eine liest und der andere sich dabei selbst befriedigt.

Das gegenseitige Vorlesen von wildfremden Leuten geschriebener Texte stellt aber womöglich nur den allerersten Schritt dar, um auch in dieser Hinsicht Ihre erotische Sprache zu befreien und weiterzuentwickeln. Nachdem Sie beim Vorlesen gemerkt haben, worauf Ihr Liebster besonders anspricht, können Sie etwa auch das Buch beiseite legen und Ihre eigene Version erzählen, wie diese Geschichte weitergehen könnte. Vielleicht möchten Sie sie auch so abwandeln, dass Sie und Ihr Lover zu Figuren darin werden. Im wiederum nächsten Schritt können Sie dazu übergehen, Ihrem Partner völlig frei erfundene Geschichten zu erzählen, Geschichten, von denen Sie wissen, dass er darauf ebenso abfahren dürfte wie Sie selber. Möglicherweise sollten Sie sich vorher etwas Zeit nehmen, um so eine Story zu entwerfen. Weben Sie die Lieblingsphantasien Ihres Partners zu einer ganz individuellen Erzählung und flüstern Sie ihm diese ins Ohr, während Sie zum Beispiel seinen Nacken und seine Schultern massieren. Das dürfte ein unvergleichliches Erlebnis für ihn darstellen, und wenn er in dieser Hinsicht nicht völlig einfallslos ist, wird er sich bestimmt gerne bei Ihnen revanchieren. Denken Sie auch hier daran, Ihre eigenen Gefühle der Lust beim Sprechen nicht zurückzuhalten.

Minnedienste, Brainstorming und Rollenspiele

Wenn Sie einmal mit dieser Form erotischer Minnedienste experimentiert und Gefallen daran gefunden haben, können Sie diese auf verschiedene Weise ausbauen. Zum Beispiel können Sie damit anfangen, eine Geschichte zu erzählen, Ihren Partner weitermachen lassen, dann wieder übernehmen und so weiter, sodass Sie einander ständig abwechseln: Satz für Satz oder Passage für Passage, wie es Ihnen am liebsten ist. Ihrer beider Phantasien werden sich gegenseitig durchdringen und etwas völlig Neues, Eigenständiges ergeben, das nur Sie erzeugen können. Vielleicht möchten Sie einen solchen Erzählvorgang, der zugleich sein fertiges Erzeugnis darstellt, auf Band aufnehmen? Sie hätten damit immerhin ein einzigartiges, unwiederbringliches Kunstwerk geschaffen. Statt einem intimen Erlebnis zu zweit im Bett können Sie daraus natürlich auch ein unterhaltsames und ungewöhnliches Partyspiel für sich und Ihre besten Freunde entwerfen, wenn Ihnen allen der Sinn danach steht.

Als Alternative zum abwechselnden Erzählen kann sich der Geschichtenerfinder durch seinen Partner auch durch Fragen leiten lassen wie »Was hatte sie an?« oder »Was für ein Gesicht machte er dabei?« oder »Wie war das Zimmer eingerichtet?« Der Erzähler kommt so in die Situation, sinnliche Details hinzuzufügen, auf deren Erwähnung er gar nicht gekommen wäre. Oder Sie machen ein besonderes Spiel daraus: Sie geben eine Ausgangssituation für die Geschichte vor, die Sie erzählen möchten, beispielsweise »Blutjunge Adelstochter wird auf Kutschfahrt von kühnem Straßenräuber entführt und erotisch überwältigt«. Ihr Partner bereitet einige Papierzettel mit Storyelementen vor, die dazu passen. Sie ziehen während des Erzählens nach und nach mehrere dieser Zettel und bauen diese Vorschläge in Ihre Erzählung ein. Dass Sie vorher ein generelles Thema vorgeschlagen haben, soll dafür sorgen, dass nicht plötzlich etwa zur Straßenräuber-Geschichte völlig unpassende Aspekte auftauchen, beispielsweise »Wolkenkratzer« oder »Känguru«. Andererseits kann es durchaus eine Herausforderung darstellen, Dinge einzubauen, die zumindest keinerlei *offensichtliche* Verbindung zu Sex und Erotik haben.

Probieren Sie einfach aus, ob Sie an solchen Spielereien Gefallen finden, und wenn ja, in welche Richtung Sie sie für sich persönlich weiterentwickeln möchten. Prinzipiell sind Sie jetzt übrigens nicht mehr weit von jenen Brainstorming-Techniken entfernt, die man Anfängern in der Schriftstellerei empfiehlt, um auf diese Weise ihre Kreativität auszuloten. Und was den Hobby-Autoren recht ist, kann Ihnen nur billig sein, wenn es um Ihre persönliche *erotische* Kreativität geht. Natürlich brauchen Sie nicht zu lernen, in erster Linie die perfekte Geschichte zu erzählen, die im nächsten Literaturmagazin veröffentlicht werden könnte. Sondern vielmehr: Sich selbst so stark wie möglich einbringen, Phantasien finden, die Sie und Ihren Partner ganz besonders anrühren, die Phantasien des anderen vorurteilslos annehmen und auch auf diese Weise die Hemmungen beim Dirty Talking verlieren.

Von hier aus lässt sich jedoch noch ein weiterer Schritt nach vorne tun: Nach dem Vorlesen und dem Selber-Ausdenken von Geschichten können Sie, wenn es Ihnen bis hierhin Spaß gemacht hat, nämlich zum erotischen Rollenspiel übergehen. Statt einfach nur bestimmte Szenen zu schildern, agieren Sie sie jetzt aus – soweit es Ihr privates Heim, in dem sich vermutlich weder Wald noch Kutsche befinden, zulässt. Mit etwas Phantasie sollte es jedoch kein großes Problem darstellen, wenn *sie* die blutjunge Adelstochter spielt und *er* den Straßenräuber. Oder beide zwei Kinder bei Doktorspielen, oder was immer Sie sonst für ansprechend halten. Da Sie durchs Lesen und Erzählen zusätzliches Gespür für Sprache gewonnen haben, werden Sie feststellen, dass es zum erotischen Reiz nicht unbedeutend beiträgt, wenn Sie versuchen, bei der Wortwahl den von Ihnen verkörperten Figuren möglichst nahe zu kommen. Die Adlige und der Strauchdieb bewegen sich natürlich auf einer ganz anderen Stilebene als zwei kleine Kinder unserer Tage.

Der Trick mit dem Akzent

Viele schätzen auch einen leichten Akzent als ziemlich sexy ein, wobei Sprachen wie Französisch und Spanisch regelmäßig weit vorne liegen. Sie wirken auf uns Deutsche offenbar besonders leidenschaftlich beziehungsweise verrucht. Sollte es Ihrem Partner gefallen und ihn anmachen, wenn Sie wie eine Pariser Lebedame sprechen, in deren Worten fast automatisch zugleich Koketterie und Souveränität mitschwingen, dann möchten Sie diesen Akzent möglicherweise kultivieren. Die gängigen Lehrkassetten zum Sprachenlernen bieten sich an, um ein stärkeres Gefühl für diesen Tonfall zu bekommen, aber noch realistischer wirkt es natürlich in Situationen, die weniger gekünstelt sind: Also leihen Sie sich vielleicht einmal einen ausländischen Film aus? Wenn Sie tatsächlich auf diese Weise Ihr Repertoire erweitern möchten, empfehlen sich übrigens zwei Tricks. Der eine: Nicht zu bewusst und analysierend lernen wollen, sondern einfach mal eine Zeit lang im Hintergrund laufen lassen, während Sie ganz andere Dinge tun. Auf diese Weise haben Sie die Sprachmelodie besser im Ohr und auch in Ihrem Unbewussten verankert. Der andere: Übertreiben Sie es bei den ersten Versuchen ruhig auf Teufel komm raus, oder erlauben Sie sich, bewusst ganz stümperhaft zu sein. So verlieren Sie Ihre Scheu, statt dass Sie sich selbst so unter Druck setzen, nur zu sprechen, wenn es wirklich perfekt klingt. Denn wie auch sonst im Leben macht auch hier erst Übung den Meister. Und zum Üben müssen Sie möglichst unbefangen sein.

Wie Sie die Herrscherin oder den Cowboy in sich zutage fördern

Wenn Sie einmal beim erotischen Rollenspiel angelangt sind, möchten Sie vielleicht auch den vierten Schritt auf diesem Weg tun: den Übergang ins »wahre Leben«. Was damit gemeint ist, soll wieder an einem Beispiel deutlicher werden. Angenommen, Sie sind eine Frau, die immer schon Spaß an Geschichten hatte, in denen eine dominante Herrin einen devoten Sklaven unterwirft (mehr zu diesem Thema im nächsten Kapitel). Ihr Partner hätte an einer solchen Inszenierung ebenso seine Freude. Jetzt sind Sie aber normalerweise eine sehr schüchterne und zurückhaltende Person und können nicht einfach so auf dominant umschalten. Möglicherweise helfen Ihnen einige der in diesem Buch dargestellten Tipps, Tricks und Techniken; vielleicht hilft Ihnen aber auch eine Abkürzung: Schlüpfen Sie doch einfach in die Rolle einer Frau, die das kann. Beispielsweise können Sie sich darauf mental vorbereiten, indem Sie entsprechende Geschichten lesen und sich bei der Selbstbefriedigung in eine solche Wunschfigur hinein versetzen. Zum nächsten Karneval stellen Sie sich dann ein Kostüm zusammen, das beispielsweise aus hohen schwarzen Lederstiefeln, einer Peitsche und diversen Fetischutensilien besteht. Da es zur Fastnacht ja »erlaubt« ist, erfüllen Sie diese Rolle durch Ihr Auftreten auch mit Leben, und zwar bei der Körpersprache angefangen: Sie lassen also nicht die Schultern hängen, sondern gehen betont aufrecht und halten den Kopf gerade. Wenn Sie stehen, verteilen Sie das Körpergewicht auf beide Beine, die leicht auseinandergestellt sind, und stemmen eine Hand in die Seite, statt Ihre Hände vor dem Bauch zu falten oder Ihre Arme vor Ihrer Brust zu verschränken. Beim Sprechen strahlen Sie dieselbe Stärke aus: Sie sehen den angesprochenen Personen direkt in die Augen, reden klar und eindringlich, im Zweifel eher befehlend als bittend (»ich möchte« statt »ich hätte gern«). Dabei vermeiden Sie Signale der Unsicherheit wie auffällige Grimassen, Dauergrinsen und nervöse Übersprungsgesten. Das wird natürlich nicht alles von Anfang an hundertprozentig so glücken, aber Sie wollen ja auch keine Filmrolle erkämpfen, sondern sich selbst so lange in dieser ungewohnten Haut bewegen, bis Sie ein eigenes Gespür dafür entwickelt haben.

Sobald das der Fall ist, können Sie Ihrem Partner nämlich auch im Schlafzimmer gegenübertreten und ihn auf die Knie befehlen. Da wir zu Beginn dieses Beispiels davon ausgegangen waren, dass ihm diese Phantasie ebenfalls sehr gefällt, wird er gerne gehorchen. Sie haben also schon einmal Ihr erstes Erfolgserlebnis und können daran anknüpfen. Ihre persönliche Schüchternheit wird – hoffentlich – in den Hintergrund treten, denn Sie spielen ja nur eine Rolle; das sind in Wirklichkeit nicht Sie. Und trotzdem können Sie damit, wenn Sie das oft genug tun (also nicht nur einmal pro Jahr im Fasching), eine Seite von Ihnen ans Tageslicht holen, die die ganze Zeit über vorhanden, aber ständig sehr versteckt war – vielleicht sogar vor Ihnen selber. Sie können auf einmal wie von selbst viel klarer sagen, was Sie möchten und was nicht. Möglicherweise nicht nur im Bett, sondern auch im Alltag. Hier allerdings geht es uns vor allem ums Schlafzimmer, und dort haben Sie es mit Hilfe Ihrer befreiten Phantasien geschafft, eine ganz andere Seite Ihres sexuellen Wesens ans Tageslicht zu befördern. Das muss nicht unbedingt die Domina sein, sondern beispielsweise auch die Sklavin, die Hure/Schlampe oder die Femme Fatale. Oder für Männer der überlegen-coole Cowboy, der spitzbübische Streuner, der machtvolle Herrscher, oder was Ihnen sonst als Wunschbild vorschwebt. Es muss ja nicht das einzige sein, was Sie in Zukunft verköpern. Ihr altes Wesen können Sie problemlos in der Mehrzahl aller Begegnungen beibehalten. Sie bereichern sich nur um eine zusätzliche Facette.

Lust auf einen eigenen Porno?

Wenn Sie eine Zeit lang mit dem erotischen Rollenspiel gute Erfahrungen gesammelt haben, gibt es die Möglichkeit, sich dabei selbst zu filmen. Voraussetzung ist natürlich Einverständnis beider Partner und ein wirklich stabiles Vertrauensverhältnis, sodass auch nach dem möglichen Ende der Beziehung niemand Angst zu haben braucht, plötzlich seinen Hintern im Internet wiederzusehen. Wenn Sie sich zu entsprechenden Aufnahmen entschließen, wird vermutlich weit mehr der Spaß an der Sache im Vordergrund stehen als der Wunsch, ein technisch und künstlerisch brillantes Werk zu schaffen. Dennoch gibt es verschiedene Herangehensweisen, auf die Sie sich bei der »Produktion« konzentrieren können: Die Spannbreite liegt dabei zwischen zwei Polen: Sie können sich selbst einfach nur beim Sex bzw. beim Rollenspiel filmen, um noch zehn oder dreißig Jahre später ein »authentisches Dokument« zu haben, wie das damals war. Sie können sich aber auch selbst mit der Aufgabe herausfordern, einen erotischen Film zu schaffen, der viel brillanter/lustiger/persönlicher/gefühlvoller etc. ist als das dümmliche Rein-raus-Gerammel in einem 08/15-Porno. Vielleicht haben Sie ja einige Visionen oder Phantasien, wie ein guter Erotik-Streifen *wirklich* sein sollte, damit er Sie erregt und nicht nur anödet, ekelt oder aufregt. Wenn Sie mögen, können Sie die Rollen so verteilen, dass wechselweise einer von Ihnen beiden der Regisseur ist und die entsprechenden Anweisungen gibt, während der andere den Part des Schauspielers übernimmt, dabei aber wie in jedem guten Film auch eigene kreative Ideen einbringen kann, um zu dem Gesamtkunstwerk beizutragen. Sie können vorher einen groben Dialog und eine »Handlung« festlegen oder alles Ihren spontanen Einfällen überlassen. Vielleicht finden Sie aber auch schon allein Gefallen an der Situation »Pornoaufnahmen« als erotische Phantasie: Wenn etwa der eine Partner den anderen herumkommandiert und ihm befiehlt, zu strippen, bestimmte Positionen einzunehmen und mit verschiedenen Sex-Utensilien zu spielen, hat das ja ebenfalls etwas von Dominanz und Unterwerfung. In dem Fall bräuchten Sie noch nicht einmal wirklich einen Film in die Kamera zu legen, um an dieser Inszenierung Gefallen zu finden.

Phantasien werden Wirklichkeit

Wenn Sie jedem Schritt dieses Kapitels tatsächlich gefolgt sind, haben Sie, was Ihre erotischen Phantasien angeht, eine ziemliche Entwicklung hinter sich. Möglicherweise mit der Zuhilfenahme diverser Erotika haben Sie sie für sich selbst ausgelotet, dem Partner mitgeteilt und schließlich in der Form von Rollenspielen mindestens eine Ahnung davon bekommen, wie sich die Umsetzung dieser Phantasien in der Realität anfühlen würde. Sie haben dabei vermutlich für sich selbst und ganz persönlich gelernt zu unterscheiden zwischen geilen, aber unrealistischen Wunschträumen (an die schmutzige Leiter auf dem Speicher gefesselt zu werden wäre in Wirklichkeit gar nicht so toll, weil Sie sich bei jeder falschen Bewegung unweigerlich einen Splitter in die Haut ziehen würden) und Ideen, die Sie immer noch zu gerne einmal ausprobieren möchten. Eben das wäre der nächste und letzte Schritt dieser kleinen Reise. Haben manche Ihrer Phantasien Bestand genug, dass Sie sie zu gerne einmal ausprobieren möchten – jetzt, da Sie sich gründlicher damit beschäftigt haben nur um so mehr? Dann ist es vielleicht an der Zeit, Ihren Partner auch darauf anzusprechen. Sie müssten ja mittlerweile ein Empfinden dafür gewonnen haben, wie er reagieren dürfte und wie Sie am besten vorgehen sollten. Bringen Sie also Ihre Wünsche klar vor, nehmen Sie aber auch seine Einwände ernst. Sprechen Sie miteinander darüber, was für Sie beide die positiven und die negativen Folgen wären, sollten Sie die Sache wirklich durchziehen. (Einen Swinger-Club zu besuchen könnte beispielsweise einerseits zu Ihrer sexuellen Freiheit beitragen, andererseits einen von Ihnen oder gar beide verstören, unsicher und eifersüchtig machen.) Machen Sie miteinander aus, dass Sie die Umsetzung Ihrer Phantasie augenblicklich abbrechen, sobald einer von Ihnen beiden signalisiert, dass er damit unerwartete Probleme bekommt, weil es ihm schlecht dabei geht. Nach entsprechenden Abwägungen und Zusicherungen sollten Sie auf einen gemeinsamen Nenner kommen, was geht und was nicht. Falls das nicht funktioniert, erinnern Sie sich an meinen entsprechenden Ratschlag aus meinem Kapitel über Wünsche und handeln Sie einen Kompromissvorschlag aus, mit dem Sie beide leben können. Ein solcher Kompromiss kann so aussehen, dass Sie etwa nur »die halbe Strecke« gehen (etwa Unterwerfungsspiele ja, aber Fesseln nein; oder: statt ihn aufgedonnert wie eine Prostituierte ins Theater zu begleiten, tragen Sie unter Ihrem kurzen Rock nur keine Unterwäsche, was aber nur Sie beide wissen). Sie können sich aber auch darauf einigen, dass der größte Teil Ihrer Phantasie einer möglichst echten und gefühlsmäßig überzeugenden Inszenierung überlassen bleibt (siehe die genannten Beispiele vom Sex an einem öffentlichen Ort oder dem Herstellen eines eigenen Pornofilms). Hier gibt es die unterschiedlichsten Abstufungen, und Sie sollten eine Möglichkeit finden, die Sie selbst zu Ihrer Lust kommen lässt, ohne die Ihres Partners zu opfern, weil er sich damit sehr unbehaglich fühlt.

Denken Sie aber auch bei Ihren eigenen erotischen Wunschträumen daran: Eine solche Lieblingsphantasie in die Tat umzusetzen kann sie unter ungünstigen Umständen auch für immer ruinieren.

Über Nächte hinweg mögen Sie allein im Bett von bestimmten Inszenierungen geschwelgt haben, aber wenn Sie sie in der Wirklichkeit ausprobieren, werden Sie mit störenden, unangenehmen Faktoren konfrontiert, an die Sie in Ihren Träumen nie gedacht hätten. Es kann gut sein, dass dieses Zuviel an Realität nicht nur dieser versuchten Umsetzung ihren Zauber nimmt, sondern dass Sie auch in Zukunft, wann immer Sie sich wieder Ihrer Phantasie überlassen möchten, automatisch an diese ärgerlichen Ereignisse denken. Vielleicht wären Sie im Endeffekt glücklicher, wenn Sie auf den Versuch verzichtet hätten und die Phantasie reine Phantasie geblieben wäre. Hier müssen Sie selbst abschätzen, ob Sie dieses Risiko eingehen wollen.

Offene Worte: »Normalerweise dürfte er nicht so mit mir sprechen«

A.: *Es fällt mir nicht sonderlich schwer, meinem Partner meine sexuellen Phantasien mitzuteilen. Aber auch hier gilt das Wem und auch das Wann als ausschlaggebender Punkt. Und manche Phantasien behält man bewusst für sich, damit sie als Phantasie weiter existieren können. Sie funktionieren oftmals nur als Gedankenkonstrukt. Ausgesprochen verlieren sie zuweilen den Reiz und ihre Existenzberechtigung als Phantasie. Ich hatte allerdings kaum Phantasien, die nicht auf die eine oder andere Weise umgesetzt wurden.*

Klaus: *Es wäre kein Problem zu sagen, dass ich meine Partnerin mit Sahne eingeschmiert an ein Andreaskreuz binden und in aller Öffentlichkeit durchvögeln möchte. (Keines dieser Dinge möchte ich wirklich.) Es IST ein Problem zu vermitteln, dass ich gerne Sex mit anderen Frauen hätte. Meine Phantasien beziehen sich weniger auf Stellungen oder Praktiken. Wenn ich diese ausleben möchte, so wären dem nur wenige Grenzen gesetzt. Das Wissen, es tun zu können, lässt diese Wünsche dann wieder abflauen. Es ist eher so, dass es viele verschiedene Frauen gibt, die ich gerne nackt berühren möchte,* *mit ihnen schlafen möchte. In mir stecken gewisse Urbilder: Ich mag sportliche Frauen, teilweise sogar Bodybuilderinnen, ich mag rote Haare und ich mag Brüste. Aber das sind alles nur KANN-Bestimmungen. Wenn mich eine mollige, flache Blonde anzieht, dann zieht sie mich an. Ich hätte gerne mal Sex mit einer Schwarzen, mit ungefähr zehn Kolleginnen. Oh ja, ein Motiv zieht mich an: Eine »High-Class-Lady«, die immer alles unter Kontrolle hat, verliert die Kontrolle beim Sex mit einem »Proletarier«. Und sie benutzt ihn nicht als Zeitvertreib, sondern er »benutzt« sie und zeigt ihr die Macht der Lust. Und solche Frauen haben auch ihren Reiz für mich. Wenn sie unerreichbar sind und nur »in ihren Kreisen verkehren« – mir vorzustellen, wie ein Maurer sie in ein wimmerndes Häuflein Lust verwandelt. Sie gewissermaßen für ihre Dünkelhaftigkeit straft und ihnen die Augen öffnet.*

Marion: *Wenn ich eine neue sexuelle Phantasie habe, freue ich mich schon darauf, sie meinem Partner mitzuteilen, meist in Form von E-Mails über die wir dann anschließend diskutieren. Eine unserer gemeinsamen Phantasien ist es, beim Sex eine zweite Frau dabei zu haben. Ich mag Frauenkörper sehr und hätte da auch eine bestimmte Kollegin im Auge. Wir würden diese Phantasie sicherlich auch gerne umsetzen, aber wer fragt schon die Kollegin, ob sie Lust hat, in ein Ehebett zu kriechen?*

Ähnlich geht es uns zum Beispiel mit der Phantasie bezüglich Pärchenclubs. In unserer Vorstellung ist das natürlich alles tadellos, und es sind dort nur schöne und nette Menschen. Früher waren wir schon mal auf Fetischparties (zum Beispiel im »NoLimits« in Köln), und dann muss man feststellen, dass dort zu viele Männer, zu viele dumme und zu viele hässliche Menschen sind. Diese Formulierung mag sich sehr arrogant anhören, aber ein gewisses Niveau gehört für mich einfach dazu. Entweder nett oder schön sollten die Leute, die man dort trifft, schon sein. Seit diesen Erfahrungen verbleiben wir meist bei der Phantasie oder stellen uns gemeinsame Aktivitäten mit Menschen vor, die wir mögen, bei denen wir es aber nicht wagen, sie darauf anzusprechen. Rollenspiele grundsätzlich reizen mich auch sehr, allerdings habe ich das Problem, dass sie bei mir fast immer zu Kicheranfällen führen. Ich kann mich einfach nicht genug in eine Rolle hineinversetzen. Vermutlich könnte ich das, wenn ich schauspielern sollte, auch nicht.

Jasmin: *Es fällt mir leicht, meinem Partner zu sagen, dass ich zum Beispiel jetzt gleich hier und jetzt (z. B. nachts auf dem Balkon oder an einem anderen nicht gewöhnlichen Ort – jedoch nicht wirklich öffentlich) Sex haben möchte. Sonstige schrille Phantasien/Träume sind eher Masturbationsphantasien und haben mit meinem Partner direkt nichts zu tun. Sollen sie auch gar nicht, und sie müssen auch nicht im realen Leben umgesetzt werden.*

Tom: *Erwähnte ich schon, dass ich ein Spießer bin? Simpler Sex bereitet mir zumindest in dieser Lebensphase am meisten Freude, und wie bereits erwähnt, schaltet mein Hirn alle nicht lebensnotwendigen Funktionen ab, sobald der Trieb die Oberhand übernimmt. Die einzige ausgelebte Phantasie beiderseits war die des unschuldigen Mädchens, das gar nicht weiß, was mit ihm geschieht, aber das ergab sich so und war nix, was ich länger mit mir rumgetragen hätte.*

Karin: *Bei meinem letzten Partner war es ganz einfach, meine Phantasien zu äußern. Irgendwie waren wir auch verbal auf einer Wellenlänge. Bei dem jetzigen ist das schwieriger. Irgendwie habe ich immer Angst, ihn zu schockieren oder zu verschrecken, wenn ich verbal (in sexueller Hinsicht) auf ihn zugehe. Dazu gehört dann auch das Äußern von besonderen sexuellen Träumen, zum Beispiel Softfesseln (allerdings nur an den Händen, ich habe Platzangst) oder Augenverbinden. Da ich ja 20 Jahre an den gleichen Mann gebunden war, hatte ich noch keine Gelegenheit, das mal auszutesten. Allerdings möchte ich das unbedingt mal in die Realität umsetzen.*

Katja: *Mein Partner weiß davon, dass ich es gerne mal mit einer Frau machen würde. Dabei reizt es mich aber vor allem, diese Frau zu berühren. Sie soll mich gar nicht unbedingt anfassen. Deshalb schaue* *ich mir wohl auch so gerne Pornos mit Frauen oder erotische Bilder von Frauen an. Wenn wir Sex haben, erzählen wir uns manchmal: »Stell dir jetzt vor, hier wäre noch eine Frau ...« Aber dass dieser Traum in die Realität umgewandelt wird, bezweifle ich eher. Dazu müsste ich mir ja quasi eine Frau aussuchen und diese überreden, einfach nur für mich zu posieren, damit ich an ihr »rummachen« kann. Das erscheint mir doch sehr unrealistisch. Ich denke, dieser Wunsch sollte einfach ein Wunsch bleiben. Wenn ich mir vorstelle, dass mein Partner auch noch dabei ist und sich eventuell noch bei der anderen Frau einbringen will ... nein danke. Das könnte ich wiederum nicht ertragen. Dann soll es lieber nur in unserer Phantasie passieren. Denn drei sind einer zuviel. Außerdem hat mein Partner irgendwann mal mitbekommen, dass ich manchmal die harte Variante mag. Dass ich besonders erregt war, wenn er mir zum Beispiel auf den Po gehauen oder sehr kräftig in meine Haare gefasst hat. (Ich wusste vorher selber nicht, dass ich so was mag. Erst als er mal kräftiger zupackte, wurde mir bewusst, dass das Spaß macht.) Seitdem kann das schon mal vorkommen, dass ich mich betont unterwürfig gebe und er den harten, kalten Kerl spielt. Oder er bei Freunden ganz heimlich in meine Haare fasst, sich darin festkrallt und mich dabei besonders böse anschaut. Sein Ziel hat er dabei jedenfalls noch nicht verfehlt. Die Wortwahl ist in diesen heftigeren Situationen sehr sehr krass. Im »normalen Leben« dürfte mein Partner so mit mir nicht reden, aber beim Sex, in der passenden Situation, ist das alles in Ordnung. Auch würde ich mich normalerweise nie so unterwürfig geben. Aber beim Sex hatte ich da noch nie Bedenken.*

Nina: *Wir haben viele Phantasien schon umgesetzt. Zum Beispiel Stimulation mit einem Vibrator, Sex an »heiklen Orten« usw. Eigentlich möchte ich nicht, dass es Träume bleiben, da der Sex mit meinem Freund so schön ist, dass ich auch keine Angst habe, dass meine Träume bei der Umsetzung zerplatzen.*

Maria: *Ich setze eigentlich alles um, was ich erleben möchte. Ich mag es dominant und devot, ich mag es, meinen Partner zu fesseln* *und dann langsam ganz hochzuschaukeln, bis er es nicht mehr aushält. Ich liebe es aber auch, mich zu unterwerfen und mich auszuliefern, sofern ich dem Mann vertraue, das ist Bedingung. Ich finde, man sollte alles probieren, das einen anmacht. Erst dann kann man entscheiden, ob es einem gefällt.*

Olga: *Phantasien finden doch in einem ganz besonderen Rahmen statt. Man kann sich den Ort, die Person, die Umgebung, einfach alles selber gestalten. In der Realität ist das nicht so, und man müsste ein vielfach höheres Risiko eingehen auf einem Gebiet, wo sich alle Beteiligten größter Verletzlichkeit preisgeben. Eine Vertrautheit und Toleranz gegenüber den Phantasien meines Partners, auch wenn ich mit ihnen übereinstimme, ist überhaupt erst mal Vorraussetzung dafür, dass solche Themen angesprochen werden können. Fast alle machen Sex, aber die wenigsten können wirklich offen darüber reden!*

Eine ganz spezielle Form der erotischen Phantasie ist allerdings so beliebt und kann zugleich so heikel sein, dass ich sie in einem eigenen Kapitel behandeln möchte. Es geht um Dominanz und Unterwerfung.

11. KAPITEL

»Leck mir die Stiefel, aber mach es gut!« – Verbale Dominanz und Unterwerfung

Um das Thema psychologischer Dominanz-und Unterwerfungsspiele erschöpfend zu behandeln, wäre ein eigenes Buch notwendig. Leider gibt es auf dem deutschen Markt bislang noch keinen Titel, der sich ausschließlich mit dieser Variante beschäftigt. Die bislang dazu im Handel erhältlichen Bücher haben ausschließlich den Sadomasochismus in seiner Gesamtheit zum Thema, also etwa auch mit Fragen wie denen nach dem richtigen Fesseln und verantwortungsbewussten Züchtigen. Hier wie auch sonst bei den typischen Sex-Ratgebern zeigt sich, dass bei der Suche nach Lusterfüllung noch immer eher das Erläutern bestimmter Techniken im Vordergrund steht statt der emotionalen, psychologischen und verbalen Ebene, die allenfalls unterstützend miterwähnt wird. Vermutlich liegt das daran, dass letzere Ebenen sehr diffus und von Mensch zu Mensch unterschiedlich sind. Während ich einen Ratgeber für psychologische Unterwerfungsspiele noch zu schreiben plane, soll es in diesem Kapitel ausschließlich um den verbalerotischen Bestandteil solcher Aktionen gehen.

Das Paradox der freiwilligen Unterwerfung: über moralische Bedenken, Unsicherheiten und Ängste

Am einfachsten spielt sich Unterwerfung durch Worte natürlich in der Form von Befehlen ab. Beispielsweise kann *sie ihn* dazu auffordern, vor ihr zu strippen, sie zu bedienen, ihr auf Knien die Füße zu massieren oder was immer ihr sonst gerade in den Sinn kommt, um sexuelle Befriedigung zu erlangen. Da Befehlen nur eine autoritäre Form des Wünschens darstellt, kann man hierzu die zentralen Gedanken aus dem Kapitel über das Wünschen übernehmen. Wenn Sie beispielsweise Schwierigkeiten mit dem selbstbewussten Formulieren eigener Wünsche haben und Sie dann in einem erotischen Rollenspiel Ihrem Partner Befehle erteilen müssen bzw. dürfen, sind prinzipiell zwei völlig unterschiedliche Denkvorgänge bei Ihnen möglich. Es könnte zum Beispiel gut sein, dass Ihnen das Erteilen von Befehlen noch um ein Vielfaches schwerer fällt als das Äußern bloßer Wünsche. »Ich kann meinen Partner doch nicht herumkommandieren, als ob er irgendein würdeloser Untergebener oder Sklave wäre.« Umgekehrt wäre es aber auch möglich, dass Ihnen das Befehlen viel leichter fällt als das Wünschen, weil Sie dabei eine Art Rolle einnehmen wie in einem Theaterspiel – eine Rolle, von der Sie vielleicht annehmen, dass sie nichts mit Ihrem wahren Wesen und Ihrer echten Persönlichkeit zu tun hat und die Sie vor allem deshalb ausfüllen, um Ihren Partner zufriedenzustellen.

Auch die letztgenannte Reaktion könnte jedoch in zweierlei Hinsicht problematisch werden: nämlich entweder, sobald Sie feststellen, dass das Erteilen von Befehlen sehr wohl sexuelle Lust auch in Ihnen auslöst, oder aber wenn Sie sich dauerhaft zu einem sexuellen Verhalten gedrängt sehen, das mit Ihnen nichts zu tun hat, sodass Sie Ihre eigene Sexualität zugunsten der Ihres Partners verleugnen. Auf Dauer entstehen so natürlich Spannungen, die zu einer Kluft in Ihrer Beziehung führen können.

Beide Formen von Bedenken – also sowohl das »Hilfe, ich tue meinem Partner psychische Gewalt an« als auch das »Hilfe, ich tue mir selbst psychische Gewalt an« – können dadurch aufgelöst werden, dass Sie daran denken, wie wesentlich die Freiwilligkeit in einem solchen Arrangement ist. Weder Sie noch Ihr Partner sollten sich dauerhaft zu einem sexuellen Verhalten instrumentalisieren lassen, das einer von Ihnen beiden nicht möchte. (Ich betone hier »dauerhaft«, weil es durchaus okay sein kann, dem anderen zuliebe mal mit ein paar Vorstellungen zu experimentieren, die man eigentlich ablehnt.) Das bedeutet aber auch, dass sowohl Sie als auch Ihr Lover sich sicher sein müssen, dass der jeweils andere Partner nur deshalb bei diesem Arrangement mitmacht, *weil er selbst es will*. Diese Freiwilligkeit wird zwar scheinbar in Frage gestellt, wenn Sie Ihrem Geliebten Befehle erteilen. Aber solange Sie keine Druckmittel außerhalb dieser freiwillig eingegangenen Situation benutzen, um den Gehorsam Ihres Partners durchzusetzen, ist das vollkommen legitim. Manche werden es vielleicht nie verstehen, *warum* es jemand als erotisch erfüllend empfindet, sich dem geliebten Partner zu unterwerfen und sich von ihm herumkommandieren zu lassen, aber viele andere können den Reiz daran wohl mindestens in Ansätzen nachspüren. Es ist für die Betreffenden oft einfach befreiend, endlich einmal komplett die Kontrolle aufgeben zu dürfen, die sie im Alltag ständig beibehalten müssen. Statt dass sie sich zum Beispiel selbst den Kopf darüber zerbrechen, wie sie ihrem Liebsten am besten Lust bereiten, lassen sie sich einfach führen. Für Menschen, die damit gut zurechtkommen, kann das eine sehr erfüllende Erfahrung sein. Andere Formen der Unterwerfung, beispielsweise Erniedrigungen und Demütigungen, werden als eine Art besonderer Stress wahrgenommen, der durch seine »Sexualisierung« vom Negativen ins Positive umschlägt und somit bei diesen Menschen zur sexuellen Lust beiträgt. Wie und warum genau das funktioniert und warum nur bei bestimmten Personen und bei anderen nicht, hat die Forschung bis heute nicht herausgefunden. Aber für uns reicht es ja auch zu wissen und einfach hinzunehmen, dass das der Fall ist und man sich deswegen normalerweise keine Gedanken zu machen braucht. Kritisch wird es erst, wenn ein Partner sich dem anderen in einer Art Hörigkeitsbeziehung auf Dauer ausliefert *und* darunter leidet bzw. Dinge tut, die er bei klarem Kopf eigentlich nicht verantworten könnte.

Die Befreiung Ihrer Schattenseite

Nun mag Ihnen das vielleicht alles rein vom Verstand her vollkommen klar sein, aber das Problem bleibt für Sie dennoch emotional bestehen. Ihren Partner »zu beherrschen« fühlt sich für Sie einfach falsch an. Die einfachste Erklärung für diese Empfindung wäre, dass Sie gerade erkennen, dass diese Form von Sexualität einfach nicht die Ihre ist. Dies ließe sich relativ einfach dadurch lösen, wenn Sie wieder zu jener Erotik zurückkehren, bei der Sie sich wohl fühlen. (Nicht ganz so einfach ist das, wenn der Partner aufs Unterworfen-Werden besteht. Dann müssten Sie entweder verhandeln und eine Lösung suchen, mit der Sie beide leben können, oder sich vermutlich doch irgendwann von ihm trennen.) Kniffliger ist es, wenn die Befehlsrolle für Sie reizvoll erscheint, Sie damit vom Verstand her zurecht kämen, Ihr Partner darauf steht, Sie dabei körperliche Lust erleben – und Sie trotzdem ständig von moralischen Bedenken geplagt würden.

In diesem Fall wäre es vermutlich am besten, wenn Sie erst mal klären, woher diese Bedenken kommen. Hat man Ihnen vielleicht als Kind dermaßen eingebleut, Sie dürften anderen auf keinen Fall Ihren Willen »aufzwingen«, woraufhin Sie diese Programmierung extrem verinnerlicht haben und Sie sie selbst dann nicht mehr ablegen können, wenn Sie das guten Gewissens dürften? Oder konnten Sie im Laufe Ihres Lebens Ihr Selbstwertgefühl nur dermaßen mangelhaft ausprägen, dass es sich für Sie vollkommen fremd und unvertraut und deshalb bedrohlich anfühlt, wenn Sie Ihren Partner plötzlich herumkommandieren? Oder entsteht die enorme Peinlichkeit, die Sie in dieser Situation empfinden, gar dadurch, dass in Ihnen die ganze Zeit schon jemand steckte, dem es große Freude bereitete, seine Mitmenschen die eigene Macht spüren zu lassen und sie ein wenig herumzuscheuchen – dass Sie diesen Persönlichkeitsanteil aber bisher ablehnten und deshalb unterdrückten? In all diesen Fällen *kann* das erotische Rollenspiel für Sie befreiend wirken: Sei es, dass Sie auf diese Weise die positive Erfahrung machen, jemand anderem zu befehlen und trotzdem nicht von ihm abgelehnt zu werden, sei es, dass Sie die Schattenseiten Ihres Wesens besser in sich integrieren.

Darf eine emanzipierte Frau über den Teppich kriechen?

Aber nicht nur die Erziehung und Entwicklung in unserer Kindheit und Jugend, auch die in unserer Gesellschaft herrschende Ideologie übt eine starke Macht auf unser »Gewissen«, unser Werte-Empfinden aus. Eine ähnliche Unsicherheit gibt es bei Unterwerfungsspielen deshalb insbesondere dann, wenn Frauen, die sich eigentlich für sehr stark und souverän halten und denen ihre Freiheit und Unabhängigkeit wichtig ist, im Bett plötzlich die Rolle der Befehlsempfängerin einnehmen. Viele finden es zwar wunderbar, im Alltagsleben eine selbstbewusste Frau sein zu können und sich gleichzeitig von ihrem Lover (freiwillig) beherrschen zu lassen. Manche andere aber haben damit Probleme und scheinen eine Art Rückkehr des »Patriarchats« durchs Schlafzimmer zu befürchten – oder sie werden dadurch irritiert, dass sie diese Spaltung als eine Spaltung zwischen Außen- und Innenwelt erleben. Schlimmstenfalls stellen sie dann die gesamte Emanzipation in Frage, ihre lebensgeschichtliche wie die gesellschaftliche: »Was ist eigentlich mit mir los? Jahrzehntelang haben wir um Gleichberechtigung gerungen, und jetzt krieche ich vor diesem Kerl auf allen vieren über den Teppich! Bin ich eine Verräterin, oder gibt es etwa wirklich etwas in uns Frauen, das uns vor Männern immer wieder auf die Knie fallen lässt?«

Beide Fragen ließen sich erledigen, wenn man zur Kenntis nehmen würde, dass devote Neigungen bei Männern den unterschiedlichsten Studien zufolge zumindest annähernd ebenso verbreitet sind wie bei Frauen, dahinter also keine geschlechtsabhängigen Besonderheiten stecken. Natürlich ist es für Frauen, denen ihre Emanzipation ein besonders starkes Anliegen ist, besonders irritierend, wenn ihre sexuellen Neigungen dem anscheinend komplett zuwiderlaufen. Es gibt ja auch einige prominente Damen, die in ihren öffentlichen Texten oder Auftritten Männer gerne einmal demontieren, sich privat aber gerne von ihnen unterwerfen lassen. (Die österreichische Schriftstellerin Elfriede Jelinek gehört zu denjenigen, die sich dahingehend bereits öffentlich geoutet haben.) Weniger prominenten Masochistinnen schlägt aus der Frauenbewegung auch schon mal offener Hass entgegen, wenn sie entsprechende Phantasien öffentlich zur Diskussion stellen möchten. Mit ein Grund dafür ist, dass in der Psychoanalyse Freuds mit der Behauptung viel Unfug getrieben wurde, allen Frauen wohne unweigerlich ein »weiblicher Masochismus« inne, und *deshalb* würden sie sich beruflich und privat in unbefriedigenden oder gar schmerzlichen Situationen wiederfinden.

Hier ist es einfach wichtig, zu differenzieren und nicht das Kind mit dem Bade auszuschütten: Dass alle Frauen von Natur aus unterwürfig sind, und zwar nicht nur im Bett, sondern auch in etlichen anderen sozialen Situationen, ist selbstverständlich Unsinn. Diese These ist knapp hundert Jahre alt, war damals schon falsch, hat aber heute *offensichtlich* nichts mehr mit der Lebenswirklichkeit zu tun. Das bedeutet aber nicht, dass Sie nicht für sich persönlich und freiwillig die Entscheidung treffen dürfen, sich von Ihrem Partner in bestimmten Situationen und in für Sie akzeptabler Weise unterwerfen zu lassen. Wichtig ist, dass Sie die Grenzen festlegen und sich durch Ihren Partner kein Entweder-Oder aufzwingen lassen à la: »Ich denke, du willst unterworfen und gedemütigt werden? Dann leck jetzt gefälligst auch die Kloschüssel sauber, Schlampe!« Denken Sie nicht, dass es das nicht gibt: Ich habe auch unter beruflich erfolgreichen Akademikerinnen die Bereitschaft erlebt, sich in solchen Partnerschaften auf Dinge einzulassen, die ihnen komplett gegen den Strich gingen und die sie für sich eigentlich nicht mehr verantworten konnten. Aber auch die Empfehlung, hier vorsichtiger zu sein und genau abzuwägen, was man noch hinnehmen möchte, gilt natürlich für beide Geschlechter gleichermaßen.

Offene Worte: »Du wirst darum betteln, dass ich es dir mache!«

Sarah: *Ein Thema, das mich schon seit langem bewegt, worüber man aber unter emanzipierten Frauen »nicht spricht«, weil man es nicht «zugeben darf«, ist der Wunsch, im Bett von einem Mann dominiert zu werden. Ich kenne unglaublich viele Frauen, denen es so geht, die sich aber nicht trauen, es sich einzugestehen, geschweige denn darüber zu reden. Schließlich wollen »wir« ja alle unabhängige und starke Frauen sein, die all das können, was auch Männer können, und ach, was sind wir doch stark. Sind wir aber gar nicht. Und das macht das alles so unglaublich kompliziert. Was macht man, wenn man einerseits etwas ist, was mit der anderen Seite des Ichs so gar nicht zusammengeht? Wie kann man eine starke und selbstbewusste Frau sein, wenn man heimliches Vergnügen daran hat, es von einem Mann mal so richtig devot besorgt zu kriegen, ohne dass gleich das ganze Selbst- und Fremdbild zusammenbricht?*

Laura: *Ich ergreife zwar durchaus auch selber mal die Initiative (verbal und körperlich), stehe aber im allgemeinen sehr auf das Rollenschema: Mann bestimmt im Bett. Mein derzeitiger Partner hat das, ohne dass wir es thematisiert haben, erkannt und setzt es sehr gekonnt um. Ich war dabei keineswegs unsicher, sondern fand und finde es sehr erregend, wenn er zum Beispiel meine Handgelenke beim Sex festhält und er mich insgesamt spüren lässt, dass er mir körperlich deutlich überlegen ist. Ich denke, früher oder später werden wir auch mit Handschellen experimentieren. (Ich weiß, dass dies eine Phantasie von ihm ist, aktiv wie passiv.) Natürlich setzt das voraus, dass ich weiß, dass er jederzeit aufhört, wenn ich das möchte.*

Maria: *Wenn ich eine devote Rolle habe, dann erregt es mich , wenn mein Partner sagt: »Nein, noch nicht, du wirst erst erlöst, wenn ich es will.« Oder wenn er mir mitteilt: »Ich werde dich so lange stimulieren und heiß machen, bist du bettelst, dass ich es dir mache.« Das finde ich schon erregend. Aber es kann auch andersherum laufen,* *wenn mir zum Beispiel der Mann sagt: »Oh' ist das geil, ich halte das kaum mehr aus, du machst mich verrückt.«*

Marion: *Verbale Dominanz und Unterwerfung sind etwas Feines, wenn der, der sie einsetzt, diese Rolle authentisch verkörpern kann. Mein Mann kann das tadellos, und ich käme niemals auf die Idee, an seiner Dominanz zu zweifeln. Wenn er diese Rolle auslebt, kommen bei uns beiden keine Unsicherheiten auf. Wenn ich in die Verlegenheit komme, die dominante Rolle zu spielen (weil ich zum Beispiel beim Schach gewonnen habe – ich gewinne sonst nie, und der Einsatz war die Macht für eine Nacht), dann leide ich schon unter Unsicherheit. Dieses Gefühl ist für mich sehr seltsam, da ich ansonsten nicht ständig unsicher bin. Wenn ich es jedoch schaffe, mich der Rolle langsam zu nähern, bekomme ich sie auch unter Kontrolle. Dies geht allerdings nur, wenn mein Mann geradezu aktiv mitspielt. Das kleinste Grinsen von ihm oder gar ein Vorschlag, was ich besser machen könnte (»Du guckst nicht böse genug!«), bringen mich vollkommen raus.*

Meike: *Ich kann mich daran erinnern, dass ich mich mit meinem Partner einmal in eine Art Gewaltphantasie begeben habe. Ein distanziertes Einander-Anmachen, das etwas mit Macht zu tun hatte. Das haben wir beide als sehr reizvoll erlebt. Als er mich dann aber mit einer auch von mir provozierten Brutalität aufs Bett warf, merkte ich, dass ich das nicht will. Da spürte ich, dass ich manche Grenze nicht überwinden möchte.*

Michael: *Unsicherheiten sind eigentlich nur da, wenn ich mein Gegenüber besonders schätze. Dann ist mehr Gefühl als Lust da und mir fällt es schwer, den anderen zu unterwerfen. Und »Fick mich« klingt aus dem Mund vieler Frauen einfach nur lächerlich. Ich denke, es muss das richtige Umfeld dafür geschaffen sein und die Grenzen müssen klar gesteckt sein, was den anderen anmacht und was nicht. Wenn nur ein falsches Wort fällt, kann das Ganze schnell in etwas ausarten, was man gar nicht möchte, und der Partner fühlt* *sich verletzt. Ich hatte auch schon Angst, meinen Partner mit meiner Lust zu überrennen.*

Tina: *Dominanz und Untwerwerfung? Wenn Gefesseltwerden auch zählt, dann habe ich das schon mal ausprobiert. Ich bin dabei mit Handschellen an mein Bett gekettet worden. Ich fand es kurz gesagt einfach geil. Die Orgasmen dabei sind die wohl besten schlechthin.*

Albert: *Letztes Jahr hat sich meine Freundin beim »Sex Maniacs Ball« mal von einem echten SM-Kerkermeister auf den Bock ketten und mit einer Reitpeitsche den Hintern ordentlich versohlen lassen. Ich konnte nicht fest genug draufhauen, und so musste der Meister es tun. Insofern habe ich gemerkt, dass mir SM/Dominanzszenarios nix bringen: Ich bin zu sehr an Gegenseitigkeit und Interaktion interessiert. Kann aber auch sein, dass ich das ganze Szenario wegen tief eingegrabener moralischer Bedenken/Schranken/Verklemmungen nicht wirklich genießen kann. Meine Freundin will beim Sex oft gehalten werden bzw. Gesicht oder Mund von meiner Hand abgedeckt haben, teilweise Atemkontrolle, das geht noch. Wenn ich merke, dass sie das anmacht, kann ich's bis zu einer bestimmten Grenze tun. Gleiches gilt bei Unterwerfung durch Festhalten im Nacken/an den Haaren und hartem Sex in der Hundeposition. Das hat schon was Erregendes, aber darüber hinaus brauche ich ein Dominanz-Szenario bisher nicht.*

Karin: *Ich hatte jemanden, der mein Sklave sein wollte. Allerdings brachte ich es nicht übers Herz, mir von ihm die schmutzigen Füße nach einem langen Tag ablecken zu lassen. Da er das aber als sein Lebensziel ansah, hielt ich Abstand davon. Mir war das megapeinlich, also ist das wohl nix für mich. Ich kenne auch noch jemanden, der dominant ist. Er möchte unbedingt ein Treffen und auch sexuellen Kontakt. Jedes Mal, wenn wir uns treffen wollen, schreibt er mir vor, was ich anzuziehen habe. Das war's dann. Ich bin zu alt, um mir von einem Mann vorschreiben zu lassen, was ich anziehen darf. Außerdem reizt das sofort meinen Widerstand. Ergo bin ich für* *beide Sexualspielarten eher ungeeignet (grinst), obwohl ich mich nach Aussagen von verschiedenen Leuten wohl zur Domina eigne.*

Tom: *Dominanz und Unterwerfung? Hmm, nee, not my cup of tea. Interessant zum Wichsen (der dominante Part), aber nichts, worauf ich in echt Bock hätte.*

Miriam: *Vor kurzem habe ich Erfahrung gesammelt im Unterwerfen. Es war äußerst spannend, prickelnd und erregend. Ich mag es sehr, aber nur als Abwechslung, also ab und zu mal. Es soll jetzt nicht Gewohnheit werden. Ich sehe es so als besonderes Bonbon in meiner Sexualität.*

Beate: *Für mich gibt es nur eine Zweierbeziehung, bei der der Mann grundsätzlich dazu bereit ist, sich mir unterzuordnen. Das bedeutet nicht, dass nicht über alles Mögliche diskutiert werden kann, aber ich will diejenige sein, die die Entscheidungen trifft! Dass ich dominant bin, verberge ich nicht, und ich habe damit auch keine Schwierigkeiten. Denn Dominanz bedeutet ja nicht, dass ich rechthaberisch bin, immer und überall. Und jeder potentielle Partner weiß von vorneherein, dass ich in einer Beziehung seine Unterwerfung verlangen würde. Ihm ist also klar, worauf er sich einlässt. Ich will nun mal die Macht haben, und es gibt genug Männer, die liebend gerne diese Macht abgeben. Nur trauen sich viele einfach noch nicht, das auch offen zuzugeben: aus Angst, von ihrer Umwelt für Waschlappen gehalten zu werden. Dabei ist in meinen Augen ein Mann, der Macht abgeben kann und das auch gerne tut, eine viel stärkere Persönlichkeit als derjenige, der seine Frau nur als schmückendes Beiwerk betrachtet und seine Untergebene wie den letzten Dreck behandelt. Zu ersterem gehört nämlich viel mehr Mut und Vertrauen.*

Hanna: *Lust, mit verbaler Dominanz zu experimentieren, habe ich schon seit Teenagerzeiten. Es hat dann allerdings recht lange gedauert, bis ich es gewagt habe, diese Seite von mir herauszulassen. Inzwischen hat sie nun eine sehr, sehr große Bedeutung für mich ge-*

wonnen und ist ein ständiger Begleiter meiner Erotik. Moralische Bedenken gibt es dabei noch immer ab und zu. Wie kann ich jemanden schlagen, den ich liebe? Aber, in Kurzfassung – ich kann nur jemanden schlagen, den ich liebe ...

Wünsche und Grenzen

Eine Frage, die Sie sich inzwischen vermutlich stellen werden, ist, wie man das Paradox zwischen Freiwilligkeit und erotischem Gehorsam auflösen kann. Wenn Sie Ihrem Partner lediglich befehlen, vor Ihnen zu strippen, und er sich dann tatsächlich entkleidet, stellt sich natürlich noch kein Problem. Sie bewegen sich offensichtlich beide auf einer spielerischen Ebene, und der Befehlsempfänger kann dieses Spiel jederzeit abbrechen. Möglicherweise fühlen Sie sich aber deutlich unsicherer, wenn sich Ihr Partner eine ganze Nacht über von Ihnen zu sexuellen und anderen Diensten herumkommandieren lässt und Sie überrascht feststellen, dass Ihnen das große Lust bereitet. Vielleicht würden Sie die Elemente Befehl und Gehorsam noch wesentlich mehr in Ihr Liebesspiel einbauen, wissen aber nicht einzuschätzen, ob das »gesund« wäre und Sie das verantworten können. Oder Sie sind selbst die unterworfene Person und stellen sich aus dieser Perspektive dieselben Fragen.

In diesem Fall liefe Ihr Konflikt auf zwei Ebenen ab. Da ist einmal der Konflikt in Ihrem Inneren: Sie entdecken Gefallen an einer Form der Sexualität, die mindestens zum Teil in den Bereich des Sadomasochismus fällt. Zwar entwickelte sich SM in den letzten Jahren in vielen Medien anscheinend von der Perversion zur Trendsportart. Wie oberflächlich die Berichterstattung in Wirklichkeit aber war, fällt manchen allerdings erst auf, wenn sie entsprechende Neigungen bei sich selbst oder ihrem Partner entdecken. Über die Lösung dieses *inneren* Konflikts kann hier wenig gesagt werden, weil er nichts mit dem Thema dieses Buches zu tun hat. Hier kann ich Ihnen nur empfehlen, sich in der gängigen Literatur zu SM eingehender zu informieren, um so mehr über diese Welt zu lernen und Ihre Position darin besser einschätzen zu können. Mein eigenes umfangreiches »Lexikon des Sadomasochismus« habe ich in der Literaturliste aufgeführt. Sehr wohl mit erotischer Kommunikation zu tun hat allerdings die Beziehung zu Ihrem Partner, die sich mit solchermaßen veränderten sexuellen Vorlieben ja ebenfalls ändert.

Wenn Sie zum ersten Mal Ihre dominanten oder devoten Neigungen feststellen, werden Sie vermutlich und vernünftigerweise nicht gleich in die Vollen gehen und sich Ihrem Lover für die nächsten fünf Jahre bedingungslos unterwerfen bzw. diesen bis zum Erreichen des Rentenalters zu Ihrem Haussklaven zu machen. Stattdessen werden Sie solche Gehorsamsspiele zumindest anfangs in einem bestimmten Rahmen ablaufen lassen. Je klarer Sie diesen Rahmen gestalten – ab einem bestimmten Punkt beginnt das Unterwerfungsspiel und ab einem bestimmten Punkt endet es –, desto leichter wird es Ihnen und Ihrem Partner fallen, damit umzugehen.

Anfang und Ende einer solchen Session abzustecken kann besonders dann sinnvoll sein, wenn Sie per Dirty Talking Ihren Partner nicht nur herumscheuchen, sondern ihn auch verbal erniedrigen wollen. Es kann ja sein, dass Ihnen beispielsweise die Herrinnen-Rolle dermaßen zusagt, dass Sie auch vorhaben, entsprechend aufzutreten, und Dinge von sich geben möchten wie »Leck mir die Fotze sauber, du impotenter Jammerlappen!« oder »Na, kriegt mein kleiner Schlappschwanz wieder keinen hoch?«. Für Ihren Partner und auch für Sie selbst dürfte es sehr wichtig sein, so deutlich wie möglich zu machen, dass Sie ihn nicht *wirklich* für einen jämmerlichen Versager halten und ihm fürderhin keinerlei Respekt mehr entgegenbringen, sondern dass das alles sozusagen Teil der Show ist. Sobald das einmal deutlich geworden ist, können Formulierungen wie die genannten sogar dazu dienen, diesen Eindruck zu verstärken. Gerade weil Sie und Ihr Partner im normalen Leben nie so miteinander sprechen würden, könnten Sie sich gewiss sein, dass es sich um nichts weiter als um eine erotische Inszenierung handelt.

Es empfiehlt sich also, sowohl zu Beginn als auch zum Ende einer solchen Session einen möglichst klaren Anfangs- und Endpunkt zu setzen. Der Anfangspunkt sollte sinnvollerweise darin bestehen, mit dem Partner zu klären, worauf man überhaupt Lust hat, welche Phantasien einen bewegen und wo die eigenen Abneigungen und Grenzen verlaufen. Es könnte also sein, dass der devote Partner Grenzen hinsichtlich derjenigen Befehle setzt, die er bereit ist auszuführen (»Ich bin eine Nacht lang dein Diener, möchte aber nicht zu XY gezwungen werden.«), oder aber hinsichtlich der verbalen Erniedrigungen, die er hinnehmen kann. (»Du kannst mich demütigen und lächerlich machen, wie du möchtest, aber lass bitte meine Finanzkraft/Mutter/Potenz/Speckpolster aus dem Spiel, weil ich da empfindlich bin.«) Offensichtlich sollten diese Grenzen dann auch eingehalten werden, weil andernfalls nicht nur das Spiel scheitern wird, sondern auch das Vertrauen gestört würde. Ein solches Aushandeln von Wünschen und Grenzen erfolgt in jedem Fall von Gleich zu Gleich. Es bringt nicht das Geringste, sondern schadet nur, wenn einer der beiden Partner Druck machen würde mit Formulierungen wie »Wenn du richtig unterwürfig sein willst, musst du aber auch ...« Ebenso unbefriedigend kann es allerdings für den dominanten Partner sein, wenn ihm überhaupt kein eigener Spielraum mehr gelassen wird und er nur die Wünsche des anderen minutiös zu erfüllen hat. Sinn der Sache ist es, eine Übereinkunft zu finden, mit der beide glücklich oder wenigstens zufrieden sein können. Wer seine eigenen Bedürfnisse offen benennen und gleichzeitig auf die des anderen eingehen kann, ist auch hier klar im Vorteil.

Das Auffangen nach der Versklavung

Die Session kann damit enden, dass der unterworfene Partner demonstrativ wieder zum Gleichberechtigten erhoben wird. Dazu gehört auch, dass er psychologisch aufgefangen wird, also Gelegenheit bekommt rückzumelden, was in ihm während dieses Rollenspiels vorgegangen ist. Auf diese Weise kann derjenige, der die herrschende Position innehatte, sichergehen, dass sein Partner seine Funktion als »Lustsklave« auch genießen konnte. Wo es nötig ist, kann man auch etwas verändern, wenn man dieses Spiel wiederholen möchte. Der dominante Partner sollte also zum Beispiel ausloten, ob er (unabsichtlich) bestimmte Grenzen überschritten oder wunde Punkte berührt hat. Dies kann der devote Partner während der Session aufgrund der ihm zugeschriebenen Rolle oft nicht zur Genüge deutlich machen, kann es vielleicht auch in der akuten Situation überhaupt nicht angemessen benennen. Aus diesem Grunde ist es dringend empfohlen, nach einer solchen Aktion noch einmal Rückschau zu halten und zu fragen: »Wie war es für dich?« So erkennt auch der zuvor beherrschte Partner, dass er immer noch mit all seinen Ängsten, Problemen und Gefühlen an- und ernstgenommen wird, auch wenn er zuvor wie ein Lakai behandelt worden ist. Manchmal können solche Rollenspiele unerwartet tiefgehend und aufwühlend sein, sodass es notwendig wird, sich darüber auszutauschen, wie die beiden Beteiligten das Verhalten des anderen empfanden. Auf diese Weise verstärkt sich auch die Bindung zueinander. Im Idealfall kann sich eine angemessen nachbereitete SM-Sitzung so geradewegs zu einem psychotherapeutischen Erlebnis entwickeln. Unter Umständen ist es allerdings sinnvoll, die gemeinsame Aussprache nicht direkt nach der Sitzung stattfinden zu lassen, wenn die Wunden noch zu frisch oder der passive Partner noch zu sehr in seiner Rolle gefangen ist und sich deshalb verkneift, Dinge zu sagen, die gesagt werden sollten. Ihm wird erst allmählich klar, was in bestimmten Momenten mit ihm vorgegangen ist, er fühlt sich schuldig, es nicht sofort angesprochen zu haben, kommt deshalb nicht wieder darauf zurück, sondern frisst es in sich hinein. Lässt man vor dem Gespräch etwa noch einen Tag vergehen, haben beide Beteiligte die Gelegenheit, sich über bestimmte Dinge zunächst einmal selbst klar zu werden und sie dann entsprechend in Worte zu fassen. Natürlich aber schließt das eine das andere nicht aus: Der Partner, der sich als Passiver fallengelassen hat, kann gleich danach emotionale Zuwendung erfahren (oft sind solche Spiele ja ohnehin nur das Vorspiel zu »normalem« Geschlechtsverkehr) und später, wenn er sich dazu bereit fühlt, über seine Empfindungen berichten.

Man sollte übrigens nicht vergessen, dass möglicherweise auch der dominante Partner dermaßen verwirrt und von unterschiedlichen Gefühlen überwältigt ist, dass auch oder gerade er ein solches Gespräch dringend benötigt. Ebenso gut kann es sein, dass sowohl Sie als auch Ihr Partner darauf verzichten können oder sich sogar besser fühlen, wenn Sie Ihre innersten Vorgänge nicht offen darlegen und ausdiskutieren müssen. Dann gibt es für Sie natürlich auch keinen Grund, dies zu tun.

»Mit diesem Halsband nehme ich dich zur Herrin ...«

Es gibt eine weitere Möglichkeit, eine solche Session durch erotische Worte besonders klar zu rahmen und damit deutlich zu machen, dass sie nicht ernst (oder zumindest auf einer anderen Ebene »ernst«) gemeint ist: das Ritual. Ein solches Ritual kann beispielsweise dergestalt ablaufen, dass der unterworfene Partner sich vor dem befehlsgebenden entkleidet, sich vor ihm niederkniet und sich von ihm dann ein »Sklavenhalsband« anlegen lässt. Danach leistet er eine Art Treueschwur, etwa mit den Worten: »Ich versichere, dass ich jedem deiner Befehle augenblicklich gehorchen werde. Ich stehe dir mit meinem ganzen Körper und meiner ganzen Seele für diese Nacht voll zur Verfügung. Du kannst mit mir anstellen, was dir gerade in den Sinn kommt. Mein einziges Begehren ist es, deiner Lust zu dienen. Du kannst mich belohnen und bestrafen, wie es dir gefällt.« Mit dem Ablegen des Halsbandes (oder, wenn auf ein Halsband verzichtet wird, zum Beispiel mit dem Wieder-Ankleiden) ist das gleichberechtigte Verhältnis automatisch wiederhergestellt. Manche Menschen, die sich ihrem Partner nicht nur für ein paar Stunden, sondern für länger unterwerfen wollen, formulieren übrigens regelrechte Sklavenverträge, in denen sie ihre Bereitschaft zum absoluten Gehorsam für einen festgelegten Zeitraum (in Extremfällen: für immer) schriftlich niederlegen. Dadurch entsteht ein besonderes Gefühl der Verpflichtung, obwohl solche Verträge juristisch natürlich nicht bindend sind. Umgekehrt kann bei einem solchen Ritual übrigens auch der dominante Partner geloben, seiner Verantwortung gerecht zu werden, seinen Lover nicht zu missbrauchen, sondern seine Grenzen zu achten und von ihm nur zumutbare Dinge zu verlangen.

Aber vergessen Sie nicht: Auch solche Rahmungen stellen lediglich eine *Möglichkeit* dar. Wie immer im Bereich intimer Beziehungen gilt auch hier (jenseits des Tabus von Gewalt und Zwang): Alles kann, nichts muss. Selbstverständlich können Sie sexuelle Beherrschung auch außerhalb streng abgesteckter Bezirke stattfinden lassen. Vielleicht finden Sie es ja zum Beispiel gerade besonders prickelnd, wenn Sie Ihrer Liebsten im Restaurant befehlen, nach und nach einen weiteren Knopf ihrer Bluse zu öffnen, obwohl sie nichts darunter trägt ... Sie hätten dann nur (oder immerhin) die Verantwortung, darauf zu achten, dass die Gute wieder heil aus der Nummer rauskommt und Dritte nicht mehr als zumutbar behelligt werden. Ansonsten bietet sich auch hier viel Raum für Ihre persönliche Kreativität.

Signalwörter als Sicherheitsbremse

Nun kann es aber passieren, dass trotz bestem Willen der dominante Partner in solch einem Rollenspiel die Grenzen des anderen missachtet. Das kann unabsichtlich geschehen, etwa wenn er eine dieser Grenzen schlicht vergessen hat oder wenn der unterworfene Partner selbst nicht daran gedacht hat, eine bestimmte starke Abneigung festzulegen, vielleicht weil er gar nicht auf den Gedanken kam, dass ihm sein Lover plötzlich ins Gesicht pinkeln würde. Es kann aber auch sein, dass der dominante Partner ausprobieren möchte, ob er den anderen nicht bewusst über eine bestimmte »Hürde« hinwegbekommen kann. Jetzt kann es sein, dass es nicht ausreicht, wenn der Unterworfene einfach nur »Stop!«, »Nicht!« oder »Lass das!« sagt, denn möglicherweise kommt das nur als gespielter Widerstand im Rahmen der Session an, um damit den Thrill zu erhöhen: Wenn es Teil des Rollenspiels ist, dass sich ein Partner scheinbar sträubt, um dann doch »überwältigt« zu werden, wie erkennt man dann echtes Sträuben? Manche sind der Ansicht, gerade in einer gewachsenen Beziehung, in der einer gelernt hat, den anderen zu lesen, sollte diese Unterscheidung – »Oh, jetzt meint er es ernst!« – ohne weiteres möglich sein. Andere sind sich da nicht so sicher. Wenn der unterworfene Partner allerdings zu sehr revoltiert (»So, jetzt langt's, jetzt ist es aber wirklich genug, ich will das nicht mehr!«) ist automatisch die gesamte erotische Begegnung zu einem für beide Beteiligten sehr unangenehmen Ende gebracht worden. Das ist also ein gewisses Dilemma.

Um dieses Dilemma zu lösen, hat es sich bei Liebhabern solcher Spiele als sinnvoll erwiesen, bestimmte Signalwörter zu verwenden. Sobald der unterworfene Partner ein solches Wort verwendet, macht er seinem Partner unmissverständlich klar, dass hier eine ernsthafte Störung besteht. Damit das auch funktioniert, müssen die ausgewählten Wörter zwei Funktionen erfüllen: Sie müssen zum einen ungewöhnlich genug sein, dass sie einem in der Hitze des erotischen Gefechts nicht aus Versehen entschlüpfen, also beispielsweise eher »Birnbaum« als »Stop«. Zum anderen müssen sie sich aber auch gut genug merken lassen. Es wäre ein Problem, wenn der Betreffende im Zustand größter Erregung ums Verrecken nicht darauf kommt, wie er sein Unbehagen deutlich machen kann. Manche benutzen auch die Farben einer Verkehrsampel, um zu zeigen, wie es ihnen in einer bestimmten Situation geht: »Rot« hieße dann »Sofort aufhören!«, »Gelb« hieße »Achtung, langsamer, ich fühle mich unbehaglich« und »Grün« würde bedeuten »Alles okay, mach nur so weiter«. Sobald der unterworfene Partner ein Wort ausspricht, das einen eindeutigen Wunsch nach Aufhören signalisiert, muss der andere sich natürlich daran halten: Alles andere wäre bestenfalls ein Vertrauensbruch, schlimmstenfalls eine Vergewaltigung. Ein praktisches und naheliegendes Signalwort könnte es sein, seinen Partner mit Namen anzusprechen statt wie sonst innerhalb des Rollenspiels mit »Herr« oder »Herrin«. Das würde die Illusion auflösen. Umgekehrt können Sie Ihren Partner übrigens auch mit »Herr/Herrin« beziehungsweise einem festgelegten »Sklavennamen« (zwischen »Lakai«, »Fido« und »Wurm« stehen viele Möglichkeiten offen) ansprechen, um deutlich zu machen, dass Sie jetzt gerne mit einem neuen Unterwerfungsspiel beginnen möchten.

Das Problem beim Aufzählen all dieser Vorsichtsmaßnahmen ist, dass man sich dabei eher auf das konzentriert, was bei so einem Spiel alles schiefgehen kann, als auf die lustvolle Seite, die eigentlich im Vordergrund stehen sollte. Allerdings tragen gerade solche verbalen Sicherheitsmaßnahmen für viele nicht unweigerlich dazu bei, dass eine solche Session gelingt und Sie so überhaupt erst zu Ihrer Lust gelangen können. Insofern sind auch sie ein wichtiger Bestandteil der Verbalerotik.

Befehle, Verbote, Demütigungen und Fesselungen durch Worte

Dennoch sollten wir hier dazu übergehen, uns mit den Möglichkeiten zu beschäftigen, die Ihnen eine solche Inszenierung überhaupt bietet. Allerdings ist es auch im Bereich von Dominanz und Unterwerfung etwas heikel, feste Muster vorzugeben. Lieber möchte ich Sie wieder einmal dazu ermuntern, Ihre eigenen innersten Wünsche und Begierden zu spüren und nach außen zu holen. Es gibt natürlich Ideen und Anregungen, bei denen Sie sich bedienen können. (Bei den folgenden Schilderungen gehe ich der leichteren Lesbarkeit zuliebe von einer weiblichen Leserin und einem männlichen Partner aus. Wie fast immer in diesem Buch können Sie mit einer kleinen Anpassung hier und da die Rollen auch einfach wechseln.) Beispielsweise könnten Sie das Spiel beginnen, indem Sie Ihrem Lover befehlen, sich zu entkleiden und nackt vor Ihnen niederzuknien, um ihn dann mit einer Frage nach der anderen seine unbedingte Verfügbarkeit beteuern zu lassen. (»Schwörst du, jeder meiner Weisungen auf der Stelle zu gehorchen und mir jeglichen Wunsch von den Augen abzulesen?«) Ihr Partner kann auf jeden dieser Wünsche mit »Ja, Herrin« antworten; er kann sich aber auch selbst erniedrigen, indem er sich als ihr unwürdiger Sklave beschreibt und erklärt, was er alles für Sie zu tun bereit ist. Von da ab können Sie ihm verschiedene Befehle geben und ihn, wenn er nicht genau das tut, was Sie möchten, scharf zurechtweisen: »Habe ich dir gestattet, deiner Herrin in die Augen zu sehen?« oder »Küss gefälligst auch die Sohlen meiner Schuhe und nicht nur die Oberseite!« Vor allem wenn er etwas schüchtern oder befangen ist, mag es Ihnen Spaß bereiten, ihn mit Ihren Worten in bestimmte Haltungen zu zwingen und dort zu »fesseln«, in denen er seinen Körper präsentieren und sich Ihnen anbieten muss. Zu den Befehlen können Verbote treten, etwa wenn Sie Ihrem Partner untersagen, Ihren Körper oder sich selbst zu berühren. Sie können ihn auch lächerlich machen und so seine Erniedrigung verstärken: »Was meinst du wohl, was deine Kollegin Eva sagen würde, wenn sie dich jetzt so sehen könnte?« Schließlich ist es möglich, dass Sie ihn bestrafen, auf welche Weise auch immer es Ihnen gefällt. Das kann ebenfalls verstärkt werden, wenn Ihr Partner sich für diese Strafe, beispielsweise für jeden Schlag mit dem Ledergürtel, unterwürfig bei Ihnen bedanken muss. Sie können ihn aber auch dadurch »belohnen«, dass Sie ihm mitteilen, wie feucht es Sie macht, wenn Sie das alles nach Herzenslust mit ihm anstellen können.

Sie sehen, dass die Palette der Möglichkeiten sehr breit gefächert ist und jede dieser Möglichkeiten stark mit der erotischen Verwendung von Sprache zu tun hat. Diese Palette gewinnt jedoch noch einmal zusätzlich neue Farbschattierungen, wenn Sie (wie in dem Kapitel über Phantasien behandelt) unterschiedliche Rollen annehmen und sprachlich gestalten. Wenn Sie sich etwa in die Position einer antiken Herrscherin versetzen, die einen gefangenen Krieger zu ihrem Lustsklaven ausbildet, werden Sie andere Formulierungen wählen, als wenn Sie eine Lehrerin sind, die ihren Schüler übers Knie legt, oder Sie eine Punkerin spielen und Ihr Partner einen Polizisten, der sich gegen Ihre Aufmüpfigkeit auf ganz eigene Weise Respekt verschafft. Sie können beim Sprechen zwischen den verschiedensten Stilen und Tonlagen wechseln und damit experimentieren, bis Sie gefunden haben, was Ihnen (beiden) am meisten Lust bereitet: scharf, kalt und unerbittlich wie eine Offizierin, streng und autoritär wie eine Vorgesetzte, lasziv und etwas höhnisch-verächtlich wie eine Femme Fatale, die mit ihrer unwiderstehlichen erotischen Attraktivität eine Macht auf die Männlichkeit ausübt, der sich diese nicht entziehen kann. (In diesem letzten Beispiel fällt es Ihnen als männlichem Leser vielleicht nicht so leicht, dieselbe Rolle einzunehmen, weil unsere Kultur in Pornos, Postern und Wandkalendern vor allem den weiblichen Körper als überlegen und begehrenswert ausstellt. Es gab allerdings immer auch die Figur des Homme Fatale, des Mannes, dem die Frauen reihenweise verfallen und nicht widerstehen können. Probieren Sie es doch einfach einmal aus, ob Sie in diese Haut schlüpfen können und mögen.)

Mit der Scham steigt die Lust: Durch Zwang zur Freiheit

Zur Abwechslung folgt das nächste Beispiel wieder aus männlicher Perspektive: Wenn Ihre Partnerin schnell verlegen ist und merkliche Probleme mit Dirty Talking hat, dann können Sie dieses auch mit Befehlen lustvoll aus ihr herauskitzeln und sich gleichzeitig an ihrer Scham weiden und damit spielen. Lassen Sie sie etwa offen beschreiben, welche Worte sie am meisten anmachen. Die Scham und die Peinlichkeit, die Ihre Partnerin empfindet, sowie die »erzwungene« Überwindung dieser Gefühle kann gut und gerne zu ihrer Geilheit beitragen. Sie geben ihr jetzt nämlich nicht nur die Erlaubnis, sondern sogar den Befehl, jene Dinge auszusprechen, die zu sagen sie sich selbst verboten hat (was vielleicht früheren Verboten, etwa aus ihrer Kindheit, zu verschulden ist). Damit beseitigen Sie mit dem Schamgefühl auch die wesentliche Barriere für Ihre Partnerin, ihre »verbotenen« Gefühle auszudrücken. Mit den gesprengten Blockaden steigt ihre Erregung, und Sie befreien sie (ironischerweise gerade durch scheinbaren Zwang) zu ihrer Lust. Sie können Sie auch berühren und sie beschreiben lassen, wie sich das anfühlt und wie erregt sie dabei wird. Ebenso können Sie ihr befehlen, kurz bevor sie kommt, erst um Erlaubnis zu betteln, und ihr diese Erlaubnis zunächst verweigern – zumindest bis Sie den Eindruck haben, dass sie dermaßen rappelgeil ist und so dicht vor der Explosion steht, dass sie es wirklich nicht mehr aushalten würde, ohne durchzudrehen.

Noch einmal sei gesagt, dass es sich insbesondere für Menschen, die eine Herr(in)-Sklave/in-Beziehung nicht durchgehend »leben«, empfiehlt, die beiden Bereiche streng getrennt zu halten. Sprechen Sie Ihren Partner also nicht im Alltag mit seinem »Sklavennamen« an, um ihn herabzusetzen, aufzuziehen oder zu ärgern; und bringen Sie auch keine Konflikte aus dem Alltag in das Spiel ein (Bestrafungen, weil er vergessen oder sich geweigert hat, den Müll rauszubringen).

Ein breites Spektrum an Anregungen

Wenn Sie ein bisschen auf den Geschmack gekommen sind und ein größeres Gespür dafür entwickeln möchten, was man in Unterwerfungsszenarien so sagen und wie man sie gestalten könnte, empfiehlt es sich mal wieder, ein bisschen in der einschlägigen Literatur zu schmökern. Leider haben wir in Deutschland eine relativ strenge Zensur, die es unmöglich macht, dass empfehlenswerte internationale Klassiker wie John Normans Gor-Romane oder Anne Rices Dornröschen-Trilogie hier erscheinen können (und wenn, dann nur um die schönsten Stellen gekürzt). Erfreulicherweise haben sich hierzulande jedoch unter anderem mit dem Charon-, dem Seitenblick- und dem Marterpfahl-Verlag in den letzten Jahren mehrere deutschsprachige SM-Verlage auf dem Markt etabliert. Bei deren Titeln ist es allerdings schwer, eine konkrete Empfehlung zu geben, weil die Geschmäcker ebenso wie die aktuellen Bedürfnisse oft sehr unterschiedlich sind. Was meine Autorenkollegen betrifft, lese ich persönlich die Bücher von Britta Herz und Vanessa Z. Goy am liebsten. Wie jedoch ein konkretes Werk auf Sie wirkt, können Sie oft erst feststellen, wenn Sie zumindest ein paar Zeilen daraus gelesen haben – was schwierig ist, da solche Bände in den wenigsten Buchhandlungen ausliegen. Es gibt allerdings Leseproben auf den Websites der Verlage im Internet, wo Sie bei den verschiedenen Autoren einmal hineinschnuppern können, was davon Sie besonders anspricht (Charon: www.schlagzeilen.com, Seitenblick: www.seitenblickverlag.de, Marterpfahl: www.marterpfahlverlag.com). Aber denken Sie nicht nur an das Offensichtliche ...

Beate: *Mich spricht Heinz-Rudolf Kunzes »Alles, was sie will« erotisch besonders an: flotte, tanzbare Melodie und der Text – ist in meinen Augen schlicht und einfach die ultimative Domina-Hymne! Gefällt mir sehr gut und ist auch klasse als Aufhänger für ein Gespräch über Dominanz und Unterwerfung zu gebrauchen.*

Besonders wirkungsvoll können Sie Ihre Dominanz übrigens zum Ausdruck bringen, wenn Sie Ihre Stimme richtig einsetzen. Sprechen Sie lieber in einer etwas tieferen Tonlage, nicht zu schnell (was aus Nervosität leicht passieren kann), betont und deutlich. Klare Worte lassen einen klaren Willen erkennen und drücken Autorität aus. Zudem trägt es nicht sehr zur angestrebten Atmosphäre bei, wenn der unterworfene Partner bei jedem zweiten Befehl erst mal »Wie bitte?« fragen muss. Typische Macken wie ein singender oder jammernder Tonfall, grundsätzliches Senken der Stimme am Schluss eines Satzes, die ständige Verwendung von Füllwörtern oder sinnloses Geplapper sollten Sie möglichst vermeiden.

Eine weitgehende Beherrschung der eigenen Stimme kann allerdings auch bei jenen Varianten des Dirty Talking von Bedeutung sein, die nichts mit Dominanz und Unterwerfung zu tun haben. Um die richtige Schulung dieses Instrumentes geht es darum im nächsten Kapitel.

12. KAPITEL

Die Stimme: Ein erotisches Instrument und wie man es schult

Man kann seiner erotischen Sprechweise eine noch größere Wirkung und Tiefe verleihen, indem man die verschiedenen Nuancen seiner Stimme gezielt einsetzt. Wie so oft macht auch hier der Ton die Musik. Ein und derselbe Satz kann so ganz und gar unterschiedlich klingen, je nachdem wie die Stimmbänder derjenigen Person schwingen, die ihn ausspricht. Das trifft auch auf die einfachsten und umstandslosesten Aufforderungen wie »Ich möchte, dass du mich jetzt nimmst« zu. Sie erhalten eine ganz andere Klangfarbe und damit einen gänzlich anderen Effekt, je nachdem, ob sie beispielsweise nüchtern, einer Feststellung gleich, ausgesprochen werden, in einem klaren, fast scharfen Befehlston vorgebracht, einschmeichelnd geraunt oder verführerisch geflüstert.

Erweitern Sie Ihre Möglichkeiten

Sehr oft verwenden wir unsere Stimmlage unbewusst. Sie entsteht ganz automatisch aus unserer eigenen Laune und Verfassung heraus, so wie wir eben selber »gestimmt« sind. Und es ist ja auch nicht falsch, wenn man uns diese Verfasstheit auf diese Weise anmerkt, wenn sie authentisch und unverblümt zum Ausdruck kommt. Die unterschiedlichsten Stimmlagen allerdings bewusst einsetzen zu können, erweitert unser Repertoire an Möglichkeiten verbaler Erotik sehr. Ein Mann, der in bestimmten Situationen gezielt auf eine tiefere Stimmlage zurückgreift, eine Frau, die ihrem Tonfall eine außergewöhnliche Sanftheit verleiht, vermag es, wenn dies beim Partner richtig ankommt, eine größere Wirkung zu erzeugen. Damit kann man experimentieren.

Beispielsweise kann man erst einmal für sich selbst ausprobieren, was sich gut anhört und was falsch oder eher albern. Ein erster Schritt dazu wäre eine Art Trockenübung in Situationen, die noch nicht oder kaum erotisch aufgeladen sind. Man versetzt sich dazu im Geiste in die angestrebte Verfassung oder versucht, wie in einem Theaterstück, die Rolle einer anderen Person zu spielen. Wie hört es sich für mich selber an, wenn ich beispielsweise drängend und fordernd spreche oder rauchig, mit stärkerer Beteiligung des Atems oder aber väterlich? Wie kommt das bei meinem Partner an? Merkt er es überhaupt, oder überziehe ich dermaßen, dass es ihn belustigt oder verwirrt? In einem nächsten Schritt kann man mit derselben Technik in einer erotischen Situation experimentieren, wobei es auch hier möglich ist, das zunächst einmal für sich selbst allein auszuprobieren. Warum sprechen Sie nicht verschiedene kurze Sätze, die Sie normalerweise beim Sex mit dem Partner von sich geben, bei der Selbstbefriedigung aus und variieren dabei Ihre Stimmlage? So können Sie ein erstes eigenes Gespür dafür erlangen, wie sich diese unterschiedlichen Timbres für Sie anfühlen. Versuchen Sie, so viele Möglichkeiten zu finden, wie Ihnen in den Sinn kommen. Gibt es welche, die besonders erotisch wirken? Sind welche dabei, von denen Sie noch nicht ahnen können, was Ihr Partner dazu sagen wird, die aber bei Ihnen selbst angenehme Empfindungen wecken und von denen Sie den Eindruck haben, dass sie Ihre eigenen erotischen Kräfte befreien? Vielleicht stellen Sie ja fest, dass Sie sich gleich doppelt so sexy und verführerisch fühlen, wenn Sie bestimmte Sätze nur raunen, statt sie laut auszusprechen. Das wiederum könnte zu einer Steigerung Ihres erotischen Selbstbewusstseins führen, die Sie insgesamt lustvoller und attraktiver macht – selbst wenn es für Ihren Partner später keinen Unterschied darstellt, ob Sie die Stimmlage gewechselt haben oder nicht. Sie haben bei solchen Experimenten nichts zu verlieren. Sollten Sie sich einfach nur unsagbar albern dabei vorkommen, dann brechen Sie eben ab und überlassen sich wieder jenen Stimmungen, mit denen Sie bislang die besten Erfahrungen gemacht haben.

Offene Worte: »Es gibt mir Macht, und die nutze ich auch aus«

Katja: *Die Möglichkeit, meine Stimme zu senken und dabei betont sexy zu reden, hat bisher immer zum Erfolg geführt. Dabei noch sehr doppeldeutig sprechen und die entsprechenden Bewegungen dazu machen, und der Partner ist angeheizt. Zumindest weiß ich genau, was ich sagen muss, damit mein Mann sofort weiß, was mit mir los ist. Umgekehrt ist es genauso. Ich mag gerne, wenn der Mann den überlegenen Ton angibt. Wenn er zum Beispiel betont gelassen und cool spricht. Wenn er dadurch unnahbar erscheint (schmachtender Blick).*

Klaus: *Es gibt eine Gelegenheit im Jahr, bei der ich mir regelmäßig die Stimme ruiniere. Kurz bevor die Stimme weg ist, bekommt sie ein sehr maskulines, raues und doch kehlig weiches Timbre. Eine Freundin meinte, es wirke brutal, die andere meinte dazu gar nichts, sondern deutete nur auf den feuchten Fleck in ihrem Slip. Ja, Tonfall, Atmung und Timbre setze ich sehr bewusst ein, dazu bin ich durch meine Telefongespräche auch beinahe gezwungen. Ich spreche akzentuiert und doch leise, etwas tiefer und lasse den ganzen Brustkorb mitschwingen. Das wirkt. Früheres Singen im Chor hat sicherlich auch dazu beigetragen. Manchmal geht es so weit, dass ich während der gesamten Fahrt zu einem Rendezvous im Auto wie ein Gestörter schreie und brülle, um das Raue der Stimme etwas zu akzentuieren. Auf Befehl kann ich das leider nicht erzeugen, sondern nur einen Abklatsch davon.*

Steffi: *Ich denke, dass das Spiel mit der Stimme oft nicht bewusst und gesteuert passiert. Ich habe oft gehört, dass sich meine Stimme* *verändert, wenn ich Lust auf den anderen habe, dass sie dann einen Beiklang bekommt, den ich nicht bewusst erzeugen kann – aber andererseits weiß ich natürlich auch, wie ich meine Stimme verändern kann. Es passiert doch automatisch, dass man mit einem Menschen, den man liebt und dem man Zärtlichkeiten ins Ohr flüstert, anders redet als mit einem Anrufer im Büro.*

Miriam: *Meine Stimme ist ausgebildet, ich liebe es, mit ihr zu spielen und meinen Partner verrückt zu machen. Besonders am Telefon, wenn man sich nicht sehen kann, heheh. Aber auch ganz bewusst, wenn man sich nahe ist und sich in die Augen sehen kann. Ich senke dann die Stimme und erzähle etwas Schweinkram. Es macht mich unglaublich an, wenn ich die wachsende Geilheit in den Augen meines Partners sehe ...*

Olga: *Meine erste Erfahrung damit, mit meiner Stimme zu spielen, war schon sehr lustig. Ich telefonierte mit einem Freund über Handy, und der hatte gleichzeitig einen Kollegen am Festnetz zu Hause. Der Kollege bekam mit, dass mein Freund eine Frau an der anderen Leitung hatte, und zog meinen Freund (kein Frauentyp, aber nett) ganz fürchterlich auf: »Was hast du schon für Frauen am Telefon?« und so weiter und so fort. Da ich ganz in seiner Nähe war, sagte ich ihm, dass ich vorbeikommen und wir diesen Kollegen dann etwas auf den Arm nehmen würden. Gesagt, getan. Bei ihm angekommen, habe ich mir den Kollegen geben lassen und mich mit tiefer, erotischer Stimme gemeldet. Das war ein Spaß! Und der Kollege war hin und weg und hat meinen Freund noch Wochen genervt wegen der Telefonnummer von der »heißen Frau«. Mein Freund ist eisern geblieben. Später habe ich das auf ernsthafter Ebene probiert und dabei gemerkt, dass auch das ein hocherotisches Gefühl ist.*

Beate: *Ich besitze durch die Fähigkeit, mit Tonfall und Stimme zu spielen, durchaus eine gewisse Macht, und die nutze ich auch aus. Wenn ich zum Beispiel in seinem Büro anrufe, zu einer Zeit, in der nicht viel los ist, wundern sich seine Kollegen sehr, wenn er schnell* *den Hörer wieder auflegt. Da säusele ich ihm schon mal mit der sanftesten Stimme ins Ohr, was ihn nach Feierabend erwartet. Wenn er deswegen abwechselnd rot und blass wird – wunderbar! Und wenn er bis Büroschluss kaum ruhig sitzen kann und so ein klitzekleines bisschen unkonzentriert ist – noch besser. Das gleiche Spiel kann man auch wunderbar in der gemeinsamen Stammkneipe spielen, indem man dort anruft, ihn an den Apparat holen lässt und dann loslegt. Sodass jeder Gast seine Reaktionen beobachten kann ...*

Zwerchfellatmung ist überlegen

Eine hilfreiche Methode, um eine besonders sinnliche Stimmqualität zu erhalten, besteht darin, entspannter aus dem Zwerchfell heraus zu atmen. Das ist übrigens ohnehin gesünder. Im alltäglichen Leben atmen die meisten von uns »falsch«, nämlich über die oberen Brustmuskeln. Wer in der Lage ist, mit dem Zwerchfell zu atmen, beruhigt dadurch zum einen sein Nervensystem und vergrößert zum anderen die Bandbreite seiner Stimme. So kann er auch mit wesentlich größerem Nachdruck sprechen.

Es gibt eine Anzahl von Übungen, mit denen Sie diese Zwerchfellatmung erreichen können. Legen Sie sich beispielsweise auf den Rücken (auf dem Fußboden oder einer festen Unterlage) und konzentrieren Sie sich ganz auf Ihren Körper und Ihre Atmung. Tun Sie nichts, um darauf Einfluss zu nehmen. Legen Sie sich dann ein leichtes Buch auf den Bauch. Wenn es sich bewegt, zeigt das an, dass Sie jetzt mit Ihrem Zwerchfell atmen. Stehen Sie dann auf und versuchen Sie, diese Atembewegungen wiederzufinden. Sollte es Ihnen nicht gelingen, können Sie es mit einer zweiten Übung probieren, bei der Sie zunächst in die sogenannte »Elefantenstellung« gehen. Beugen Sie sich dazu aus dem Stand so weit vor, dass sich der Scheitelpunkt Ihres Kopfes unterhalb Ihrer Taille befindet. Gehen Sie ein wenig in die Knie und lassen Sie die Arme locker neben dem Kopf herabhängen, sodass Sie gleichzeitig entspannt und geerdet sind. Atmen Sie jetzt langsam ein, ohne Ihren Oberkörper auch nur im

Geringsten anzuheben. Sie werden ein Ausdehnen Ihrer Rippenmuskeln feststellen. Vielleicht stellen Sie sich vor, dass Sie einen unsichtbaren, zu engen Gürtel um Ihre Hüfte langsam ausdehnen möchten. Richten Sie sich jetzt wieder auf und versuchen Sie, diese Körperempfindungen zu wiederholen, indem Sie auf dieselbe Art atmen, als ob Sie mit der eingesogenen Luft den Boden eines Fasses ausfüllen müssten. Auf diese Weise sollten Sie allmählich ein Gespür für die Zwerchfellatmung bekommen. Jetzt müssen Sie sie nur noch trainieren, etwa indem Sie tief ein- und dann mit angespanntem Zwerchfell ausatmen, wobei Sie die Zeitdauer des Ausatmens immer weiter verlängern. Bringen Sie beispielsweise Ihre Zungenspitze hinter Ihre vorderen Schneidezähne, sodass Sie beim Ausatmen ein zischendes Geräusch erzeugen. Erhalten Sie dieses Geräusch so lange aufrecht, bis Sie im Geiste bis zehn gezählt haben. Dann üben Sie so lange, bis Sie die 15 schaffen: durch längeres Ausatmen und gleichzeitiges Anspannen der Zwerchfellmuskeln, nicht durch schnelleres Zählen. Und dann die 20. Setzen Sie sich die 50 als Ziel, aber seien Sie nicht enttäuscht, wenn es lange dauert, bis Sie dort ankommen. Die Zwerchfellmuskulatur muss ja erst durch tägliches Üben aufgebaut werden. Mit 20 oder 25 sind Sie schon ganz gut dabei.

Wie Sie eine sinnliche Stimme entwickeln: Tipps und Tricks

Nachdem Sie so Ihre Zwerchfellatmung verbessert haben, bestünde der nächste Schritt darin, dass Sie lernen, Ihre Stimmhöhe zu senken. Eine tiefere Stimme wird in der Regel mit größerer Sinnlichkeit gleichgesetzt, während viele ein dünnes, piepsendes Verona-Feldbusch-Stimmchen, das auch in intimen Momenten beibehalten wird, als eher irritierend betrachten. Die hohe, falsettartige Tonlage entsteht häufig durch angespannte Stimmbänder, weshalb sie auch automatisch und unbewusst mit Nervosität und Unsicherheit assoziiert wird. Wenn wir entspannt sind, entspannen sich auch unsere Stimmbänder, und unsere Stimmen klingen tiefer. Dasselbe ist der Fall, wenn wir sexuell erregt sind. Und direkt nach dem Orgasmus entwickeln wir sogar eine atemschwere, heisere Klangfarbe, die in der Fachliteratur als »postkoitale Stimme« bekannt ist und in England als »die Hochzeitsnacht-Stimme« bezeichnet wird.

Schön wäre es natürlich, wenn wir unsere Stimme so in der Gewalt hätten, dass sie sinnlich klingen kann, wann immer wir das möchten, unabhängig von unserer inneren Verfassung. In einer normalen Alltagsunterhaltung unvermittelt in einen sanfteren, weichen Ton zu verfallen kann ein erotisches Signal an unseren Gesprächspartner darstellen. Vielleicht möchten Sie ja selbst einmal damit experimentieren. Sprechen Sie zum Beispiel einen Satz auf Kassette wie: »Ich würde dich gerne nach Feierabend treffen, um zu sehen, was wir miteinander anstellen können.« Tun Sie das dreimal hintereinander, wobei Sie das erste Mal durchgehend im normalen, harten Tonfall sprechen, das zweite Mal im weichen, und das dritte Mal wechseln Sie ab den Worten »um zu sehen« in die sanftere Stimmlage. Vermutlich werden auch Sie wegen des plötzlichen Bruchs und des dadurch entstehenden Kontrasts die dritte Variante als die erotischste empfinden.

Nun gibt es verschiedene Trainingsmethoden, um seine Tonlage auf »sinnlich« zu senken. Die erste ist Summen. Beginnen Sie am besten damit, eine einfache Tonleiter zu summen, wobei Sie mit hohen Tönen beginnen und dann immer niedriger werden. Wenn Sie sich dabei auf Ihren Körper konzentrieren, werden Sie feststellen, dass die von Ihnen erzeugten Vibrationen vom Bereich Ihres Kopfes in Richtung Brustkorb wandern. Finden Sie die Tonhöhe, bei der dieser Umschlag stattfindet, und beginnen Sie, auf dieser Tonhöhe zu sprechen. Wenn Sie dabei in eine leicht singende Melodie geraten, werden Sie sich vermutlich anhören, als würden Sie bei einem gregorianischen Choral teilnehmen oder als seien Sie ein Pfarrer, der in diesem Sprechgesang seine Gemeinde segnet. (»Gehet hin in Friehiedeehn.«) Nehmen Sie den Singsang aus Ihrer Stimme heraus und sprechen Sie ganz normal. Jetzt haben Sie die Tonhöhe erreicht, auf die Sie sich begeben wollten.

Überhaupt kann es für die Stimmentwicklung förderlich sein, wenn Sie statt zu singen öfter einmal summen. Sie können den Effekt verstärken, wenn Sie dieses Geräusch auf das »Gesichtsdreieck« zwischen Nase und Oberlippe fokussieren und wenn Sie Hals und Körper so entspannt halten, dass die Vibrationen frei hindurchfließen können. Sollten Ihnen Sprachübungen Spaß machen, können Sie auf dieser Tonhöhe auch Sätze sprechen, die viele M- und N-Konsonanten enthalten, also etwa »Marions Möse macht müde Männer munter« oder was immer Ihnen sonst so einfällt. (Diese Sätze müssen ja nicht unbedingt viel Sinn ergeben.) Wechseln Sie dann ab und zu die Tonhöhe, um Ihr stimmliches Repertoire zu trainieren, und sprechen Sie jene Sätze aus, die Sie Ihrem Partner gegenüber in intimen Momenten gerne sagen (möchten). Möglicherweise kommen Sie sich dabei vor wie John Cage aus »Ally McBeal«, der Barry White beschwört (»We got it together, didn't we?«). Falls Ihnen das peinlich ist, üben Sie vielleicht besser nicht auf Unisex-Toiletten ...

Wenn ich Ihnen eben den Rat gegeben habe, vor allem den Hals entspannt zu halten, wissen Sie vielleicht nicht, wie Sie das am besten anstellen. Dabei kann auch dies entscheidend zu einer sinnlicheren Stimmlage beitragen. Wichtig ist es vor allem, die so genannten falschen Stimmbänder zu lockern – das sind die Muskeln, die Ihre Stimmbänder umgeben und die Widerstand leisten, wenn sie zu angespannt sind. Um Ihren Hals mehr zu »öffnen«, öffnen Sie zuerst Ihren Mund und das hintere Ende Ihres Gaumens, so als ob Sie gähnen wollten. Lassen Sie Ihre Zunge dabei flach zwischen den Zähnen ruhen. Sagen Sie »Aaah«, wobei Sie sich von der Mitte Ihrer Tonleiter nach unten bewegen. Fühlen Sie mit der Innenseite Ihrer Hand die Vibrationen an Ihrem Hals. Zählen Sie dann von eins bis zehn. Dann sprechen Sie ein paar Sätze. Ihre Stimme dürfte jetzt eine traurige, melancholische Klangfarbe aufweisen. Nein, das ist noch nicht besonders sinnlich, aber wenn Sie solche Übungen oft genug machen, sind Sie eher in der Lage, in der gewünschten Situation Ihre erotischen Empfindungen durch Ihre Stimme nach außen treten zu lassen. Je mehr Sie auch mit Ihren Körperempfindungen in Kontakt stehen, während Sie sprechen, desto sinnlicher und zugleich ungekünstelter wird sich das anhören, was Sie sagen.

Noch einmal steigern können Sie die Erotik Ihres Sprechens, wenn es Ihnen gelingt, Ihre Worte stärker mit dem Geräusch Ihres Atems zu begleiten. Um ein Gespür dafür zu bekommen, machen Sie noch einmal ihren Mund weit auf und zählen zweimal laut von achtzig bis neunzig. Das erste Mal zählen Sie »normal«, so wie sie es automatisch tun würden, aber das zweite Mal begleiten Sie jede Zahl mit einem hörbaren Ausatmen: »ahhchtzig«. Zählen Sie dann abwechselnd mit und ohne atemtechnische Unterstützung. Auch hierbei werden Sie feststellen, dass bestimmte Muskeln in Ihrem Halsbereich erst trainiert werden müssen. Eine Hilfe, um überhaupt genügend Luft zur Verfügung zu haben, wenn Sie längere Sätze so sprechen möchten, kann es darstellen, wenn Sie jeweils vorher entsprechend tief und oft eingeatmet haben.

Bei manchen Menschen funktioniert eine weitere Technik für eine Verbesserung der erotischen Qualität ihrer Stimme: das so genannte Stille Lachen. Atmen Sie dazu bei geschlossenen Lippen so ein, als ob Sie gähnen wollten, und dann wieder aus – wobei Sie lächeln und die Luft so durch Ihre Lippen stoßen, als ob Sie sich geräuschlos über etwas amüsieren würden. Machen Sie das ein paarmal, bevor Sie leise zu sprechen beginnen. Es ist gut möglich, dass Ihre Stimme jetzt heiserer und damit ein wenig mehr erotisch geworden ist. Ein längeres »Durchgähnen« sollte genügen, damit Sie Ihre übliche Klangfarbe wiedergewinnen.

Zuletzt sollte das Psychodynamische Stimmtraining nicht unerwähnt bleiben, das Nikolaus B. Enkelmann entwickelte und in seinem Buch »Charisma« (siehe Literaturliste) seinen Lesern vorstellt. Enkelmann verspricht, dass damit die Stimme dunkler, die Modulation besser und die Ausdruckskraft überzeugender werde. Sein Konzept besteht grob gesagt darin, dass die Vokale von hoher bis niedriger Frequenz (also I, E, A, O, U) ergänzt um die Konsonanten M und R täglich mehrmals nacheinander und mit steigender Intensität ausgesprochen werden. Die steigende Intensität soll dabei nicht vom Sprecher nur akustisch überprüft werden, sondern auch, indem er seine Hände an die jeweils aktiven Körperzonen legt und den Schwingungen nachspürt.

Generell kann es hilfreich sein, all diese Übungen nicht nur im Sitzen oder Stehen, sondern in den verschiedensten Haltungen zu üben, also beispielsweise auch auf dem Bauch liegend. Erst dann können Sie sich sicher sein, dass Ihnen Ihre Stimmgewalt in ganz unterschiedlichen Positionen zur Verfügung steht. Andererseits sollten Sie natürlich sichergehen, dass Sie nicht verbissen trainieren, sondern nur lustvoll und solange es Ihnen Spaß macht. Schließlich möchten sie nur Ihr erotisches Repertoire ein wenig erweitern und keine Karriere als Opernsänger beginnen.

13. KAPITEL

»Warte, eingepackt sieht's noch schöner aus« – Safer Sex souverän integrieren

Für so manchen stellt die Integration von Safer Sex in das Liebesspiel einen der größten Hemmsteine beim erotischen Vergnügen dar. Möglicherweise hat sich an dem ganzen bisherigen Abend die eigene Leidenschaft und die Lust auf den Partner gesteigert und gesteigert, ebenso die Bereitschaft, sich einander hinzugeben, die Atmosphäre passt ebenso wie die Stimmung – und dann gibt es einen abrupten Bruch, weil man plötzlich verhandeln muss, wer wofür zuständig ist oder (wenn das längst geklärt ist), weil es einfach einige Zeit dauert, bis zum Beispiel das Kondom sich an dem Ort befindet, auf den es gehört. Da kann man sich schon mal fühlen, wie wenn in einem packenden Thriller kurz vor der Entlarvung des Täters oder der Rettung des Helden eine Werbeunterbrechung gesetzt wird. Nur dass man auch beim spannendsten Thriller in der Regel nicht selber dermaßen erregt ist und dass es beim Sex unhöflich wäre, sich in der Wartezeit mal eben einen Joghurt aus dem Kühlschrank zu angeln. Insofern verwundert es nicht, dass in etlichen Pornos, die ja ohnehin fast immer realitätsferne Phantasieprodukte sind, pädagogisch völlig inkorrekt auf den Einsatz von Kondomen verzichtet wird (wiewohl das auch andere Gründe haben kann, beispielsweise die männliche Ejakulation direkt ins Bild zu setzen).

Aber selbst das ist ja noch die harmlosere Variante: Noch einmal störender ist der Bruch, der durch die Safer-Sex-»Zwangspause« entsteht, wenn man zwar rattenscharf ist, aber gleichzeitig befangen, unsicher und nervös. Beispielsweise weil es das erste Mal ist, eine Kategorie in die bekanntlich auch das allererste Mal mit einem völlig neuen und sexuell zunächst »fremden« Partner gehört. Wie im Thriller wird die Angespanntheit durch die Verzögerung ja nicht gerade gesenkt, sondern wächst für die meisten deutlich an. Andererseits, und das sollte hier vielleicht nicht nur fürs Protokoll noch einmal gesagt werden, ist die Integration von Safer-Sex ins Vorspiel sehr oft einfach unerlässlich, wobei die heute noch zumeist tödliche Seuche AIDS nur einen von mehreren Gründen darstellt. Man kann dem vorsorglichen Gefummel vor dem angestrebten lustvollen Gefummel also häufig nicht ausweichen. Nur: Wie stellt man es am besten an?

Die Grundtechniken helfen auch hier

Es ist einsichtig, dass das hier eines der Felder ist, auf denen sich die Bedeutung der erotischen Kommunikation einmal mehr besonders deutlich zeigt. Wie bringt man beispielsweise am besten zur Sprache, dass man auf einen entsprechenden Schutz großen Wert legt, bevor man es vor lauter Leidenschaft selber verschludert? »Hör zu, Schatz, wir sind offenbar beide scharf aufeinander und werden heute Abend früher oder später im Bett landen. Da wollte ich doch mal nachfragen, wie lange dein letzter AIDS-Test her ist und was du so als Virenblocker anzubieten hast.« Hm. Ob das wirklich zu einer intimen, leidenschaftlichen Atmosphäre beiträgt? Genauso hinderlich ist es natürlich, bis zum letzten Moment alles seinem Partner zu überlassen und erst, wenn es tatsächlich soweit ist »Stop! Ohne Kondom kommst du mir hier nicht rein!« zu brüllen.

Nun waren das natürlich zwei Extrembeispiele des Falsch-Machens, um das Problem zu verdeutlichen, aber prinzipiell markieren sie die Pole eines Spannungsfeldes, in dem man sich in dieser Situation bewegen kann. Aber auch hier kann man viel erreichen, wenn man auf die Kommunikationstechniken zurückgreift, die ich schon in früheren Kapiteln vorgestellt habe. Eben jene Grundregeln etwa über Wünschen und Ablehnen aus dem Anfang dieses Buches, die manchem Leser vielleicht sogar ein bisschen trivial vorgekommen sind, werden leider viel zu häufig vernachlässigt, obwohl sie in aller Regel sehr effektiv sind und einfach *funktionieren*. Sie sind das kommunikative Grundwerkzeug, mit dem man auch die Hürde zum Safer Sex problemlos nehmen kann.

Wandeln Sie eine ärgerliche Verzögerung in ein positives Erlebnis um

Wie Sie sich erinnern werden, lautete beispielsweise eine dieser Regeln, seine Anliegen so positiv wie möglich zu formulieren. Jede innige Atmosphäre wird selbstverständlich angekratzt oder ganz zerstört, wenn Sie plötzlich einwerfen würden: »Ohne Kondom kommst du bei mir keinen Schritt weiter. Ich will mir doch keine Krankheit fangen!« Etwas ganz anderes ist es, wenn Sie beispielsweise sagen: »Du machst mich unglaublich scharf. Sobald wir ein Gummi zur Hand haben, würde ich unheimlich gern mit dir richtigen Sex haben. Lass uns bis dahin schauen, was wir alles miteinander anstellen können, ohne irgendwas zu riskieren.« Der vorgeschobene Satz »Du machst mich unheimlich scharf« wird Sie dabei vermutlich an einen anderen frühen Tipp erinnern, nämlich dass es günstig ist, die eigenen Vorschläge und Wünsche in Zuwendungen einzubetten, die dem Partner signalisieren, dass er für Sie attraktiv und begehrenswert ist und Sie es genießen, sich in seinen Armen zu befinden.

Wenn der Partner Ihre Anliegen ignoriert

Möglicherweise wird sich für Sie die Frage stellen: Was mache ich aber, wenn mein Lover meine freundlich-positiv vorgebrachten Vorschläge übergeht? Was, wenn er sich so sehr von seiner Leidenschaft hinreißen lässt, dass er meine sanften Mahnungen einfach beiseite wischt? Ich fürchte, in dieser Situation müssten Sie tatsächlich einen Bruch in der Stimmung in Kauf nehmen (der ja vermutlich in *Ihrer* Stimmung ohnehin schon eingetreten ist, wenn Ihre Anliegen einfach ignoriert werden), um eine Aus-Zeit bitten und ohne Umschweife eine Diskussion über die Bedeutung von Safer Sex führen. Vermutlich geht es hier nämlich schon nicht mehr um Safer Sex allein, sondern auch darum, dass Ihr Partner Sie und Ihre Wünsche respektiert. Sollte er diese übergehen, solange sie von Ihnen freundlich vorgebracht werden, und sie nur wahrnehmen, wenn Sie sehr nachdrücklich werden und er Angst haben muss, andernfalls gar nicht zum Zuge zu kommen, ist das alles andere als ideal. Andererseits würde ich deshalb allein noch lange nicht von einem »Alarmsignal« sprechen. Möglicherweise ist er ja wirklich nur so scharf auf Sie, dass ein Teil seines Verstandes und seiner üblichen Bedenken kurzfristig ausgeschaltet sind. Oft zeigt sich eben, dass Sie auch in intimen Momenten auf sich selbst aufpassen müssen und diese Verantwortung nicht einfach auf Ihren Partner übertragen können, auch bei aller gegenseitigen Liebe und Zuneigung nicht.

Der »Thriller-Effekt«

Eine weitere hilfreiche Technik stellt es dar, wenn Sie die erotische Unterhaltung einfach weiterlaufen lassen, während Sie oder Ihr Partner sich um die nötigen Schutzvorrichtungen kümmern. Bei vielen Paaren funktioniert das ohnehin automatisch und ganz routiniert. Erhalten Sie Ihre lustvolle Kommunikation aufrecht, stacheln Sie Ihr eigenes Begehren und das Ihres Partners weiterhin an. So können Sie dann nämlich von dem vorher erwähnten »Thriller-Effekt« profitieren, dass nämlich eine Verzögerung oft zu einem weiteren Ansteigen der Spannung führt. Alles, wofür Sie also Sorge zu tragen brauchen, ist, dass diese Spannung im positiven Sinne wächst, nicht im negativen. Teilen Sie Ihrem Partner mit, wie geil Sie den Anblick und die Bewegungen seines Körpers finden, wenn er wegen der Kondome ins Bad eilt, oder sagen Sie ihm mit beschwörender Stimme, um wieviel schärfer Sie mit jeder Sekunde werden, die Sie noch länger auf ihn warten müssen. Sie finden sicherlich einen Satz, der zu Ihnen, Ihrem Partner und der Situation passt. Sie können Ihrem Partner auch Ihre Hilfe anbieten, beispielsweise dabei, das Kondom überzustreifen. Natürlich schafft er das auch alleine, aber in der gemeinsamen intimen Handlung entsteht vermutlich doch eine zusätzliche Verbundenheit und Nähe.

Offene Worte: »Fleißig an einer Banane geübt«

Nina: *Das Kondom wird schnell ausgepackt und übergestreift. Es liegt natürlich schon da, damit keine Wanderung durch die Wohnung einsetzt. In dieser Zeit streichle und küsse ich meist den Partner, damit nicht so eine »Zuguck-Pause« entsteht.*

Olga: *Begeisternd ist die Variante, bei der ich das Kondom mit dem Mund überstreife. Man nimmt das Kondom von außen am verschlossenen Ende zwischen die Lippen. Das Kondom ist noch ganz aufgerollt. Indem ich die Lippen zusammendrücke (leicht) und den Schwanz in meinen Mund gleiten lasse, kann ich mit den Lippen das Kondom drüberschieben. Verständlich dargestellt?*

Sandra: *Ich Depp habe nie Kondome verwendet. Aber fleißig an einer Banane geübt, das Ding freundlich mit dem Mund überzuziehen. Nie zum Einsatz gekommen.*

Tom: *Das mit dem Kondom passierte meist, kurz bevor beide bereit zum Eindringen waren. Dann wird halt zwangsläufig kurz aufgehört, übergestreift (dauert ja nicht so lang) und dann die Zeit etwa eine Minute vor Überzug zurückgespult.*

Albert: *Bei einem meiner ersten One-Night-Stands Anfang der Achtziger bekam ich am nächsten Morgen einen positiven Kommentar* *betreffs des Umstands, dass ich mich nach Empfängnisverhütung erkundigt und nach negativer Auskunft auf penetrativen Sex verzichtet hatte, um mich stattdessen oraler und manueller Betätigung zuzuwenden. Seitdem mache ich das bei One-Night-Stands meistens so, wenn kein Gummi zur Hand ist. Das ist toll und kommt bei den Frauen SEHR gut an. Man wird als rücksichtsvoll erachtet und hat oft noch mehrere weitere Chancen, wenn man will. UND so was spricht sich rum.*

Klaus: *Wenn der Gummi zum Einsatz kommt, lenke ich meine Partnerin ab mit einem Witz oder ähnlichem. Oder ich drücke ihr die Tüte in die Hand und sage ihr, sie soll mal was tun für ihr Geld.*

Steffi: *Ich weiß gar nicht genau, warum das so ist – vielleicht spielt es ja eine Rolle, dass ich Männer mag, die älter sind als ich, und dass Männer in meiner Vergangenheit oftmals schon ihrem Vermehrungsdrang nachgegeben hatten und mit dem Kapitel Kinderkriegen abgeschlossen hatten – jedenfalls hatten all diese Männer eine Vasektomie hinter sich, und das halte ich für eine ausgesprochen empfehlenswerte und unglaublich bequeme Möglichkeit der Schwangerschaftsverhütung.*

Katja: *Ich habe früher die Pille genommen und zusätzlich immer mit Kondom verhütet. Spätestens kurz vorm Sex würde ich fragen, ob er ein Kondom hat, oder ich würde eines aus der Tasche ziehen. Entweder er zieht es sich über, oder er lässt es. Aber dann gibt es auch keinen Sex. Wenn er dann noch anfangen will zu diskutieren und mich eventuell umstimmen möchte, ist alles vorbei. Aber das Risiko würde ich wohl in Kauf nehmen. Ich könnte auch keinen Sex haben, wenn ich nicht total entspannt und gelassen wäre. Und mit solchen dummen Sätzen wie: »Es ist mit Kondom überhaupt nicht schön« oder » Ich hab 'ne Latex-Allergie« könnte ich nicht mehr locker für den Sex sein.*

Mit meinem Mann allerdings ging das alles schneller, und vorher wurde auch eigentlich gar nichts geklärt. Wir hatten kein Kondom und haben trotzdem miteinander geschlafen. (»Vorsicht, schnell raus, ich komme!«) Das Thema Aids hatten wir damals überhaupt nicht im Kopf. Beschämend, wenn ich da jetzt drüber nachdenke. Aber so war es halt. Erst ein paar Tage später (aus einem One-Night-Stand wurde eine Beziehung, eine Ehe) haben wir über solche Sachen geredet.

Hanna: *Wenn ich jemanden liebe, ist die Unterbrechung eigentlich kein Problem. Ich setze dabei oft meine Stimme mit möglichst erotischen Vibrationen ein, um die Stimmung zu erhalten; denn auch wenn mich das nicht stört: Den Männern scheint es oft unangenehm zu sein, die Unterbrechung.*

A.: *Meine Techniken, um die entstehende Unterbrechung beim Überstreifen des Kondoms zu überbrücken, sind die folgenden: Fluchen, wenn's nicht gelingt, Lachen, wenn's einfach zu albern wird (»Wo ist das Ding?«) oder einfach Überstreifen während des Oralverkehrs. Das Letzte ist für mich die gängigste Methode, um den Sex nicht zu unterbrechen.*

Jungfrauen und Sklaven

Falls Sie beide auf das Einbauen erotischer Phantasien in Ihr Liebesspiel stehen und damit auch schon gute Erfahrungen gemacht haben, wäre es darüber hinaus vorstellbar, dass Sie eine solche Phantasie auch um den Aspekt des Safer Sex entwickeln. Sie haben dabei alle Freiheiten, am naheliegendsten finde ich persönlich allerdings zwei Varianten, die an anderen Stellen dieses Buches bereits aufgeschienen sind. Die eine bestünde darin, sich wieder in den Gemütszustand eines sexuell unerfahrenen Teenagers zurückzuversetzen, der gerade verheißungsvolles Neuland betritt. Es kann sehr reizvoll sein, sich wieder neu einzufühlen in diese Mischung aus Ungeduld, Unbeholfenheit und Unschuld (kongenial festgehalten übrigens in dem Pop-Song »Virgin« von The Beautiful South). Und gerade der »Kampf« mit dem Kondom kann dabei ein zentrales Element der Inszenierung darstellen.

Immer wieder gern genommen werden auch hier als alternative Inszenierungen im Zusammenhang mit Dominanz und Unterwerfung. Beispielsweise könnte die »Herrin« ihrem »Sklaven« befehlen, sich das Kondom sorgsam über seinen »geilen Schwanz« zu streifen, damit sie nicht von seinem Sperma »beschmutzt« werde. Danach kann sie die verpackte Erektion streng inspizieren, um schließlich mehr oder minder gnädig den Körperkontakt zuzulassen. Auch innerhalb dieses Szenarios gibt es eine ganze Bandbreite verschiedener Rollen und Rollengefüge, zwischen kühler Strenge und lasziv-provokanter Verspieltheit, vielleicht mit einem Schuss Ironie. Man muss einfach ausprobieren, womit man sich selbst am besten fühlt.

»Outercourse«: die andere Möglichkeit, Sex zu genießen

Was aber nun, wenn das Zustandekommen von gemeinsamem Safer Sex doch noch scheitert? Es ist ja gut möglich, dass er beiden Partnern wichtig ist (oder dem einen egal, dieser aber auf die Besorgnisse und Ängste des anderen Rücksicht nimmt), jedoch einfach kein Kondom zur Hand ist? Dann bleibt eben nur jene Alternative zum Eindringen, für die die Sexualtherapeutin Lonnie Barbach die Bezeichnung »outercourse« geschaffen hat. Dieser »Outercourse« (eine Wortneuschöpfung als Gegensatz zum klassischen »intercourse«, was im Englischen nichts anderes als »Geschlechtsverkehr« bedeutet) lässt die beiden Liebenden ihre sexuelle Erfüllung finden, auch ohne dass der eine in Mund, Hintern oder Vagina des anderen eindringt. Tatsächlich kann es nicht nur sehr erfüllend sein, wenn die sexuelle Begegnung sich statt auf Stoßen oder Lutschen darauf konzentriert, allein die erogenen Zonen an der Körperoberfläche stimuliert zu bekommen bzw. sie beim Partner ebenfalls zu erregen, wobei der Körper des anderen immer wieder neu entdeckt wird und sich die erotische Empfindlichkeit der verschiedenen Regionen mehr und mehr erhöht. Es ist nicht nur insofern viel angenehmer, weil Männer dabei von dem Druck befreit sind, eine Erektion halten zu müssen, und auch viele Frauen wesentlich leichter und selbstverständlicher zum Höhepunkt gelangen. Es kann auch nicht allein eine beeindruckende Erfahrung sein, dass die sich untereinander entwickelnden Schwingungen manchmal erhebender und bedeutsamer sind als die bloße sexuelle Entladung in einem Orgasmus. Vor allem lässt sich die sexuelle Begegnung so auch wesentlich länger strecken, statt in der Hauptsache nach wenigen Minuten vorüber zu sein. Der längere Zeitraum und die größere Gemächlichkeit wiederum lassen jedoch – wiewohl man dies alles auch schweigend genießen kann – einer erotischen Sprache wesentlich mehr Spiel, was dazu führt, dass eine gewisse Kunstfertigkeit im Dirty Talking geradezu gefordert sein kann.

Ein ungewöhnliches erotisches Kunstwerk als Geschenkidee

Eine Variante dieser Möglichkeit zum Safer Sex ist die gemeinsame Selbstbefriedigung: entweder gegenseitig oder jeder für sich selbst voreinander. Und auch hier kann Dirty Talking zur vollen Entfaltung kommen. Sei es, dass derjenige, der seinen Partner zum Höhepunkt bringt, dabei nicht nur seine Hand verwendet, sondern auch seine Sprache, indem er möglichst anregende Phantasien von sich gibt. Oder sei es, dass jeder, der sich selbst verwöhnt, mitteilt, welche erotischen Gedanken ihm dabei durch den Kopf gehen. Letzteres ist für die meisten alles andere als einfach. Den Partner bei einem Akt zusehen zu lassen, den man normalerweise sein ganzes Leben über nur allein und im Geheimen stattfinden lässt, ist nur die erste Hürde. Noch einmal mehr öffnet man sich, wenn man dabei seine innersten Gedanken preisgibt. Normalerweise sind wir es bei der Selbstbefriedigung gewohnt, uns in uns selbst, in unseren Kopf zurückzuziehen. Möglicherweise nehmen wir Reize von außen auf

(Aktbilder, Pornos, erotische Literatur), aber selbst dann werden sie häufig in unsere eigene innere Welt transformiert. Völlig gegen all unsere Gewohnheiten geht es uns, wenn wir im Akt der Selbstbefriedigung unsere inneren Vorgänge nach außen stülpen sollen. Folglich gibt es hier Sperren.

Eine denkbare Maßnahme dagegen kann es sein, auf das schon zuvor dargelegte Konzept von der Selbstbefriedigung als Versuchslabor zurückzukommen und eben dies zunächst einmal ohne Partner auszuprobieren. Wenn Sie entsprechend verspielt sind, können Sie ja mal ein Diktiergerät mitlaufen lassen und die Aufzeichnungen entweder als »erotisches Kunstwerk« behalten oder aber ihrem Partner zustecken, etwa wenn er aus irgendwelchen Gründen für einige Zeit auf Ihre Gegenwart verzichten muss. (In einer meiner frühesten erotischen Erzählungen in der Kurzgeschichten-Sammlung »Neue Leiden« mache ich mir ein wenig Gedanken darüber, ob man auf diese Weise authentischere erotische Literatur herstellen kann.) Aber selbst mit entsprechender Übung fühlen wir uns häufig noch immer ängstlich und verwundbar, wenn wir dasselbe vor unserem Partner vollziehen sollen. Andererseits bietet es aber auch eine große Chance, weil man sich seinem Lover dabei so sehr in all seiner innersten, wahren Sexualität zeigen kann wie selten sonst, mit all seinen Wünschen, Eigenheiten und (vielleicht) verrückten Träumen. Die Nähe und sexuelle Bindung zum Partner kann also ungeheuer verstärkt werden, und häufig steigt durch diese Erfahrung auch das sexuelle Selbstbewusstsein. Damit das Ganze zu einer möglichst positiven Erfahrung gerät, ist aber nicht nur das eigene Geschick in der erotischen Kommunikation gefragt (beispielsweise zu seiner Schüchternheit und Befangenheit zu stehen), sondern auch und vor allem das des Partners. Anders formuliert: Wenn es Ihr Geliebter ist, der sich auf diese Weise vor Ihnen öffnet, können Sie viel für ihn tun, wenn Sie nicht nur mit fassungslosem oder fasziniertem Schweigen vor ihm daliegen, als ob er ein Spielfilm wäre, sondern indem Sie ermunternde Rückmeldungen geben. Sagen Sie ihm also, wie sehr Sie das anmacht, wie reizvoll oder überwältigend Sie es finden, zeigen Sie Ihre Zuneigung. Auch auf diese Weise können Sie Ihre sexuelle Beziehung mit den richtigen (also zugleich offenen und unterstützenden) Worten auf eine neue Ebene führen.

14. KAPITEL

Nach dem Sex: Das große Schweigen?

Wenn man bedenkt, dass dieses Buch von einem MANN geschrieben wurde, ist es vermutlich kein Wunder, dass dieses hier eines der kürzesten Kapitel darin ist. Offen gesagt, Verbalerotik hin oder her: Ich persönlich bin der Ansicht, nach dem Sex gibt es nur *eine* Möglichkeit, angemessen weiterzumachen, und das ist, von seinem Partner wenigstens ein paar Zentimeter abzurücken, sich ermattet, aber zugleich wohlig entspannt auf die Seite zu drehen und in angenehmen Träumen zu versinken. (Je nach Art und Situation des vorhergegangenen Sex gibt es natürlich Ausnahmen, beispielsweise wenn die Handbremse ins Kreuz drückt oder vor der Tür schon der nächste Freier wartet. Aber wir sprechen jetzt einfach mal von der Idealsituation.) Erstaunlicherweise wird dieses ganz und gar folgerichtige Verhalten von manchen Frauen eher ungnädig aufgenommen. Das erstaunt nicht, wenn man weiß, dass dies einer der wenigen Fälle ist, bei denen unterschiedliche Befindlichkeiten der beiden Geschlechter tatsächlich biologisch bestimmt zu sein scheinen, der Kreislauf des Mannes diesen nämlich wirklich matter werden lässt, als es bei der Frau der Fall ist. Das Bedürfnis nach Schlaf oder zumindest Ruhe ist beim Mann also nicht aus emotionaler Stumpfheit oder mangelnder Bereitschaft zur Nähe, sondern aus rein körperlichen Gründen viel größer.

Andererseits aber entsteht aus dieser Trägheit nach dem Sex erstens keine Zwangsläufigkeit, die den Mann unweigerlich ins Koma schleudert. Und zweitens kann es bei einem Paar natürlich auch so sein, dass die Frau erschöpft und der körperlich vielleicht etwas fittere (oder soeben weniger gefordertere) Mann noch zum Plaudern aufgelegt ist. Wenn ein Partner nach dem Sex noch das Bedürfnis hat, sich mit dem anderen auszutauschen, etwa um die eben erlebte Nähe so etwas länger aufrechtzuerhalten, wird er es jedenfalls als unglücklich oder gar kränkend empfinden, wenn der andere ihm dabei grundsätzlich keinerlei Feedback gibt und stattdessen wegdämmert. Es stellt sich also die Frage: Worüber soll man nach dem Sex überhaupt miteinander reden? Nicht dass man eine feste Themenvorgabe erwarten würde, aber vielleicht bieten sich ja manche Dinge eher an als andere?

Offene Worte: »Rasendes Herz und zitternde Knie«

Arne: ***Worüber redest du nach dem Sex?***

Maria: *Wie schön es war und wie viel Spass es mit ihm macht und dann über alles Mögliche, was uns gerade so beschäftigt.*

Nina: *Über den Sex, wie wir es fanden, aber nicht nach dem Motto »Schatz, war ich gut?«, sondern vielmehr, was uns Spaß gemacht hat und was uns angeregt hat. Manchmal rege ich mich auch auf, dass das Sperma immer so klebt ...*

Laura: *Das reicht von Alltagsdingen bis zu erschöpftem, aber zufriedenem Schweigen.*

Hanna: *Über Gott und die Welt. Vor allem aber über uns erst einmal, über Gefühle. Die Stimmung danach ist so phantastisch verträumt, dass dabei Dinge leicht werden, die vorher unmöglich waren.*

Albert: *Tagsüber darüber, was wir als Nächstes machen und wo wir unsere Grinsegesichter jetzt am besten hintragen, nachts eher darüber, wer vorm Einschlafen noch auf die Toilette muss und ob derjenige dem anderen noch was zu trinken mitbringen soll.*

Tanja: *Schön, wieder Luft zu kriegen. Wo sind die Zigaretten?*

Marion: *Nach dem Sex reden wir über Politik, Arbeit, Essen, Urlaub, einfach über alles Mögliche, nur nicht über Sex. Um über Sex zu reden, brauchen wir beide eine Portion Lust, und die ist nach dem Sex erst einmal weg.*

Jasmin: *Du meinst die drei Minuten, bevor mein Partner unweigerlich einschläft?*

Tom: *Über Gott und die Welt, wirklich. Zwar kenn' ich natürlich diesen schlagartigen Müdigkeitseffekt, aber ich geh' nie sofort pennen danach, weil ich das etwas unfair finden würde. Aber es wird kaum über den Sex gesprochen, höchstens ein »Das war schön.« – »Ja.« oder so was ...*

Miriam: *Du meinst, wenn er wieder atmen kann? Über alles Mögliche, ich hab' keine Tagesordnungspunkte, die abgehakt werden müssen (lacht). Nee, mal im Ernst, so was kann man doch gar nicht beantworten. Worüber ich ganz bestimmt nicht spreche, ist die Porösität von Trockenbeton oder »Baby, wie war ich?«. Obwohl ich das auch schon gefragt habe, allerdings erkennbar ironisch ...*

Olga: *Ich bin nicht der Typ, der alles rekapitulieren muss. War ich gut, warst du gut. Ich genieße lieber die Nachwirkungen der Berührungen, die Nähe meines Partners, sein Ausgepumpt-Sein, sein rasendes Herzklopfen, seine zitternden Knie, sein beglücktes Lächeln um die Mundwinkel, seinen noch immer geilen Ausdruck in seinen Augen. Was brauch' ich da noch Worte.*

Sarah: *Nach dem Sex wird gemacht, wozu man Lust hat. Rauchen, Knutschen, Reden, Schlafen, Weiterficken, was auch immer. Das ist situationsabhängig und kann so nicht eindeutig beantwortet werden.*

Steffi: *Ich denke, in der Hinsicht bin ich ein Mann (zwinkert). Ich mag es, wenn man mich nach dem Sex in die Arme nimmt – aber lange reden geht dann nicht mehr. Ich könnte mich auch genauso gut gleich auf die Seite legen und direkt einschlafen. Den Satz »Du kannst nicht einschlafen, wie wäre es mit Sex?« kenne ich guuut.*

Katja: *Erst mal wird eine allgemeine Wertung des Aktes abgegeben (grinst). Nicht fachlich steril, sondern eher schnurrend-anheimelnd-ankuschelnd, zum Beispiel was genau mir diesmal sehr gefallen hat, was er gut gemacht hat und gerne wiederholen darf. Oder ich frage auch mal, was diesmal toll für ihn war. Und danach kommt es ganz darauf an, was wir vorhaben. Wenn wir vorm Schlafengehen Sex hatten, dann gibt's nach dem allgemeinen Schnurren oft nicht mehr viel zu sagen. Da beschränkt es sich oft auf »Gute Nacht« und einen Schmatzer mit anschließendem Ankuscheln. Wenn es mitten am Tage ist und wir nicht in Eile sind, dann wird meist ausführlicher über den Sex gesprochen. Da werden zum Beispiel Reaktionen auf neue Berührungen erklärt, analysiert. Manchmal wird dann auch geplant, dass man das ja da und dort und dann noch mal machen könnte. Da redet man sich dann vielleicht auch mal so heiß, dass es weitergeht (lächelt). Wenn wir nach dem Sex schnell wegmüssen (zu Verabredungen/Terminen etc.), dann gibt's meist eh nicht mehr viel zum Thema Sex zu sagen, weil alles sehr hektisch ist. Oft ist es dann aber so, dass er zu mir im Auto während der Fahrt zu diesen Treffen, oder kurz vor Eintreffen, noch mal schnell ein: »Da hinten müssen wir links abbiegen, du geile Sau« um die Ohren haut. Ich guck' ihn dann erschrocken an (weil es ja nun völlig aus dem Zusammenhang gerissen ist), und dann folgt meist ein Zwinkern und ein kleines Bussi.*

Georgia: *Darüber, wann wir »wieder da« sind. Danach sprechen wir lange nicht, weil wir fix und fertig sind.*

Heiko: *Auch ich als einer von fast allen Männern dieser Erde frage meistens, ob es denn »schön« war … Natürlich in der Annahme, dass mir IMMER ehrlich geantwortet wird, und in dem verdrängten Be-*

wusstein, dass dies schon ab und zu mal NICHT der Fall sein kann. Ansonsten werten wir nicht viel aus. Das Nachspiel ist wieder eher nonverbal, körperbetont. Flachsereien über quietschende Betten, spitze Schreie oder Nachbarn, denen über das offene Fenster ein Schauspiel geboten worden sein könnte, sind aber durchaus nicht selten.

A.: *Ob es schön für ihn/sie war, dass es schön für mich war (wenn dem so war), wer zuerst auf die Toilette geht. Meistens aber versuche ich nach dem Orgasmus (wenn es denn dazu kam), mich erst mal wieder zu sammeln und die Außenwelt wieder wahrzunehmen.*

Nutzen Sie die magischen Momente von Offenheit und Nähe

Die Phase des Nebeneinanderliegens nach dem Sex ist sehr oft auch eine Phase des Abschieds. Eine freudige Begegnung, ein gemeinsames Erlebnis ist vorüber, und die Zeit ist gekommen, sich wieder voneinander zu lösen. Eine Möglichkeit, Abschiedsworte zu finden und zugleich das Nachglühen zu genießen, besteht darin, auf das Erlebte zurückzuschauen und darüber zu sprechen. Für eine Art »kritischer Bewertung« ist es vielleicht noch der falsche Moment. Sicher, irgendwann, möglichst bald sogar, wird man es dem Geliebten schon eröffnen müssen, dass seine Art, den eigenen Lustknopf zu berühren, einen eher rappelig macht als glücklich stimmt. Direkt nach dem Sex könnte das allerdings das wohlige Gefühl eher stören. Generell zu bemerken, was man als eher angenehm empfand und was nicht so funktionierte – das mag schon angehen. Es muss ja nicht in eine Spielanalyse ausarten, wo vom ersten Bodycheck bis zum atemberaubenden Finalstoß jeder einzelne Zug schrittweise erörtert wird. Aber eher noch kann man die besondere Qualität jenes ganz besonderen Moments ausnutzen, jenes Moments der Ruhe, nachdem man sich gerade dem anderen auf besondere Weise geöffnet und die innersten Gefühle mit ihm geteilt hat. Solange diese entspannte Offenheit noch besteht, die primäre Geilheit aber fürs Erste erloschen ist, werden Worte der Liebe und Wertschätzung am ehesten aufgenommen und können am ehesten ins sexuelle Ich integriert werden. Dem Partner noch einmal mitzuteilen, welche Wonnegefühle er gerade in einem auslöste, dazu besteht hier eine wunderbare Gelegenheit.

Abschiedsakte der Zärtlichkeit: Wie der Alltag zu einem einzigen langen Nachspiel/Vorspiel wird

Eine andere Gelegenheit, die sich in jenen Momenten des Abschieds anbietet, ist es, den Blick nach vorne zu richten, auf das, was noch kommen soll. Das können romantische Tagträumereien sein, das Planen besonders verwegener Sexideen, aber auch nüchterneres Sprechen darüber, wann, wo und wie die nächste Begegnung stattfinden kann. Orientieren Sie sich doch ausnahmsweise mal an den Tricks des Fernsehens und geben Sie nach dem Ende der einen erregenden Erfahrung bereits eine kleine Vorschau auf das nächste Mal. Besonders reizvoll kann es sein, wenn Sie lediglich andeuten, dass Sie schon etwas Bestimmtes im Sinn oder für Ihren Liebsten vorbereitet haben, aber lediglich winzige Andeutungen geben, worum es sich dabei handelt. So können sie ihn necken und provozieren und seine erotische Lust fast übergangslos für die nächste Begegnung herauskitzeln. Wenn es ihrem Naturell entgegenkommt, kann das insbesondere für solche Paare einen neuen Reiz darstellen, für die regelmäßiger Sex (jeden Samstag um drei die Heizung hochdrehen und einmal quer durchs Zimmer) schon allzu sehr zur ermüdenden Routine geworden ist. Die Wirkung solcher Versprechen können Sie noch einmal verstärken, wenn Sie sie dann äußern, während Sie an Ihrem Partner ohnehin kleine Abschiedsakte der Zärtlichkeit ausführen, beispielsweise ihm sein Hemd zuknöpfen oder ihr durchs Haar bürsten. So ist Ihre Woche nicht grauer Alltag, der hin und wieder von einem Sexakt durchbrochen wird, sondern im Gegenteil ist auch die Zeit, die Sie ohne Ihren Partner verbringen, nichts anderes als ein besonders langes Vorspiel zur nächsten Zusammenkunft, ein besonders langer Nachklang zur vergangenen.

Wie Sie diese Zwischenzeit gestalten möchten, wann und wie Sie also über Post, Mail, Telefon, über Dritte oder wie auch immer in Kontakt bleiben und das erotische Band zwischen Ihnen aufrechterhalten möchten – auch zu diesem Gespräch eignen sich die Minuten nach dem Sex auf wundervolle Weise. Vieles andere können Sie tun, was die Intimität zwischen Ihnen beiden aufrecht erhält und verstärkt: ob Sie gemeinsam an Ihre allererste Begegnung zurückdenken oder einander Witze oder lustige Erlebnisse erzählen. Abraten würde ich davon, Dinge zur Sprache zu bringen, die Sie allzu unvermittelt in die graue Alltagsrealität zurückreißen – also kein Wälzen von Problemen, Klagen über die Arbeit, Streiten oder Nörgeln über die Schwiegermutter. Wenn Ihr Partner solche Sachen vorzubringen beginnt, die Ihre wonnigliche Stimmung stören, sollte es genügen, ihn auf einen späteren Zeitpunkt zu vertrösten. Notfalls (damit er nicht denkt, Sie wollten lediglich einem für ihn wichtigen Gespräch aus dem Weg gehen) müssten Sie den entsprechenden Zeitpunkt dann eben konkret benennen und sich auch daran halten. Das dürfte garantieren, dass Sie sich zumindest in dieser Zeit eine gemeinsame Nische gebildet haben, in der Sie beide von der Welt draußen befreit sind und sich diese nicht zwischen Sie drängen kann.

15. KAPITEL

Ihre persönliche 0190er-Nummer: Dirty Talking über Distanz

Wie ich im Ausklang des letzten Kapitels bereits erwähnt habe, bietet unsere moderne Welt zwei Liebenden vielfache Möglichkeiten, miteinander verbunden zu sein, auch wenn sie sich an völlig unterschiedlichen Orten, zig Kilometer voneinander entfernt befinden.

Offene Worte: »Fast das Schärfste, was ich jemals erlebte«

Maria: *Wenn ich einen Mann liebe und ihm vertraue, dann kann es auch schön sein, sich am Telefon gegenseitig anzuheizen. Oder sich aufregende Geschichten zu schreiben ... oder was auch immer. Kleine Nachrichten auf dem Badezimmerspiegel mit Lippenstift geschrieben (lächelt) ...*

Nina: *Wenn wir uns mal nicht sehen, dann schreiben wir uns SMS oder Mails, auch erotischer Art.*

Laura: *Ich hinterlasse meinem Partner meist Zettel, wenn ich bei ihm zu Besuch war. Eine SMS pro Tag ist Standard, zusätzlich schreibe ich ihm Mails (mehr oder minder erotisch je nach Tagesform), außerdem chatten wir. Telefon- und Internetsex (Mails, PNs) haben wir schon öfter ausprobiert, da wir eine Fernbeziehung führen. Wobei* *ich Internetsex noch weitaus erregender fand als Telefonsex. Ich finde es auch absolut erregend, sich Tage vor einem Treffen SMS und Mails mit immer heißeren Inhalten zu schicken. Wobei es durchaus reichen kann, wenn es sich nur um einige Worte bzw. einen Satz handelt.*

Klaus: *Ich tu mich schwer damit, Dirty Talk vom Munde direkt ins Ohr zu flüstern. Ist ein Telefonhörer oder eine Tastatur dazwischen, dann ist es für mich um einiges leichter und mitunter auch lustvoller.*

Doris: *Erotische Kontakte per Handy etc. finde ich reichlich pubertär. Was hat das mit Erotik zu tun, irgendwo in der S-Bahn eine SMS zu lesen?*

Miriam: *SMS ist angesagt, jede Menge Platz für süße Schweinereien. Telefonsex habe ich auch ab und zu. Ich höre jemandem zu, wenn er es sich macht, und andersrum ... Wobei das aber eine reine Telefonsexbeziehung bleibt. Treffen möchte ich ihn nicht, mir gefällt das so. Ich hätte Angst, dass die Telefoniererei dann aufhört. Internetsex hatte ich auch schon, das ist aber für mich nicht wirklich befriedigend. Mir fehlen die hörbaren Emotionen dabei.*

Karin: *Telefonsex hab' ich öfter (hüstelt) mit verschiedenen Männern. Und Internetsex kannst du in jedem Chat bekommen. Wenn die Anmache allerdings auf superplumpe Art geschieht, dann wirkt es abstoßend. Ansonsten kann es auch sehr erregend sein. Vor allem wenn man es mit jemandem macht, mit dem man auch real Sex hat oder es vielleicht mal zum Realsexkontakt kommt.*

Marion: *Internetsex haben wir in unserer ersten Zeit bis zum Umfallen betrieben, schließlich haben wir uns so kennen gelernt. Die meisten sexuellen Wünsche vermitteln mein Mann und ich per E-Mail. Das liegt aber nicht daran, dass wir nicht über unsere Wünsche reden wollen/können, sondern es ist so schön romantisch, weil* *es uns an den Beginn unserer Beziehung erinnert. Früher haben wir dann schon mal nur die Mails gelesen, heute wird gelesen und anschließend diskutiert. Es existiert eine ganze CD zu diesem Thema, und es ist immer mal wieder nett, auf ihr zu stöbern.*

Hanna: *Es ist göttlich, wie SMS, Telefon und Mail eine Verbundenheit auch über die Distanz schaffen. Telefon-und Cybersex, im Sinne von direktem Sex – nein, das habe ich einmal versuchsweise ins Auge gefasst, aber bald wieder abgebrochen. Das bringt mir nichts.*

Sarah: *Erotische Verbundenheit über Entfernungen kann man wunderbar durch SMS, Briefe, E-Mails, Anrufe ausdrücken. Man kann sich auch »verabreden«, indem man eine bestimmte Uhrzeit ausmacht, zu der beide an gewisse sexuelle Erlebnisse denken ... (oder sie sogar zeitgleich an sich vornehmen).*

Tanja: *Internetsex ist ... naja ... spaßig. Weil es sich ja doch überwiegend in der Phantasie abspielt und dennoch eine andere Person betroffen ist. Da ich zur Zeit eine Wochenendbeziehung führe, ist es zwangsläufig, dass wir nicht nur die erotische Verbundenheit über die üblichen Kommunikationsmedien aufrecht erhalten. Manchmal frag' ich mich, wie viele Admins wohl interessiert unseren Mailverkehr verfolgen (zwinkert).*

Michael: *Das ist eine Sache, die ich an den heutigen Kommunikationsmitteln schätze. Es gibt doch nichts Schöneres, als den Partner damit anzuheizen – und beim nächsten Sehen entladen sich dann alle Gefühle, über die man gesprochen oder geschrieben hat. Zu Internetsex habe ich eine gewisse Verbundenheit, da Worte meine Phantasie unheimlich anregen. Vor allem habe ich das Gefühl, dass durch die Distanz vieles offener ist und man so zu gemeinsamen Nennern kommt, die sich sonst nie ergeben hätten. Beim Telefonsex finde ich es teilweise befremdlich, vor allem am Anfang, wenn der andere sich am Telefon extrem öffnet, weil mir die Stimme in einem gewissen Sinne Angst macht. Wenn ich dann noch höre, dass mein Gesprächs-*

partner es sich dabei selber besorgt, treibt es selbst mir die Schamesröte ins Gesicht.

Katja: *Es ist doch eine schöne Möglichkeit, seinem Partner mitzuteilen, dass man ihn körperlich vermisst. Dass man ihn jetzt gerne bei sich haben möchte. Dass man sich noch nach ihm sehnt. Schön, wenn man weit weg, aber durch solche Dinge doch nah beim Partner ist. Solche Sachen halten die Partnerschaft frisch und zeigen dem anderen, dass man ihn noch immer begehrt.*

Olga: *Ich verschicke an meinen Partner erotische Fotografien. Das Gleiche mache ich mit Texten. Fremde Texte, wie die Beschreibung einer Verführungsszene mit der Bitte um Erfüllung. Eigene Texte benutze ich gerne als erotische Anweisung zur Erfüllung meiner Neigungen: wie zum Beispiel die Aufforderung, mich vollkommen überraschend am heutigen Abend spielerisch zu vergewaltigen, was meistens in einer lustigen Rauferei endet, aber auch manchmal, wenn ich körperlich unterlegen bin, in wildestem Sex endet.*

Georgia: *Ich hatte schon Internetsex per Mail mit dem Partner, der weit weg war. War fast das Schärfste, was ich jemals erlebte. Wir konnten meist die halbe Nacht danach nicht schlafen.*

Heiko: *In Zeiten längerer Abwesenheit nutze ich das Mittel der literarischen Erotik, um mich so mitzuteilen. Das konnte ich schon immer recht gut. Ganz anders sieht das in Sachen Telefon- oder Internetsex aus: Ich kann auf diesen Wegen weder mich selbst, noch jemand anderen stimulieren. Vermutlich liegt es daran, dass ich Zeit brauche, um meine Phantasie auf den entsprechenden Level zu bringen. Diese Zeit habe ich beim Entwurf eines erotischen Briefes, aber nicht beim Telefon- oder Internetsex. Ich bin eh virtuell recht reaktionsschwach, Chats sind mir ein Greuel.*

Erotische Verbundenheit selbst zum fernsten Ort

Statt die angebliche Über-Technisierung unseres Alltags zu beklagen, sollten wir sie vielleicht besser nutzen: beispielsweise als Vehikel für unseren erotischen Kontakt. Auch dies ist ein Bereich, wo sich zeigt, dass das Beherrschen von stimulierendem Dirty Talking rein körperlichen Sex um Längen schlagen kann. Den Waschbrettbauch Ihres Lovers oder die Pfirsichbrüste Ihrer Partnerin können Sie nur in jenen Momenten spüren, in denen die betreffende Person tatsächlich in Griffweite ist. In allen anderen Situationen können Sie bestenfalls von der letzten oder der nächsten Begegnung träumen, was ganz sicher ebenfalls sehr schön sein kann. Wenn Sie allerdings ein Meister oder eine Meisterin der Verbalerotik sind, dann können Sie auch über große Entfernungen hinweg eine Verbindung schaffen, die selbst schon zum sexuellen Erlebnis gerät. Nicholson Baker hat das mit seinem Telefonsex-Roman »Vox« eindrucksvoll gezeigt, in dem zwei durch einen ganzen Kontinent getrennten Personen über einen wahrlich »heißen Draht« gemeinsam zum Höhepunkt gelangen. Nun hat Bakers Roman einen etwas traurig-melancholischen Schluss, weil nach dem Ende des Gesprächs jeder der beiden Partner wieder in seine Einsamkeit zurückfällt. Offenbar gehört ein düsterer Blickwinkel für viele Autoren, Leser und Kritiker dazu, damit ein Werk als genügend »literarisch« gelten kann. Wir brauchen uns das aber hier nicht anzueignen. Nutzen Sie die Möglichkeiten, die Telefon und andere Medien Ihnen bieten, Entfernungen zu überbrücken und Distanz in Nähe zu verwandeln.

Was der nötigen Selbstsicherheit dienen kann

Wenn Sie bereits absoluter Profi in Sachen Dirty Talking sind, dann können Sie Ihren Partner über den Hörer zum Orgasmus bringen. Aber auch als blutiger Anfänger oder lernfreudiger Schüler bietet Ihnen Telefonsex einige Möglichkeiten im Bereich der erotischen Kommunikation. Er zwingt Sie nämlich geradewegs dazu zu sprechen, Ihre Gefühle und Empfindungen in Worte zu kleiden – oder wenigstens in Stöhnen und Seufzer. Aber je mehr Sie verbalisieren, desto besser ist es natürlich für Ihren Partner, damit er weiß, woran er gerade mit Ihnen ist und auf welcher Stufe der Lust Sie sich befinden. Gut möglich, dass es Ihnen viel leichter fällt, Ihrer Geilheit Ausdruck zu geben, wenn Sie die Reaktionen Ihres Partners nicht jederzeit sofort an seinem Gesicht ablesen können. Vielleicht erlangen Sie dadurch größere Selbstsicherheit. Es ist aber natürlich auch der umgekehrte Fall denkbar: Sie beginnen gerade, sich zu öffnen und sind komplett verunsichert davon, dass Sie nicht sehen können, ob ihr Partner nichts als gespannte, freudige Aufmerksamkeit ist, oder ob er seit einigen Sekunden mit hochgezogenen Brauen oder gerunzelter Stirn dahockt. In letzterem Fall könnte Sie gerade der Mangel an Rückmeldung aus dem Tritt bringen und dazu führen, dass Sie plötzlich stottern oder sich ständig verhaspeln. Wenn es Ihnen so geht, dann können Sie Abhilfe schaffen, indem Sie Ihren Partner einfach dazu auffordern, Ihnen generell entsprechendes Feedback zu geben. Und auch hier steigt die Chance, dass Sie Ihre Wünsche erfüllt bekommen, wenn Sie selbst mit gutem Beispiel vorangehen.

Passen Sie Ihre Performance dem Medium an

Dabei müssen Sie daran denken, dass jedes Medium der Kommunikation seine besonderen Eigenheiten hat. Wären Sie beispielsweise im Fernsehen zu betrachten, dann könnten Sie auch feinste Nuancen Ihrer Botschaft den Zuschauern mit einem Blinzeln oder dem Heben einer Braue übermitteln. Dafür scheinen nur wenige Sekunden des nachdenkenden Schweigens zwischen zwei Sätzen eine kleine Ewigkeit zu dauern. Würden Sie hingegen im Theater auftreten, dann müssten Sie ein wenig überagieren, also besonders nachdrückliche Gesten und einen überpointierten Tonfall verwenden, damit auch noch die letzte Reihe Ihre Gefühle nachvollziehen kann. Hochgezogene Brauen und schwungvolle Armbewegungen wären bei einem Telefonat hingegen sinnlos. Alles, was Sie also normalerweise in Mimik und Gestik legen würden, haben Sie hier allein in den Klang Ihrer Stimme (denken Sie an das entsprechende Kapitel) und die Wahl Ihrer Worte zu stecken. Ihre Emotionen müssen hörbar werden – aber nicht nur das. Studien zufolge geht beim Telefonieren etwa ein Drittel des Energielevels der menschlichen Stimme verloren. Sie müssen Ihre Empfindungen also nicht nur artikulieren, sondern auch so weit gehen, dass es im normalen Gespräch von Angesicht zu Angesicht etwas übertrieben wirken würde. Auf dem Weg zum Höhepunkt wird sich das Feuer in Ihrer Stimme vermutlich sogar verselbständigen und nicht nur Ihren Partner mitreißen, sondern sogar Sie selbst. Wenn Sie befürchten, Sie könnten allzu sehr überziehen und wirken wie ein ausgeflipptes Knallbonbon, dann lassen Sie sich auch hier von Ihrem Partner Rückmeldung geben.

Tricks, um erotischer rüberzukommen

Eine Ausnahme hat diese Regel natürlich insofern, als Sie ja bei einem erotischen Telefonat vielleicht gar nicht besonders anfeuernd oder enthusiastisch wirken möchten, sondern vielmehr ruhig und sinnlich. Dann wäre es natürlich Unsinn, sich dermaßen ins Zeug zu legen. Vielleicht tun Sie sogar das Gegenteil und steigen in ein angenehm heißes Schaumbad, bevor Sie zum Hörer greifen, um so in eine entsprechend entspannte und sinnliche Stimmung zu geraten. Überhaupt kann eine entsprechende Vorbereitung ein wichtiger Geheimtipp für ein gelungenes erotisches Telefonat sein. Wenn Sie sich in die entsprechende Verfassung begeben möchten, können Sie vor dem Gespräch beispielsweise auch stimulierende, soulige Musik hören (oder was immer Sie sonst in leichte Wallung versetzt) oder Ihre Körperwahrnehmung steigern, indem Sie sich einige Minuten lang selbst liebkosen. Auf diese Weise haben Sie den nüchternen Alltag bereits hinter sich gelassen, bevor Sie die Verbindung zu Ihrem Partner aufnehmen. Gleichgültig aber, ob Sie sanft und schmachtend oder feurig und energievoll auftreten möchten, Sie werden viele Inhalte von der nonverbalen auf die sprachliche Ebene überführen müssen. Ihr Partner kann nicht sehen, wenn Sie lächeln, also legen Sie es in Ihre Stimme. Ihr Partner bekommt nicht mit, ob Sie ihm wirklich noch gespannt zuhören, also geben Sie häufig Rückmeldung – entweder mit Interjektionen wie »Hmhm« oder mit Worten wie »Oh, das macht mich an, erzähl weiter!«. Statt begeistert zu nicken, sagen Sie »ja, das finde ich klasse«; um Nähe herzustellen, können Sie besonders häufig Ihren Gesprächspartner mit seinem Namen ansprechen, und als Ersatz für einen bewundernden Blick sollten Sie Ihre Komplimente ebenfalls in Worte kleiden, wie Sie es mittlerweile gelernt haben.

Irgendwann werden Sie (hoffentlich) dermaßen erregt sein, dass Sie gar nicht mehr daran denken können, für alles, was Ihnen durch den Kopf fährt, eine angemessene Umsetzung in Worte zu finden. Aber das macht überhaupt nichts. Wenn dieser Zeitpunkt gekommen ist, brauchen Sie sich nur die Erlaubnis dazu zu geben, Ihre gestiegene Erregung in lustvolle Laute zu legen: heftiges Atmen, Stöhnen, Seufzen, kleine Schreie. In jedem Fall sollten Sie daran denken, dass die Verbindung zwischen Ihnen beiden in diesen Momenten letztlich nur durch Ihre Stimmen getragen wird. Und in dieser Übertragung sollte so viel Erotik schwingen wie nur irgend möglich. Also lassen Sie sich besser nicht dazu verleiten, schweigend in Ihren eigenen Gedankenwelten zu versinken, während Ihr Partner Sie solchermaßen stimuliert – es sei denn, Sie wissen, dass es ihm nichts ausmacht und er auch dann nicht aus dem Tritt gerät, wenn Sie einige Minuten lang keine Rückmeldung mehr geben.

Fallstricke, auf die Sie achten sollten

Wenn ich eben darauf hingewiesen habe, wie wichtig und hilfreich es sein kann, dass Sie sich vor Ihrem Anruf selbst eine Auszeit vom Alltag nehmen, so sollten Sie natürlich auch Ihrem Partner Gelegenheit dazu geben. Wie schön Überraschungen auch sein können, so ist es vielleicht doch nicht immer ideal, Ihren Partner unvermittelt auf dem Arbeitsplatz oder auch zu Hause anzurufen und mit Dirty Talking zu beginnen. Dass Sie Ihren Liebsten dabei in einem besonders ungünstigen Moment erwischen oder ihn vielleicht sogar kompromittieren, ist nur das offensichtlichste Risiko. Vor allem aber wird er Gelegenheit brauchen, sich auf die Telefonsex-Nummer einzustellen. Wenn er sich im einen Moment gedanklich noch mit völlig anderen Gedanken beschäftigt hat, kann er sich vermutlich nicht schon im nächsten allein durch den Klang Ihrer Stimme in *den* verbalerotischen Sexgott schlechthin verwandeln. Mehr Spaß werden Sie beide mit großer Wahrscheinlichkeit haben, wenn Sie für Ihr Telefonat einen bestimmten Zeitpunkt ausmachen und diesen dann auch einhalten.

Natürlich muss Dirty Talking via Telefon nicht gleich Telefonsex bis hin zum Orgasmus bedeuten. Es kann auch einen Teil des Vorspiels darstellen, indem Sie Ihren Partner beispielsweise in seinem Büro anrufen und ihm mitteilen, worauf er sich freuen kann, wenn er abends zu Ihnen nach Hause kommt. Auch hier gibt es natürlich das Risiko, Ihren Lover zum Beispiel gerade zwischen zwei wichtigen Besprechungen zu erreichen, wenn er kaum aufnahmebereit ist. Eine Lösung könnte eine »Vorwarnung« per E-Mail darstellen, etwa in der Art, dass Sie für eine bestimmte Uhrzeit Ihren Anruf vorschlagen und ihn um eine kurze Bestätigung per Reply bitten. Sie können natürlich statt zu Dirty Talking auch zu Dirty Writing greifen und sämtliche heißen Versprechungen in schriftlicher Form mitteilen – vielleicht als Attachment. In der Mail selbst können Sie dann schon den Inhalt dieses Attachments andeuten und Ihren Partner bitten, es erst dann zu öffnen, wenn er eine wirklich ruhige Minute hat.

Es kann auch eine heikle Angelegenheit darstellen, Ihrem Geliebten eine entsprechend heiße Nachricht auf seinem Anrufbeantworter zu hinterlassen. Die Idee selbst ist zwar überhaupt nicht schlecht. Allerdings besteht bei diesen Geräten immer die Möglichkeit, dass sie absichtlich oder versehentlich auf Lautsprecher gestellt sind und Ihre heißen Worte so auch an Ohren dringen, für die sie nun überhaupt nicht bestimmt sind. Nicht nur bei Geräten am Arbeitsplatz, auch bei solchen in einer Privatwohnung ist das denkbar. Stellen Sie sich nur vor, Ihr Partner hat Verwandte oder Freunde zu Besuch und beim letzten Wohnungsputz oder Stromausfall wurde aus Versehen die Mithöranlage des Anrufbeantworters in Gang gesetzt. Gehen Sie also lieber sicher, dass Ihr Liebster wirklich der einzige Empfänger ist. Dazu kann es schon genügen, wenn Sie vor ihre erotische Botschaft einen kleinen warnenden Vorbau schalten wie »Die folgende Nachricht ist sehr persönlich und vertraulich für dich«. So geben Sie Ihrem Partner die Gelegenheit, noch schnell zum Gerät zu hechten und es stumm- oder auszuschalten, bevor Sie so richtig loslegen.

Eine Alternative zum Telefon

Eine weitere Idee, auch einen abwesenden Partner mit Dirty Talking zu verwöhnen, kann die Verwendung einer besprochenen Kassette darstellen. Wir hatten ja schon einmal kurz den Einfall angerissen, die Tonspur der eigenen Selbstbefriedigung in ein ausgefallenes, aber bestimmt einmaliges erotisches Kunstwerk zu verwandeln. In ähnlicher Weise können Sie mit voller Konzentration einige sinnliche Sätze auf Band sprechen, mit denen Sie Ihrem Begehren Ausdruck verleihen und Ihren Partner ein wenig aufheizen. Denkbar wäre es, dass er die Kassette auf der Fahrt nach Hause in sein Autoradio schiebt und so schon in Stimmung ist, wenn er bei Ihnen ankommt – wobei ihn das Ganze allerdings auf den Verkehr vorbereiten und nicht davon ablenken sollte. Die sicherere Variante wäre natürlich, wenn Ihr Partner mit öffentlichen Verkehrsmitteln unterwegs ist und einen kleinen Walkman dabei hat, sodass er mitten unter fremden Leuten Ihren verführerischen Phantasien lauschen kann. Sie könnten entweder auf die Kassette sprechen, was Ihnen spontan in den Kopf kommt, oder vorher schon einen kleinen Text verfassen und ihn dann vortragen. Es ist auch vorstellbar, dass Sie beispielsweise ganze erotische Geschichten mit sinnlicher Stimme vorlesen und das aufnehmen. Üben Sie ein paarmal, wie sich das am besten anhört und welche anderen Texte Ihnen noch so einfallen.

Phantasievolle Spiele über den Hörer

Wenn wir zu dem Thema des eigentlichen Telefonsex zurückkehren, bei dem beide Partner »live« miteinander verbunden sind, ergeben sich auch dabei die unterschiedlichsten Möglichkeiten. Die Ausgangssituation ist natürlich die erweiterte Selbstbefriedigung, bei der also jeder Partner bei sich Hand anlegt, aber durch die Worte des anderen zusätzlich oder vielleicht sogar in erster Linie stimuliert wird. Wenn Sie bisher immer zu scheu waren, sich vor Ihrem Partner zu befriedigen, könnte Telefonsex der erste Schritt sein, um diese Hemmungen abzubauen, denn Sie brauchen einander dabei ja nicht in die Augen oder überhaupt nur anzuschauen. Sie könnten einander also beschreiben, was Sie gerade tun, während Sie sich selbst berühren; Sie könnten Ihrem Partner Anweisungen geben, Ihre Phantasien beschreiben oder ein spezielles Rollenspiel daraus machen. Entscheiden Sie sich für Letzteres, dann nutzen Sie ebenfalls aus, dass Sie und Ihr Partner füreinander nicht sichtbar sind. Beispielsweise könnten Sie so tun, als seien Sie völlige Fremde, die sich nur einmal kurz in einer zwielichtigen Bar begegnet sind, oder Sie erzählen von Dingen, die Ihnen gerade einfallen und die mit der Wirklichkeit nichts zu tun haben. (»Ganz allmählich und aufreizend rolle ich meine roten Netzstrümpfe herunter, in denen ich eben noch die Straße entlang stolziert bin ...« // »Ich lasse mich in meinem Whirlpool zurücksinken und greife nach der Champagnerflöte am Wannenrand ...« etc.) Wieder einmal muss die Sprache stellvertretend die Aufgaben aller anderen Sinne übernehmen. Schildern Sie Ihrem Partner also gegebenfalls, was Sie sehen bzw. er sieht, was Sie fühlen oder welchen Duft er gerade wahrnehmen kann.

Wenn Sie darauf stehen, können Sie Ihrem Partner über das Telefon natürlich auch Befehle erteilen. Auch hier ist die Bandbreite sehr groß. Im harmlosen Bereich dieses Spektrums könnten Sie Ihren Partner, wenn er sich zu Hause befindet, zum Beispiel fragen, was er gerade anhat, und ihn dann zu einem kleinen Strip auffordern, wobei Sie der Reihe nach benennen, welches Kleidungsstück er als nächstes ablegen soll. Am anderen Ende des Spektrums befinden sich die bereits erwähnten Spiele mit Dominanz und Unterwerfung, bei denen Sie Ihrem Partner befehlen können, sich selbst verbal zu erniedrigen oder Dinge zu tun, die er aus Scham oder anderen Gründen normalerweise nie tun würde. Da Ihr Partner per Telefon auch am Arbeitsplatz und per Handy praktisch überall erreicht werden kann, wären Ihrer Kreativität und Ihrer Fiesheit hier wenig Grenzen gesetzt. Da es sich hierbei jedoch um eine sehr spezielle Form der Sexualität dreht, an der nur begrenzte Zielgruppen ihre Freude finden, möchte ich hier nicht näher darauf eingehen, sondern dieses Thema später in einem eigenen Buch behandeln.

Interview mit der Telefonfee Janina

Es gibt wohl nur eine Gruppe von Menschen, die speziell Dirty Talking wirklich hochprofessionell betreiben: die (überwiegend) Frauen aus der Telefonsex-Branche. Janina, die in diesem Bereich lange Erfahrungen gesammelt hat, war so freundlich, sich für meine Fragen zur Verfügung zu stellen.

Arne: *Ich bin mir etwas unschlüssig, wie ich das Interview mit dir betiteln soll. Mein spontaner Einfall war: »Interview mit einer Telefonsexfee«, aber darin zeigt sich vor allem meine Neigung, alles nur Denkbare zu romantisieren. Wie lautet überhaupt deine offizielle Jobbezeichnung? »Telefonsexarbeiterin«? »Telefonsexgirl«?*

Janina: *(grinst) Das weiß keine von uns so genau. Ich weiß nicht, ob es da mittlerweile eine Bezeichnung für gibt – aber wie oft muss man den Job schon irgendwo angeben? «Telefonfee« wäre jedenfalls okay für mich. »Telefonsex-Fee« eher nicht, das klingt ja wie ein weißer Schimmel (zwinkert).*

Arne: *Okay. Du hast für zwei verschiedene Firmen mit unterschiedlichen Konzepten gearbeitet: mit und ohne 0190er-Nummer. Könntest du da die Unterschiede kurz erklären?*

Janina: *Für den Kunden ist der Unterschied der, dass bei den 0190-Nummern nach Minutentakt mit der Telefonrechnung abgerechnet wird, während du bei normalen Rufnummern pro Gespräch bezahlst. Bei mir waren das meistens umgerechnet 30 Euro, es konnte aber auch weniger sein.*

Das Geld wird dem Dienstleister zugeschickt, überwiesen, abgebucht oder per Kreditkarte berechnet. Für mich bestand der Unterschied darin, dass es auf der 0190-Nummer sinnvoll ist, den Kunden möglichst lange zu halten. Bei der normalen Nummer hingegen ist es wichtig, den Kunden möglichst schnell zum Spritzen zu bringen, weil ich dann ja auch möglichst schnell den nächsten aufnehmen kann. Insofern sind die 0190-Nummern sehr soft, und es dauert oft eeeewig, bis es zur Sache geht. Bei den normalen Nummern ist es meist eine recht zügige Angelegenheit, die sehr viel besser durchstrukturiert ist. Es ist wesentlich zielorientierter. Eine Freundin von mir hat auch mal auf einer 0190-Nummer gearbeitet, nachdem sie auf einer normalen Nummer gearbeitet hat, und kam genauso wenig damit klar. Wir waren es einfach gewohnt, dass es zur Sache geht, und haben die Kunden der 0190-Nummern damit wohl ziemlich verschreckt, da sie es ganz anders gewohnt waren.

Arne: *Wie kamst du an den Job?*

Janina: *Ich hatte keinen Job und brauchte Geld. Ohne Ausbildung und alles ist das nicht so einfach. Erst hatte ich Begleitservice überlegt, war dann aber ganz froh, dass es nur Telefonsex wurde. Mit dem Job habe ich mir dann das Abendgymnasium finanziert.*

Arne: *Wie lange hast du gebraucht, um ein Gefühl für deine Aufgabe zu bekommen? Konntest du bei deinen ersten Telefonaten direkt loslegen, oder hast du viel herumgestottert?*

Janina: *Ich habe 1-2 Stunden beim Vorstellungsgespräch gesessen und dort mal reingehört. Dann war klar, dass ich anfange, und es wurde ein Termin ausgemacht. Allerdings kam schon einige Tage vorher ein Anruf, dass eine Schicht frei wäre und ob ich um 15 Uhr arbeiten möchte. Ich war entsetzlich, schrecklich nervös, bin dann aber hingegangen. Die Einarbeitung sah so aus, dass die Chefin noch mal ein Gespräch vorgemacht hat, danach musste ich dann an die Telefone gehen. Zum ersten Gespräch ist sie dann rausgegangen, damit ich mich in Ruhe darauf konzentrieren konnte. Es lief relativ gut, sodass ich da recht schnell Sicherheit gewonnen habe. »Relativ gut« bedeutet, dass er recht schnell erregt war und sich dies auch anmerken lassen hat, sodass ich Bestätigung hatte. Hemmungen hatte ich höchstens durch die anfängliche Unsicherheit und weil ich mir nicht so recht vorstellen konnte, dass das wirklich funktioniert. Ich hatte eher die Befürchtung, dass ein Kunde rufen würde, was das alles für ein Stümperkram sei, und wieder auflegen würde, weil es ihn nicht erregt hätte. Nachdem ich jedoch gemerkt habe, dass ich die Männer verbal erregen kann, verschwand auch die Unsicherheit.*

Es fehlte mir erst noch etwas an Vokabular (mit meinem politisch und biologisch korrekten Wortschatz war beim Telefonsex nichts anzufangen); das habe ich aber recht schnell aufgeschnappt. In Bezug auf die Gespräche selber habe ich also sehr schnell an Sicherheit gewonnen und konnte bald recht gut damit umgehen und auch Gespräche außerhalb der Standardgespräche führen. Mein Standardgespräch hatte ich dann auch bald in der endgültigen Version.

Arne: *Du machst den Job ja mittlerweile nicht mehr. Welches Gefühl hattest du gegenüber diesem Job, als du aufgehört hast? Und warum hast du aufgehört?*

Janina: *Zum einen habe ich aufgehört, weil ich auch immer weniger verdient habe (lief immer schlechter und ich wurde lustloser) und zum anderen, weil in der Agentur die Arbeitsverhältnisse immer schlimmer wurden. Es gab tausende von Regeln und kaum noch Freiräume, immer merkwürdigere Kolleginnen. Ich habe es dann noch* *kurz woanders und auf der 0190-Nummer versucht, aber das war auch nicht besser. Außerdem habe ich gemerkt, dass ich einfach ausgelaugt war. Der Job hat mir eine ganze Weile Spaß gemacht, aber es gab fast nur noch anspruchslose Gespräche, und ich hatte immer weniger Lust, mich auf die Wünsche des Kunden einzulassen. In dem Moment des Aufhörens selber hatte ich zwar manchmal schon ein nicht ganz so gutes Gefühl dem Job gegenüber, aber es war okay. Dieser Eindruck ist erst im Nachhinein schlechter (bewusster) geworden.*

Arne: *Bist du JEMALS selbst auch in Stimmung gekommen? Oder war das so, wie man sich das im Klischee vorstellt: Die Frau erzählt, wie erregt sie ist, und währenddessen bügelt sie gelangweilt ihre Blusen?*

Janina: *Die Situationen, die mich sexuell erregt haben, kann ich, glaube ich, an einer Hand abzählen. Allerdings darfst du auch nicht vergessen, dass ich in einem kleinen Raum mit Schreibtisch und Bürostuhl gesessen habe. Es ist eben professionell. Bügeln hätte der Qualität des Gesprächs sehr geschadet, weil ich dann nicht dabei gewesen wäre. Kannst du dir vorstellen, dass ein Synchronsprecher nebenher bügelt?*

Arne: *Hätte es geholfen, wenn du selbst in Stimmung gewesen wärst?*

Janina: *Auf keinen Fall! Wie soll ich mich denn dann auf das Gespräch konzentrieren? Vielleicht gebe ich dir mal kurz eine Einführung in mein Prinzip des Telefonsexes. Grundsätzlich existieren zwei Verfahren, wobei mir das eine nicht ganz klar ist, das scheint lediglich eine Aneinanderreihung von sexgeprägten Aussagen zu sein. Aber auch diese Damen hatten Stammkunden. Für viele Männer scheint es also keinen Unterschied zu machen. Für mich und einige andere ist ein gutes Gespräch ein Kunstwerk. Zuerst musst du herausfinden, worauf der andere steht. Bei Normalos ist das relativ einfach. Ansonsten musst du verstehen, wo genau der Kick für den anderen liegt. Das Ganze musst du dann in ein Szenario packen und es ihm mög-*

lichst so erzählen, dass du seine Erregungskurve genau steuerst und ihn das erleben lässt, was er erleben möchte. Dazu ist es notwendig, auf die feinen Nuancen zu achten und zu prüfen, worauf er wie reagiert und wie weit er gerade ist. Es ist nichts anderes als ein Theaterstück, bei dem du ja auch eine bestimmte Reaktion vom Publikum erhalten willst, Spannung beim Publikum aufbaust und es lenkst. Diese Telefonate sind individuell geschriebene Theaterstücke. Eine Person zu erreichen ist einfacher als einen ganzen Raum, weil du dich ganz auf diese Person und ihre Bedürfnisse konzentrieren kannst. In den wenigsten Fällen (nur auf direkten Wunsch) habe ich so getan, als würde ich mitmachen. Meine Gespräche begannen für gewöhnlich mit »stell dir vor ...«, und dann habe ich die Situation erzählt. Im Verlauf des Gesprächs habe ich dann schon mitgestöhnt, aber mehr zur Phantasie als zu der Behauptung, dass ich mitwichsen würde. Insofern bin ich bei einem Gespräch meist schon mitgegangen. Es gibt kaum etwas Frustrierenderes, als wenn der Kunde dann viel zu früh und unerwartet kommt, da war ich immer regelrecht unbefriedigt (zwinkert). Wäre ich erregt gewesen, hätte ich das Gespräch so nicht führen können. Bei einigen Standardgesprächen hätte ich später theoretisch schon bügeln können, aber besser sind die Gespräche, wenn man sich darauf konzentriert.

Arne: *Hat sich bei deinem Telefonsexjob dein Männerbild geändert?*

Janina: *Das ist schwer zu beurteilen. Scherzhaft habe ich früher immer gesagt: »Nein, das war schon vorher schlecht!« Und ich denke, das trifft es irgendwo. Mein Männerbild ist zwar nicht ganz schlecht, aber auch nicht besonders gut, und das hat sich durch den Job nicht geändert.*

Arne: *Haben auch Frauen angerufen?*

Janina: *Ja, aber sehr selten. Und ich habe sehr schnell herausgefunden, dass ich solche Gespräche nicht führen konnte, und sie dann an Kolleginnen abgegeben.*

Arne: *Wie lange dauerte so ein Gespräch im Durchschnitt?*

Janina: *Genau siebeneinhalb Minuten mit allem Drum und Dran. Darüber haben wir jede Menge Statistiken geführt (zwinkert).*

Arne: *Kam es auch manchmal zu echten interaktiven Gesprächen mit deinen Telefonpartnern, oder warst prinzipiell nur du am Erzählen, während die sich selbst befriedigt und höchstens ab und zu gestöhnt haben?*

Janina: *In den meisten Fällen habe ich erzählt. Die Stöhner des anderen sind dabei sehr hilfreich, weil ich mein Gespräch daran ausrichten kann. Es gab ganz wenig Kunden, denen es wichtig war, selber zu erzählen. Die habe ich dann erzählen lassen. Mischformen sind meistens (außer bei richtigen Rollenspielen mit Text) ausgesprochen nervig, weil ich als Nicht-Erregte ja einen Faden habe und einen bestimmten Gesprächsaufbau und der andere sich im Prinzip nur selber rausbringt, wenn er ständig dazwischenplappert. Wenn ich einen Film sehe, schlage ich ja auch nicht ständig mit Kommentaren dazwischen, was als nächstes kommen soll. Wie soll der andere mir denn dann eine Phantasie aufbauen? Die haben dann meist auch eeeewig gebraucht (seufzt).*

Furchtbar nervig fand ich auch die Kunden, die unbedingt anzweifeln mussten, dass das alles auch »echt« ist. Mal im Ernst: Wer käme schon auf die Idee, in einem Film an der dramatischten Stelle zu rufen: »Das ist ja alles gar kein Blut, das wird mit Ketchup gemacht!« So was ist doch böswilliger Boykott (grummelt in sich hinein) ...

Arne: *Wie haben sich deine Anrufer denn verabschiedet, nachdem sie bekommen hatten, was sie wollten?*

Janina: *Meistens habe ich das Gespräch ausklingen lassen, gefragt, ob es denn auch gefallen hat, und ihnen gewünscht, dass sie gut schlafen. Ich hatte die Nachtschicht – allerdings habe ich es mir so angewöhnt, dass ich es auch später in der Nachmittagsschicht gewünscht* *habe ... Sie haben dann halt an den entsprechenden Stellen geantwortet (zwinkert). Es gibt auch ein paar wenige, die einfach auflegen – oft ohne es böse zu meinen – oder die sich dann noch unterhalten wollen, aber meist ist es mit dem Obigen getan.*

Arne: *Haben deine Anrufer sehr stark Phantasien vorgegeben, bei denen du in bestimmte Rollen schlüpfen solltest, oder konntest du das freier gestalten?*

Janina: *Normalerweise hat das Standardgespräch stattgefunden (normal, anal, ich beschreibe, wie wir es treiben). Es gab aber auch welche, die ganz andere Vorstellungen hatten (grinst). Ich glaube nicht, dass es irgendetwas nicht gibt (zwinkert). Die meisten hatten dann zwar Vorstellungen, in welche Richtung das Gespräch laufen soll, aber innerhalb dessen konnte ich mich frei bewegen. Ein paar hatten ganz konkrete Vorstellungen, bei denen man keinesfalls irgendwie von der Vorlage abweichen sollte, aber das war selten.*

Arne: *Was, glaubst du, fanden deine Anrufer gerade am Telefonsex? Haben manche persönliche Dinge herausgelassen, die über ihre rein sexuellen Bedürfnisse hinausgingen?*

Janina: *Sicher, Telefonseelsorge muss man auch ab und zu abdecken. Für einige war es nur eine Notlösung, weil sie gerade keine andere Möglichkeit hatten und auch nicht ganz alleine wichsen wollten. Andere waren sich des Spiels mit der Phantasie durchaus bewusst und haben das genossen. Für einen Teil ist es die einzige Möglichkeit, ihre Phantasie ein Stück weiter auszuleben, weil ihre Bedürfnisse so nicht erfüllbar sind. Und für einige ist es nur mal Neugier.*

Arne: *Hast du Tipps parat für Leute, die das auch machen möchten, wenn auch nur privat?*

Janina: *Wenn man sein Vokabular erweitern möchte, kann man ruhig mal in die üblichen Sexzeitschriften reinblättern (Praline, Wo-*

chenend, Coupé etc.). Ich habe allerdings so meine Zweifel, ob du den professionellen Telefonsex einfach so auf den privaten übertragen kannst. Nicht umsonst bekommt man in dem einen Fall Geld dafür. Schließlich stellt man die eigenen Bedürfnisse komplett in den Hintergrund und passt sich denen des Partners an. Ich kann mir nicht vorstellen, dass das in einer Beziehung so gut ist. Da sollte es doch vermutlich eher ein gegenseitiges Eingehen aufeinander sein, und es sollten nicht nur die Wünsche des einen im Vordergrund stehen, oder? Das ist doch nicht anders als bei richtigem Sex auch. Vielleicht höchstens, dass man das Reden über Sex als solches können muss. Wenn man dann nur rumstottert, kommt man wohl nicht weit – das könnte sonst ein sehr stilles Gespräch werden ...

Gelegenheiten zum Üben und was Sie dabei nicht vergessen dürfen

Wenn Ihnen die Idee des Telefonsex sehr reizvoll erscheint, beispielsweise weil Ihr Partner beruflich oft unterwegs ist, Sie aber nicht so ganz den rechten Zugang dazu finden, können Sie natürlich auch selbst mit Professionellen aus diesem Berufszweig in Verbindung treten und darum bitten, Ihnen das entweder am eigenen Beispiel gleich vorzuführen oder ein paar persönliche Ratschläge zu geben, die er für hilfreich hält. Unter Umständen werden Sie natürlich dafür bezahlen müssen. Sie können aber auch mit einem begeisterten Amateur via Date- und Chatline auf diese Weise Kontakt aufnehmen und einige »Trockenübungen« machen. Es kann ja Gründe geben, dass Sie diese Übungen nicht mit Ihrem Partner selbst durchführen möchten: Vielleicht möchten Sie ihn überraschen oder sind sich noch sehr unsicher, ob das in der Realität so eine tolle Idee ist, wie sie Ihnen in diesem Moment vorkommt. Auf zwei Dinge sollten Sie dabei lediglich achten: Zum einen müssen Sie heute mehr denn je darauf achten, dass Sie nicht abgezockt werden. Manche dieser »Amateure« lassen sich zum Beispiel nicht direkt über ihre eigene Telefonnummer, sondern nur über die einer vorgeschalteten

Firma anrufen. (»Ich möchte wildfremden Leuten nicht meine private Telefonnummer anvertrauen, das müssen Sie verstehen.«) Tatsächlich verdient diese Firma aber bei jedem Anruf erstaunliche Summen pro Minute mit, die von Ihrer Telefonrechnung abgebucht werden und von denen ein gewisser Anteil natürlich an den von dieser Firma engagierten »Amateur« geht. Zum anderen sollten Sie darauf achten, dass Ihr Partner Ihre Experimente nicht in dem Sinne missverstehen kann, dass er sich hintergangen fühlt oder sogar den Eindruck gewinnt, Sie gingen fremd, weil Ihnen »normaler« Sex mit ihm nicht mehr genügt. Je früher und offener Sie ihm berichten, was Sache ist, desto weniger Grund wird er haben, sein Vertrauen in Sie in Frage zu stellen.

Offene Worte: »Wir hatten Telefonsex bis morgens um acht!«

Sarah: *Telefonsex ist eine gute Sache, um einiges mehr über sich herauszufinden. Und ich rede hier ausdrücklich von Telefonsex mit Fremden. Man kann seine Unsicherheiten leichter über Bord werfen, wenn man mit jemandem spricht, den man erstens nicht kennt und den man zweitens einfacher aus seinem Leben verschwinden lassen kann, ganz einfach, indem man auflegt, wenn man meint, es wäre genug, oder wenn einen der Mut verlässt.*

Ich habe es ausprobiert und war total überrascht, wie gut es mir gefallen hat. Keine Ahnung, wie es dazu kam, aber eines Nachts konnte ich absolut nicht schlafen. Es kam nichts im Fernsehen, ich hatte keine Lust zu lesen, es war heiß. Ich habe so rumgezappt und war etwas genervt von all den 0190-Werbespots. Irgendwann dachte ich so bei mir: Ich ruf' da jetzt an. Für Frauen ist das ja eh umsonst, also dachte ich »Hörste dir das mal an. Dann kannste bestimmt besser pennen, nach den gaaaaanzen Idiooooten da.« (Ich hab' da niemals vorher auch nur einen Gedanken dran verschwendet, bei so einer Hotline anzurufen!) Es waren auch fast nur Idioten da – das ist nun wirklich kein Klischee. Man muss gar nicht mit denen richtig reden, man kriegt irgendwelche ominösen Nachrichten zugeleitet, auf die man dann antworten kann oder auch nicht. Ich habe mir das alles so angehört, anfangs fand ich es noch witzig, aber es fing schnell an, mich zu langweilen. Plötzlich hörte ich wieder eine Nachricht von einem Mann, die irgendwie anders war als die anderen.

Ich denke, dass es an der Stimme lag ... an dem Tonfall, keine Ahnung. Ich war jedenfalls hellwach und fand, dass sich dieser Typ recht interessant anhörte. Also hab' ich meinen ganzen Mut zusammengenommen und ihm auch so eine Nachricht zukommen lassen. Das ging dann so 'ne Weile hin und her. Irgendwann hat er mir seine Telefonnummer gegeben, und ich habe da TATSÄCHLICH angerufen. Ich war ziemlich verwundert von mir selbst. Wir hatten Telefonsex bis um 8 Uhr morgens! Ich war den ganzen Tag über komplett verwirrt. Also habe ich ihn abends wieder angerufen (grinst). Es war immer ziemlich obszön, und es hat mir gefallen! Stundenlange Telefonate, bei denen es nur um Sex geht! Wir haben uns nach nur zweieinhalb Wochen getroffen und sind nach 15 MINUTEN im Bett gelandet. Seitdem haben wir uns stundenlang darüber unterhalten. Telefonsex hatten wir keinen mehr – realen schon.

Was ich höchst interessant fand, war die Erkenntnis, dass es ihm genauso ging wie mir: Er hatte weiß Gott nicht all das, worüber wir am Telefon phantasiert hatten, bereits erlebt, geschweige denn hatte er die Coolness, darüber face to face ganz locker zu plaudern – genau wie ich. Ihm fiel es auch leichter, das am Telefon mit einer Fremden zu tun und – genau wie ich – meinte er, dass er unheimlich viel über sich selbst erfahren hätte dabei. Weil man eben tatsächlich erst BEIM AUSSPRECHEN merkt: Wow, das törnt mich an! Und in der direkten Begegnung hätte man sich wahrscheinlich nicht getraut, das auszusprechen.

Wenn wir uns unterhalten, merken wir immer wieder, dass wir eine ganz andere Basis haben, als man es normalerweise hat. Normalerweise ist die Reihenfolge ja diese: 1. Aufeinandertreffen, 2. Interesse, 3. Gelaber über Lebenseinstellungen und Beziehungen, 4. Reden über sexuelle Vorlieben und Phantasien. Bei uns war es genau anders herum: 1. Reden über sexuelle Phantasien, 2. Reden über Beziehungen, 3. Interesse an der anderen PERSON, 4. Verlieben ...?! Wir entscheiden gerade Punkt 4 (grinst).

Steffi: *Ich hatte über einige Jahre eine Fernbeziehung mit jemandem (ca. 400 km entfernt), und da war es dann natürlich nicht möglich, dass man sich ständig getroffen hat. Das ging nur gelegentlich, so etwa alle drei Wochen für einige Tage. In der Zwischenzeit beschränkte es sich auf Telefonate, Mails, Kurznachrichten oder Briefe. Wir haben uns über das Internet kennen gelernt und ziemlich bald begonnen zu telefonieren – das geschah dann bald täglich und ausgiebig, mehrere Stunden am Abend. Es wurde immer näher und enger und vertrauter, und natürlich war es dann irgendwann auch so, dass wir Lust aufeinander hatten – und die haben wir dann am Telefon ausgelebt ... lange bevor wir uns erstmals getroffen haben. Das ist sicherlich eine andere, eine ungewöhnliche Art sich kennen zu lernen – aber vielleicht war es so, dass das Telefon uns dazu »gezwungen« hat, miteinander zu reden und Wünsche auszutauschen, weil es da natürlich nicht möglich ist, sich stillschweigend durch Gesten zu verständigen.*

Es begann mit »Blümchensex«, damit, dass wir einfach das Bedürfnis nach Nähe und Zärtlichkeit ausgelebt haben, und hat sich dann weiter entwickelt. Wir haben über die Dinge gesprochen, die uns anmachen, die Bücher, die wir als erotisch empfinden, die Filme, die Bilder – und ganz allmählich haben sich die Phantasien, die wir einander dann am Telefon erzählt haben, verändert. Er war ein in sexueller Hinsicht sehr dominanter Mann, und mich hat das angemacht – und entsprechend waren dann auch die gemeinsamen Phantasien, die wir beide als lustvoll empfunden haben.

Irgendwann haben wir uns getroffen – und dann natürlich auch miteinander geschlafen. Das Interessante dabei war, dass unser »realer« Sex ganz anders war als der virtuelle – wesentlich zärtlicher und sanfter und kuscheliger.

Wir haben uns nur etwa alle drei Wochen getroffen. Aber natürlich hatten wir auch in der Zeit dazwischen Sehnsucht nacheinan-

der und Lust aufeinander. Bei uns hat es sich dann irgendwann so entwickelt, dass wir zwei unterschiedliche Arten der Sexualität erlebt haben – und beide als absolut befriedigend und erregend empfunden haben.

Auf der einen Seite gab es den Telefonsex, und der ist mit der Zeit immer härter geworden. Da war völlig klar, dass er dominiert und ich mich unterwerfe, und alle damit verbundenen Phantasien haben mich erregt – auch wenn sie mit Schmerzen verbunden waren. Uns beiden war immer klar, dass dies ausschließlich Phantasien sind, die uns im Kopf gefallen, die erregende Bilder auslösen – und da es beim Telefonsex immer darum geht, welche Bilder man im Kopf des anderen auslösen kann und wie gut man die verbal umschreiben kann, sodass sie auch wirklich dafür sorgen, dass man in eine andere Welt abtaucht und den anderen zu spüren glaubt, waren das genau die Bilder, die uns gefallen haben.

Real hatte keiner von uns den Wunsch, diese Phantasien wirklich umzusetzen, zumindest nicht in dieser Intensität – darum war der reale Sex dann auch immer anders. Da hat Er nicht dominiert, da war es dann ein lustvolles Miteinander. Auch das war für uns beide ebenso erregend und befriedigend. Letztendlich denke ich, dass es die Mischung aus beidem war: zum einen das Ausleben der Phantasien miteinander am Telefon und zum anderen das ebenso schöne (und aus unendlich vielen Gründen natürlich schönere) gemeinsame, reale Erleben.

Klaus: *Meine häufigsten Sexualkontakte hatte ich mit Menschen, die ich im Internet kennen gelernt habe. Vielleicht habe ich mir meine Partnerinnen auch nach Verführbarkeit ausgesucht, ich weiß es nicht. Nachdem ich in Foren oder in Chats meine interessante Persönlichkeit und meine dreiste Offenheit dargestellt habe, wechselte das Interesse relativ schnell auf eine intimere, weniger öffentliche Ebene. Zumeist waren das anfänglich E-Mails oder Personal Messages, später Telefonanrufe. Und da ich als sexuell ungewöhnlicher Mensch gelte, wurde Sex natürlich oft in den Gesprächen erwähnt. Wenn dann nach einigen Anrufen das »Fremdeln« abgebaut worden* *war, erforschte ich, was den Frauen für Phantasien im Kopf herumschwirrten, und reizte und neckte sie, doch mal etwas weiter aus sich herauszugehen. Wenn ich ihnen dann schilderte, was in diesem oder jenem Moment mit meinem Körper oder in meinem Kopf vorging, schienen sie schon irgendwie so was zu erwarten. Der Acker war vorbereitet. Sicherlich taten sie sich leichter damit, weil ich teilweise Hunderte von Kilometern weg und das einzig Verbindende zwischen uns ein Telefon war. Irgendwann entwickelte es sich zum Selbstläufer. Anscheinend sagte ich die richtigen Dinge im richtigen Tonfall, und so legten wir Hand an uns ... DAS war für mich eigentlich die größte Befriedigung: jemanden über das Ohr so geil zu machen, dass er nicht mehr anders konnte, als sich selbst zu befriedigen. Völlig losgelöst von Aussehen und Körperbau, völlig auf die Phantasie gestützt. Wenn dann tatsächlich ein persönliches Treffen zustande kam, habe ich das bewusst nicht fortgesetzt, ganz bewusst keine Erwartungshaltung gezeigt. Denn eigentlich hatte MEIN Höhepunkt schon stattgefunden. Physischer Sex ist eine nette Begleiterscheinung, die, wenn auch nicht notwendig, doch eine nette Dreingabe wäre. Und so war ich auch kein geiler Lüstling, der da mit den Damen ausgegangen ist, sondern ein normaler Mann. Irgendwie schien es mir fast so, als wäre das Telefongespräch etwas, das die Frauen selbst überrascht hat. Something naughty, etwas, das sie sich selbst nicht zugetraut hatten, und etwas, das auch nicht mit mir in Zusammenhang stand. Etwas, das nur für sie stattfand, mit einem Unbekannten einfach abenteuerlichen Sex zu haben und es niemandem zu erzählen.*

Wenn dann tatsächlich die Begegnung nett verlief, konnte es verschiedene Wege geben. Es kam mal vor, dass eine Dame sich auf mich stürzte, nachdem wir bei mir zu Hause waren, weil das Wissen um unser Gespräch sie so sehr erregt hatte und ich zwar kleine Ungezogenheiten in unsere Unterhaltung gestreut hatte, ich aber keinerlei Anstalten machte, sie auch umzusetzen. Gut, manchmal waren es ganz schön unverblümte Andeutungen. Aber ich achtete immer darauf, dass das Gespräch an sich für unbelastete Ohre völlig harmlos klang, in der Phantasie der Frau jedoch klar war, worum es ging. Oder dass ich Sätze abbrach, die nett begonnen hatten ... und bei denen das Open End entweder harmlos oder sexuell ausgelegt werden konnte. Ich liebte es, wenn ich bemerkte, wie meine Gesprächspartnerinnen IMMER die sexuelle Variante wählten.

Manchmal begann ich auch (weil das Vertrauen auf jeden Fall gegeben war), sie zu massieren (mit Öl), und auch das beherrsche ich recht gut. Langsam, Schritt für Schritt und immer nach ihrer Erlaubnis bin ich weiter und weiter gegangen. Eine Frau musste immer wissen, dass sie jederzeit Stop sagen konnte und dass das auch Stop bedeuten würde. Aber das wollten sie nicht. Nach ein oder zwei Stunden massierte ich den Hintern und stimulierte die Vagina sanft und beinahe zufällig. Irgendwann fragte ich sie, ob es sie störte, wenn ich mich auszöge, weil das Massieren doch recht anstrengend sei. Nun ja, niemand hatte etwas dagegen. Und wenn mein Penis über ihre Haut strich, waren sie meistens schon so feucht, dass er beinahe von den Frauen aufgesogen wurde.

16. KAPITEL

Erotik ist mehr: Königswege zur Wonne

Einige Tipps zur Verbesserung Ihrer Fähigkeiten im »Dirty Talking« habe ich Ihnen in diesem Buch gegeben. Allerdings genügt es vermutlich nicht, es nur einmal durchzulesen und dann beiseite zu legen. (Das gilt bekanntlich für die allermeisten Ratgeber.) Schauen Sie sich die Stellen an, von denen Sie sich am meisten angesprochen fühlten, vielleicht auch besonders diejenigen, die Sie irritiert oder über die Sie sich geärgert haben. Welche Interviewpassagen haben Sie zum Stutzen gebracht, in welchen haben Sie sich wiedererkannt? Versuchen Sie, an all diesen Stellen auch zwischen den Zeilen zu lesen. Wahrscheinlich handelt es sich hier um Punkte, mit denen Sie ein besonderes »Thema« haben, also beispielsweise ein unerfülltes Bedürfnis oder ein Problem. Denken Sie darüber nach, und wenn es sich anbietet, sprechen Sie auch mit Ihrem Partner darüber.

Lassen Sie mich hier noch einmal kurz die wesentlichsten Grundgedanken dieses Buches zusammenfassen: Wenn man in Sachen sinnlicher, erotischer Sprache zur Meisterschaft gelangen möchte, geht es nicht allein darum, ein möglichst breites Reservoir origineller Ausdrücke zu kennen. Die Krönung der verbalen Erotik haben Sie hingegen dann erreicht, wenn Sie es schaffen, einen Partner, der sich momentan kreuzunglücklich und von der ganzen Welt missverstanden fühlt, mit Ihren Worten aufzufangen, ihn zu liebkosen, ihm seine Selbstsicherheit wiederzugeben und ihn aus seiner momentan deprimierenden Alltagswelt herauszuführen in eine Zone der Sinnlichkeit, des Begehrens und der Leidenschaft. Das ist natürlich schwerer: Statt »Nimm mich wie eine Hure, bis die Hähne krähen« müssten Sie ausdrücken, wie wohl und glücklich Sie sich dabei fühlen, gerade diesen Menschen an Ihrer Seite bzw. in Ihrem Bett zu haben, und ihm vermitteln, welche Gefühle sich in Ihnen abspielen. Dabei geht es nicht darum, dass Sie bestimmte Formulierungen abspulbereit in Ihrem Kopf haben, sondern dass Sie individuell auf Ihre eigenen Bedürfnisse und die Ihres Partners eingehen können. Jede Frau und jeder Mann empfindet unterschiedlich, was das Gebiet der Sexualität und Erotik betrifft.

Dennoch gibt es auf dem Gebiet der Verbalerotik eine Reihe von Techniken, die einen sehr hohen Erfolgsquotienten haben, also bei ziemlich vielen Menschen mit nicht geringer Wahrscheinlichkeit zu einer starken, vielleicht sogar überwältigenden Reaktion führen dürften. Sie sollen in diesem abschließenden Kapitel vorgestellt werden.

Wie Sie wie ein Geschenk Gottes wirken

Wenn Sie die gerade erwähnte Verschiedenheit bei Ihrer Verbalerotik berücksichtigen, haben Sie schon einen der Wege betreten, mit denen Sie Ihren Partner in den siebten Himmel führen können. Ein großer Teil dieses Buches war darauf ausgerichtet, Ihnen Wörter zugänglich zu machen, die in Ihr persönliches Raster passen. Je mehr Sie aber den Schwerpunkt von sich selbst weg und auf Ihren Partner hinrücken, desto größere Erfolge werden Sie erzielen. Natürlich sollten Sie sich selbst nicht verleugnen, sondern ebenfalls noch Lust daran empfinden. Aber vielleicht stellen Sie ja fest, dass es für Sie gerade ein lustvolles Erlebnis und eine reizvolle erotische Herausforderung darstellt, die offenen, versteckteren oder aber auch ganz geheimen heißen Punkte Ihres Partners ausfindig zu machen. Hören Sie gut zu, wenn er von seinen Wünschen und Phantasien erzählt, fragen Sie nach, ergründen Sie so viel und so tief wie möglich. Und dann merken Sie sich alles, was Sie nur irgend können, um es später, wenn Ihr Partner vermutlich überhaupt nicht mehr damit rechnet, zu verwenden.

Der Zugang zur erotischen Seele Ihres Liebsten

Es ist offensichtlich, warum dieses Vorgehen so ausgezeichnet funktioniert. Besonders intensiv kann die Wirkung sein, wenn Sie auf Dinge zurückkommen, von denen Ihr Partner gar nicht mehr weiß, dass er Sie Ihnen anvertraut hat. Im Idealfall erscheinen Sie dann so, als hätten Sie rein intuitiv Zugang zu den tiefsten Schichten seiner sexuellen Seele. Aber auch, wenn er sich sehr wohl erinnert, wirken Sie wie ein Geschenk Gottes: Sie zeigen damit nicht nur, dass Sie ihm aktiv zugehört haben, sondern auch, dass er Sie als sexuelle Persönlichkeit anspricht, statt als ein prinzipiell austauschbarer Partner zum Vögeln. Er stellt fest, dass er Ihnen so nah am Herzen liegt, dass Sie sich all diese Dinge gemerkt haben: immer wiederkehrende Themen in seinen erotischen Tagträumen, Lieblingsworte und Formulierungen, all jene Nuancen in Tonfall, Stimmlage und Körpersprache, Sätze und Wendungen, die sein Begehren entfachen und zur Stichflamme werden lassen.

Das kann man übrigens auch sehr indirekt herausfinden: Fragen Sie ihren Liebsten doch zum Beispiel einmal beiläufig, welche erotischen Bücher er als Teenager oder Heranwachsender am liebsten gelesen hat. Es ist sehr wahrscheinlich, dass diese Werke ausschlaggebend waren bei seiner sexuellen Identitätsfindung. Wenn mir eine Frau sagt, dass ihr »Die Geschichte der O« sehr nahe ging, wäre es mir mindestens den Versuch wert, beim Zusammensein mit ihr mit einer Augenbinde und sanftem Fesseln zu experimentieren. Was Dirty Talking angeht, könnte ich versuchsweise zu Befehlen und Unterwerfungsritualen greifen, weiß aber auch, dass meiner Partnerin eine hohe, zum Teil fast religiöse Sprachebene vermutlich näher steht als »Schluck das, du Schlampe!« Brontës »Sturmhöhe« als erotisches Lieblingsbuch sagt etwas völlig anderes über einen Menschen aus als Arsans »Emmanuelle« oder die sehr offen und drastisch formulierten Erzählungen von Henry Miller. Dabei auf die favorisierte Lektüre aus der Zeit zurückzugreifen, in der sich die sexuelle Persönlichkeit geprägt hat, kann einerseits besonders hilfreich sein. Andererseits verändert sich diese Persönlichkeit auch ständig. Wie ich schon einmal in einem ganz anderen Zusammenhang erwähnt habe: Viele anfangs sexuell unterwürfige Frauen und Männer entdecken und entwickeln beispielsweise jenseits der dreißig ihre dominante Seite. Lassen Sie also besser bei Ihren Erkundungen auch das gegenwärtige Bücherregal Ihres Partners nicht außen vor.

Sie müssen bei der Erforschung Ihres Partners aber natürlich nicht im Geheimen vorgehen. Vermutlich noch wichtiger wird es sein, wenn Sie nach jedem Mal, bei dem Sie neue Dinge ausprobiert haben, sich mit ihm darüber unterhalten, was ihn eher begeistert und was enttäuscht hat, welche seiner Erwartungen dabei erfüllt wurden und welche nicht, welche Dinge er das nächste Mal gerne verändern würde. Denken Sie aber daran, dass Sie auch keine Geisha und kein Gigolo sind, und bringen Sie Ihre eigenen Empfindungen und Vorschläge ebenfalls offen zum Ausdruck, damit auch Ihr Partner weiß, woran er mit Ihnen ist. Wenn Sie sich ausschließlich auf die Zufriedenheit Ihres Partners fixieren, sollten Sie überprüfen, ob das nicht auch damit zu tun haben kann, dass Sie aus Angst bestimmte Dinge vermeiden: etwa eigene Phantasien und Begierden anzuerkennen, die Sie für »schmutzig« oder »pervers« halten oder bei denen Sie befürchten, von Ihrem Partner zurückgewiesen zu werden.

Bisher ungekannte Orgasmen

Damit Sie selbst mehr zu Ihrem Recht kommen und in Kontakt mit Ihrem Begehren geraten, auch wenn Sie es noch nicht wirklich formulieren können, bietet sich eine einfache, aber wirkungsvolle Partnerübung an. Dabei hat Ihr Partner die Aufgabe, Sie durch seine Worte, Berührungen etc. zum Höhepunkt zu bringen, und Sie die Aufgabe, ihn dabei zu führen. Sie dürfen aber nicht sprechen, sondern Ihr Wohlgefallen und Ihre Lust lediglich durch die unterschiedlichsten Laute äußern: Schnurren, Stöhnen, Keuchen, Schreien, Kreischen, heftig Atmen – was immer Ihnen Ihr Körper eingibt. Ihr einziges Ziel ist es, mit diesen Lauten allein zu einem besonders intensiven Orgasmus zu gelangen: einmal dadurch, dass Sie Ihren Partner dirigieren, zum anderen aber auch durch Ihre Laute selbst, die Sie sexuell immer höher puschen sollten. Das dürfte funktionieren, weil es sich sowohl beim Orgasmus als auch beim »Geräuschemachen« darum dreht, dass im Körper angestaute Energie freigesetzt wird und sich entläd. Körperlich zeigt sich das im Anspannen und Loslassen der Muskeln, einem beschleunigten Herzschlag, gestiegenem Blutdruck und heftigerer Atmung. Insofern ist es kontraproduktiv, wenn man einen wirklich umwerfenden, befreienden Höhepunkt erreichen möchte, »Geräusch-Energie« in sich zurückzuhalten. Entspannen Sie sich stattdessen, so weit es geht, öffnen Sie sich ganz, lassen Sie alles aus sich herausfließen, all die angestauten Gefühle. Geben Sie sich selbst die Erlaubnis, unter den Händen Ihres Partners zu zerschmelzen. Diese Übung kann zu einem sehr intensiven Gefühlsausbruch führen, der über das, was Sie bisher als Orgasmus kennen, noch einmal hinausgeht. Machen Sie sich aber nach Ihrem Höhepunkt bitte nicht sofort daran, sämtliche Schleusen wieder zu schließen, sondern lassen Sie auch danach noch jede Gefühlsaufwallung in Lauten nach außen treten. Seufzen, Weinen, Vor-sich-hin-Plappern: Alles ist erlaubt.

Ein anderes Mal können Sie mit Ihrem Partner die Rollen tauschen oder dazu übergehen, statt bloßer Laute Worte und Sätze zu verwenden. Auf diese Weise sollten Sie bald keine Probleme mehr haben, mit dem offenen Ausdrücken Ihrer Lust Orgasmen bislang ungekannter Qualität zu genießen.

Aus der Trickkiste von Bioenergetik und Neurolinguistischem Programmieren

Während wir uns für dieses Element aus unserer erotischen Trickkiste ein wenig aus der Bioenergetik bedient haben, zeigt das nächste bestimmte Ähnlichkeiten zu Techniken des Neurolinguistischen Programmierens. Hier besteht der Kniff darin, dass Sie Ihrem Partner mit sinnlichen Worten und vielleicht auch körperlichen Liebkosungen Lust bereiten und gleichzeitig diesen Gefühlszustand durch eine bestimmte Berührung oder Handlung verankern. Wenn Sie das oft genug machen, sollte später der Reiz allein genügen, um nicht nur die Erinnerung, sondern auch die damit verbundenen Gefühle bei Ihrem Partner wieder emporsteigen zu lassen.

Ein einfaches Beispiel kann dies verdeutlichen: Sie umschmeicheln Ihre Geliebte mit den verführerischsten Worten und verwöhnen gleichzeitig mit der Hand ihre Klitoris bis zum Orgasmus. In dem Moment, in dem sie kommt (oder kurz davor bzw. danach), kraulen Sie ihr zärtlich den Nacken. Wenn Sie das oft genug tun, schaffen Sie eine Verknüpfung, die ähnlich funktioniert wie ein Pawlowscher Reflex. Sie erinnern sich: Der Verhaltensforscher Pawlow ließ immer eine Glocke klingeln, wenn er seinen Hunden Futter brachte, und die Hunde begannen vor Appetit zu sabbern. Später aber bimmelte er nur mit der Glocke, ohne gleichzeitig Nahrung zu liefern, aber die Hunde sabberten trotzdem. Der auslösende Reiz war vom Futternapf auf den Glockenton übergegangen. Natürlich bedeutet das nicht, dass Ihre Geliebte in Zukunft immer einen Orgasmus hat, wenn Sie Ihr den Nacken kraulen. Lachen Sie über diese Vorstellung nicht zu laut: Nicht ganz so arg, aber ähnlich grotesk wird dieses Ankersetzen manchmal in der populären Psycho-Literatur und sogar in Volkshochschul-Seminaren als fast magisches Heilmittel beworben. Den Leuten wird in diesen Fällen weisgemacht, schon ein einmaliges Ankersetzen könnte sie beispielsweise von lebenslanger Schüchternheit befreien. Ganz so einfach funktioniert das leider nicht. Aber auf nicht ganz so utopischer Ebene klappt dies durchaus: Wenn Sie Ihrer Partnerin in der beschriebenen Situation immer wieder den Nacken kraulen, wird sie auch später, wenn sie in ansonsten unerotischen Situationen den Nacken gekrault bekommt, sich bewusst und/oder unbewusst daran erinnern, und die mit dieser Empfindung verbundenen Gefühle werden sich in ihr wieder Bahn brechen – nicht ganz so intensiv natürlich. Manche Gerüche, die uns an bestimmte Erlebnisse erinnern, rufen in uns zwischen Appetit und Heimweh ja auch unwillkürlich die unterschiedlichsten Reaktionen hervor. In ähnlicher Weise können Sie Ihre Partnerin, während Sie ihr durchs Haar bürsten, in einen Zustand stiller Wonne versetzen; wenn Sie das oft genug tun, wird ein Hauch dieser Wonne zu ihr auch dann zurückkehren, wenn Sie sich selbst das Haar bürstet. Ähnliche Empfindungen sollten Sie auch mit Worten allein verankern können. Wenn Sie etwa bestimmte Formulierungen immer dann und nur dann verwenden, wenn Ihre Geliebte sich unter Ihnen gerade windet vor Lust, dürften dieselben Formulierungen in Alltagssituationen Ihre Geilheit ebenfalls wecken. Versprechen Sie sich davon nicht, dass es so stark wirkt wie Hypnose oder Gedankenkontrolle, aber wirken wird es.

Wie man erotische Träume erzeugt

Ein weiterer Ansatz, bei dem das Ergebnis naturgemäß noch wesentlich unvorhersehbarer ist, Ihre Erfahrung insgesamt aber in jedem Fall sehr positiv sein dürfte, ist das Schaffen erotischer Träume. Damit meine ich nicht Ihre Tagträume von Leonardo diCaprio oder Jennifer Lopez in der Mittagspause und auch nicht Phantasien, die Sie mit Ihrem Partner verwirklichen können, sondern tatsächlich jenes Kino im Kopf, wenn Sie schlafen. Auch hier sind wir Menschen natürlich verschieden. Gut, viele erinnern sich nicht einmal an ihre Träume, aber bei denjenigen, die es tun, wandern die Ereignisse des Vortags, insbesondere kurz vor dem Schlafengehen, in unterschiedlicher Stärke hinein. Die einen haben Alpträume, wenn sie vor dem Weg ins Bett einen spektakulären Thriller gesehen haben, die anderen lässt das völlig kalt. Wenn Ihr Partner zu jenen Menschen gehört, die vor dem Einschlafen aufgenommene Bewusstseinsinhalte gerne in ihre Träume einbauen, oder wenn Sie einmal ausprobieren möchten, ob das der Fall ist, können Sie ja einmal versuchen, ihm solche Träume gezielt zu induzieren. Sprechen Sie, wenn er neben Ihnen liegt und gerade hinwegdämmert, in einer langsamen, sanften und gleichmäßigen Weise auf ihn ein. Erzählen Sie eine eigene Phantasie oder lesen Sie eine nicht zu aufregende, sondern eher sinnliche erotische Erzählung vor. Sinn der Sache ist es, ihn in eine Art Trance einzulullen. Also verzichten Sie besser auf allzu aufreizende oder schockierende Elemente. Wenn es funktioniert, wird er das Gehörte in seine Traumphantasien einbauen. Es wird in ihm tätig sein; vermutlich wird sein Unterbewusstsein diese Dinge in eigene Phantasien umwandeln. Auf diese Weise haben Sie mit Ihren Worten eine erotische Verbindung geschaffen, die über das Wachbewusstsein hinausreicht in die Nachtseite seiner Seele.

Einen Nachteil hat die Angelegenheit natürlich, und das ist die geringe Überprüfbarkeit. Wir erinnern uns in aller Regel gerade einmal an den letzten Traum kurz vor dem Aufwachen. Da wir pro Nacht im Durchschnitt sieben- oder achtmal träumen (zumindest nach dem aktuellen Stand der Forschung), ist unser erster Traum einer Nacht von allen anderen gut verschüttet worden. Nun wäre es trotz aller verständlichen Neugier etwas dreist, wenn Sie Ihren Partner nach einer Dreiviertelstunde aus dem Schlaf reißen würden, um ihn zu fragen: »Na? Hat es geklappt, Schatz?« Insofern bleiben Ihnen zwei Möglichkeiten. Die eine wäre, einfach darauf zu vertrauen, dass es schon klappen wird. Für diese Wahl werden Sie sich vermutlich entscheiden, wenn Sie bzw. Ihr Partner schon das Vorlesen einer erotischen Gute-Nacht-Geschichte als überaus angenehm empfinden. (Natürlich können Sie sich dabei auch Nacht für Nacht abwechseln.) Die zweite Möglichkeit bestünde darin, diese Übung zum Beispiel an einem Samstagmorgen zu veranstalten, an dem Sie länger im Bett bleiben möchten. Angenommen also, Sie werden beide aufgrund Ihres Wochenrhythmus schon um sechs wach, wollten aber eigentlich bis um neun in den Federn bleiben, haben aber für Sex oder ähnliches so direkt keine Lust, dann können Sie sich und Ihren Partner in diese Phantasie fallen lassen und gemeinsam wieder wegdösen. Wie ich aus eigener Erfahrung, aber auch aus entsprechender Fachliteratur weiß, erinnern wir uns an diese Träume nach dem nochmaligen morgendlichen Einschlafen am besten, und in diese Träume sickern auch sehr viele Inhalte von dem ein, was wir kurz davor gelesen oder im TV gesehen haben.

Wer schreibt, bleibt: Dirty Writing

Eine weitere Königsdisziplin für diejenigen, die schon zu Connaisseurs im Dirty Talking geworden sind, bestünde darin, einmal das Dirty Writing auszuprobieren. Beides stellt ein Verwöhnen mit erotischer Sprache dar. Sicherlich gibt es zahlreiche Leute, die im Mündlichen besser sind als im Schriftlichen. Aber Sie haben nicht Ihren Deutschlehrer vor sich, sondern Ihren Partner, und der wird gerade bei solchen Texten deutlich eher auf das achten, was Sie darin zum Ausdruck bringen, als Ihre Grammatik- oder Kommafehler zu zählen. Ob Sie ihm kleine Briefe unter den Scheibenwischer klemmen, in denen Sie von *Ihren* erotischen Träumen berichten, oder ihm eine Mail schicken, in der Sie ihm heiße Versprechungen auf die nächste Nacht machen: Auch damit stellen Sie zugleich eine Bindung her und wecken sein Begehren. Das Dirty Writing kann sogar eine ideale Technik darstellen, um Sie vor den Hemmungen beim Dirty Talking zu bewahren, indem Sie auf dieser schriftlichen Ebene erst einmal Trockenübungen machen, während Sie sich Zeit nehmen können und Ihrem Partner nicht direkt in die Augen schauen müssen. Dirty Writing könnten Sie sogar relativ umstandslos mit einer anderen Person als Ihrem Partner üben, wenn Sie sich etwa in einen der gängigen Cybersex-Chatrooms einloggen und dort unter Pseudonym mit einem anderen Pseudonym Kontakt aufnehmen. Sie sollten das jedoch nicht unbedingt in einer festen Beziehung hinter dem Rücken Ihres Partners tun, denn vermutlich wird er schon diese Art von sexuellem Kontakt (meiner Ansicht nach zu Recht) als eine Form von Untreue wahrnehmen.

Ratgeber zum erotischen Schreiben gibt es auf dem deutschen Buchmarkt leider überhaupt keine und auf dem US-amerikanischen auch nur für diejenigen Autoren, die regelrechte Bücher verfassen möchten. Diese Ratgeber enthalten also grundsätzlich auch Hinweise für den Literaturmarkt der USA, mit denen Sie mit höchster Wahrscheinlichkeit nicht das Geringste anfangen können. Da ich aber weiß, dass es auch hierzulande mehr Erotik-Hobbyautoren gibt, als man denken möchte, führe ich die entsprechenden Titel aus meinem Bücherregal alle in der Literaturliste im Anhang auf. Auch beim Dirty Writing indes gilt die alte Regel, dass weniger mehr sein kann. Wir alle wissen ja diejenigen Dinge und Personen besonders zu schätzen, die wir nicht ständig um uns haben. Seltenheit oder schwere Erreichbarkeit lassen sie uns besonders wertvoll erscheinen. Insofern ist der kleine Brief hier oder da besonders wirkungsvoll, wenn er unerwartet auftaucht. Umgekehrt ginge der erotische Reiz einer Beziehung schneller verloren, sobald Sie darauf aus sind, eine Art Verschmelzung mit Ihrem Partner unaufhörlich selbst dann aufrechtzuerhalten, wenn Sie etwas räumlichen Abstand zwischen sich gebracht haben.

Interview mit der Erotik-Autorin Irena Böttcher

Irena Böttcher gehört zu den wenigen deutschen Erotik-Autorinnen, die schon mehrere Bücher veröffentlichen konnten. Unter dem Pseudonym »Ondira« brachte sie zunächst den von der Kritik hochgelobten Zweiteiler »Schimmernde Momente« heraus. 2002 erschien unter ihrem Klarnamen ebenfalls in zwei Teilen der Roman »Blickwinkel«. Dabei stellen die Titel, die tatsächlich auf dem Buchmarkt landeten, nur die Spitze des Eisberges bei ihrem Gesamtwerk dar ...

Irena, was hast du bisher alles geschrieben?

Die Kurzantwort auf diese Frage ist: Alles Mögliche. Aber das reicht natürlich nicht – ich denke, etwas genauer sollte ich schon werden (zwinkert).

Ich fange einfach mit den wenigen Geschichten an, die veröffentlicht worden sind, denn insofern ist es einfacher zu definieren, was ich geschrieben habe. Das Thema dort ist die Sinnliche Magie. Der Ausdruck stammt nicht von mir, sondern von der Schriftstellerin Pat Califia, aber ich finde ihn so treffend, dass ich ihn gerne verwende.

Die Sinnliche Magie, das ist das Spiel mit der Macht und dem Schmerz. Die erotische Liebe, die oft mit Gewalt gleichgesetzt wird. Obwohl sie mit Gewalt nicht das Geringste zu tun hat. Denn es geht schlicht um zwei Menschen, die sich lieben, die im Rahmen gegenseitiger Zustimmung und Zuneigung, in Vertrauen und Vertrautheit, sich mit viel Zärtlichkeit einander auf eine ganz besondere Weise hingeben. Die den Zauber einer ganz eigenen, reichen Welt genießen und das Wechselspiel einer sehr intensiven Lust.

Darüber hinaus schreibe ich auch erotische Geschichten ohne diese besondere Magie; denn Erotik hat immer ihren unwiderstehlichen Zauber. Sie spielt im realen Leben in so viele Dinge hinein, sie bewegt uns auf eine ganz spezielle Weise, und das möchte ich einfangen. Deshalb besitzt die Erotik einen ganz besonderen Stellenwert selbst in denen meiner Geschichten, die sich mit ihr eigentlich nur am Rande beschäftigen, in meinen Fantasy- oder Science-Fiction-Romanen etwa. Oder in meinen Versuchen mit einer Art abstrakter Sprache, ähnlich der abstrakten Malerei.

Siehst du dich speziell als Frau, die Erotika schreibt, in einer (zu wenig beachteten) Minderheit oder im Trend?

Ehrlich gesagt, habe ich mir darüber nur wenig Gedanken gemacht. Schreiben ist für mich beinahe so wichtig wie das Atmen, und diesem Drang gebe ich nach. Ob ich damit im Trend liege oder nicht, dass ich als Frau auch erotische Geschichten schreibe, weiß ich gar nicht. Natürlich ist es mir auch wichtig, dass sich in einem solch wichtigen Teil der Literatur, bei den Erotika, Frauen und Männer zu Wort melden. Aber diese gewissermaßen politische Überzeugung spielt beim Schreiben meiner Geschichten keine Rolle. Der Platz dafür sind eher meine Artikel im Internet.

Wie leicht oder schwer war es, einen Verlag zu finden?

Oh Gott, bin ich da versucht zu sagen. Eigentlich ist es eine praktische Unmöglichkeit, als unbekannter Autor in Deutschland einen

Verlag zu finden. Das gilt nicht nur für die großen Verlage, sondern zunehmend auch für die kleinen. Mir hat insofern der Zufall geholfen – für meine Geschichten über die Sinnliche Magie besteht ein gewisser Bedarf. Diese Nische habe ich genutzt. Was meine anderen Geschichten angeht, habe ich die Hoffnung auf eine Veröffentlichung längst aufgegeben.

Wie schätzt du die Zukunft des Genres Erotika auf dem deutschen Buchmarkt ein?

Neulich habe ich irgendwo gelesen, dass möglicherweise in der Zukunft erotische Geschichten die einzigen sind, die überhaupt noch in Buchform gelesen werden. Das kann ich mir eigentlich nicht vorstellen. Ich finde es aber sehr wichtig, dass heute im Gegensatz zu früher offen auch über diesen Bereich des Lebens geschrieben wird. Die Literatur hat unter anderem den Anspruch, die Wirklichkeiten des Lebens zu schildern – da ist es geradezu widersinnig, ein solch wichtiges Thema wie die Erotik nur mit spitzen Fingern anzufassen. Die größere Ehrlichkeit in dieser Beziehung, verbunden mit einem gewissen Nachholbedarf auf diesem Gebiet, könnten schon dazu führen, dass Erotika eine immer größere Rolle auf dem Buchmarkt spielen.

Wie kamst du zu diesem Job? Was treibt dich zum Schreiben?

Schreiben ist für mich eine Sucht. Ich kann einfach nicht anders als zu schreiben, und so war das schon seit meinem vierzehnten Lebensjahr. Besser kann ich es leider nicht erklären.

Macht es dich selbst an, wenn du deine erotischen Phantasien niederschreibst?

Das mag verwundern, aber die Antwort auf diese Frage ist nein. Eine erotische Stimmung, die ich beschreibe, eine Zärtlichkeit, sie betreffen ja nicht mich, sondern meine Hauptfigur. Deren daraus folgende Erregung ich zwar spüren kann, aber nicht selbst erlebe.

Welchen Einfluss hat deine »sexuelle Wirklichkeit« auf deine Geschichten?

Hier muss ich differenzieren. Ich schreibe nie eine Art Tagebuch, in dem ich meine eigenen Erlebnisse wiedergebe; meine Geschichten sind sozusagen alle frei erfunden, auch in den Details. Aber natürlich spielen meine eigenen erotischen Erfahrungen eine große Rolle. Sie sind zum einen der Stoff, aus dem viele meiner Einfälle wachsen. Daraus stammen zum anderen auch viele sozusagen »technische« Informationen, die ich verarbeite. Und zum dritten helfen sie mir, den Emotionen der neuen Situationen nachzuspüren, die ich beschreibe.

Ein – fiktives – Beispiel: Im Rahmen einer erotisch sehr wilden Beziehung zu einem Kollegen werden einmal die Umarmungen im Aufzug so heftig, dass ein Knopf an meiner Bluse reißt. Würde ich darüber schreiben, wäre es weder ein Kollege, noch würde das Ganze im Aufzug stattfinden. Aber der praktische Ablauf der heftigen Zärtlichkeiten, der zu dem »Flurschaden« geführt hat, da würde ich mich dann doch von der sexuellen Wirklichkeit inspirieren lassen ...

Worauf achtest du bei der sprachlichen Gestaltung, was Wortwahl und Formulierungen angeht?

Eine peinliche Frage ... Die Erstfassung meiner Geschichten schreibe ich, auf Deutsch gesagt, einfach so herunter. Allerdings bemerke ich dabei bereits, dass ich versuche, Wortwiederholungen, Bandwurmsätze und ähnliches automatisch zu vermeiden.

Wichtig ist es mir auch, für die Beschreibung von Situationen, die immer wieder vorkommen, neue Worte zu finden.

Ich kann zum Beispiel einfach und trocken schildern, dass eine gewisse Berührung von »ihm« in »ihr« Erregung auslöst und Herzklopfen. Oder ich kann ihre Gedanken wiedergeben: »Wer, zum Teufel, hat das Feuerzeug an das Benzin gehalten, das auf einmal in meinen Adern herumgepumpt wird von diesem überdrehten Elektromotor innendrin?«

Eine Standardfrage an Schriftsteller, die mich selbst manchmal nervt, aber vielleicht hast du ja eine schöne Antwort: Woher nimmst du deine Einfälle?

Ich nehme meine Einfälle nirgendwoher – meine Einfälle nehmen sich mich ...

Oberflächlich betrachtet könnte man sagen, sie fliegen mir zu.

Aber natürlich ist der Vorgang viel komplizierter, als es dieser Satz impliziert.

Manchmal vergleiche ich ihn mit der Arbeit eines Computerprogramms, das im Hintergrund abläuft, während ich im Vordergrund mit anderen Dingen beschäftigt bin. Unermüdlich werden alle Informationen gecheckt, die zur Verfügung stehen, gesichtet, geordnet. Und dann entsteht auf einmal ein Funke.

Vielleicht ist es ein bisschen wie sich zu verlieben (zwinkert). Rätselhaft, unerklärlich – aber unwiderstehlich.

Wie stark kannst du dich in deine Phantasien einfühlen?

Das klingt jetzt vielleicht ein wenig verrückt – aber ich lebe sehr stark in meinen Phantasien. Ich schreibe nicht nur über bestimmte Personen, ich werde mit einem Teil von mir zu diesen Personen. Ich versinke in den Geschichten, die ich schreibe: Sie sind wie eine Art zweiter Realität. Schließlich ist Realität das, was existiert. Und meine Phantasie, meine Geschichten existieren. Sie sind nicht weniger wichtig und nicht weniger wirklich als der andere Teil meines Lebens, aus dem sie gewachsen und entstanden sind – meinen Erlebnissen, Erfahrungen. Beides gehört zusammen, ergänzt sich, beeinflusst sich gegenseitig.

Welche literarischen Vorbilder hast du?

Der Begriff »Vorbild« wird meistens so verstanden: Ich bewundere jemanden so sehr, dass ich versuche, ihm nachzueifern; mich nach seinem Vor-Bild zu formen. So verstanden, habe ich keine literari-

schen Vorbilder. Mein Ziel beim Schreiben ist es, immer tiefer an das heranzukommen, was in mir steckt – nicht in einem anderen.

Wenn es nur darum geht, welche Schriftsteller ich bewundere – nun, die Namen alle zu nennen würde wirklich zu weit führen ... Ich lese sehr viel, und mir gefallen viele Bücher unendlich gut. Das reicht von Goethe bis zu Marion Zimmer Bradley. Es ist ein verrückter Cocktail.

Hast du Tipps für Leute, die das Schreiben erotischer Geschichten selbst mal probieren möchten, ob für den beruflichen oder den privaten Gebrauch?

Die berühmte Juristen-Antwort: Das kommt darauf an. Darauf, ob es um den privaten oder den sozusagen beruflichen Gebrauch geht.

Will jemand einfach nur schreiben, weil es ihm/ihr Spaß macht, oder vielleicht um den Partner mit einem ganz besonderen Geschenk zu überraschen? Dann kann ich eigentlich nur sagen: Schreiben, wie ihm/ihr der Schnabel gewachsen ist. Jeder hat intensive Phantasien, und jeder kann sie ausdrücken, in seiner/ihrer Art. Da gibt es auch niemanden, der das Recht hätte zu sagen, das ist nicht gut genug.

Oder geht es darum, die erotische Geschichte zu veröffentlichen? Dazu gehört in meinen Augen auch ein gewisses handwerkliches Geschick und das undefinierbare Etwas, das man vielleicht am besten als Talent bezeichnet. Das Handwerk des Schreibens kann man weitgehend erlernen, sich insofern zumindest ständig weiterentwickeln und verbessern. Das Talent aber, das ist da – oder eben nicht. Wenn man sich die Inhalte amerikanischer Literatur-Workshops betrachtet, könnte man meinen, auch das könne man sich aneignen. Das sehe ich jedoch anders.

Wobei die Schwierigkeit undefinierbarer Dinge ist, dass sie eben nicht definierbar sind. Es ist eine rein subjektive Wertung, ob jemand Talent zum Schreiben hat oder nicht. Was mir nicht gefällt, kann für einen anderen ein großes Werk sein und umgekehrt.

Deshalb reduziert sich eigentlich alles darauf, sich mit einer zur Veröffentlichung gedachten Geschichte ganz besondere Mühe zu ge-

ben. Handlung und Formulierungen mehrfach kritisch zu prüfen, am besten sogar durch Mitleser prüfen zu lassen.

Vielleicht macht ein Vergleich deutlich, was ich meine: Wenn ich mich für einen Abend zu Hause ankleide, geht es vorwiegend darum, dass ich mich in dem wohlfühle, was ich auswähle. So ist es auch mit den Geschichten, die ich weitgehend für mich schreibe. Sie müssen mir gefallen, ich muss mich darin wiedererkennen und wohl fühlen. Für einen Auftritt nach außen hin, ganz gleich, ob es ein Vorstellungsgespräch ist, ein Stadtbummel oder der jährliche Ball des Kulturvereins, achte ich einfach viel sorgfältiger auf jede Einzelheit. Und bin dennoch ziemlich hilflos dem Geschmack der anderen ausgeliefert ... Ja, und genauso ist es mit Geschichten auch.

Der Liebhaber Ihrer Träume

Zum Abschluss dieses Buches möchte ich Ihnen noch eine Übung schildern, die Ihnen in ganz besonderer Weise einen Zugang zu Ihrer erotischen Sprache verschaffen kann. Viele, die sie ausprobieren, werden davon besonders tief berührt, und das, obwohl Sie diese Übung völlig alleine ausüben können bzw. sollten. Ziehen Sie sich also an einen stillen, ungestörten Ort zurück, wo Sie sich in aller Ruhe für mindestens eine halbe Stunde entspannen können. Hängen Sie solange das Telefon aus und stellen Sie die Türklingel ab. Begeben Sie sich dann beispielsweise in einen weichen Sessel oder legen Sie sich in Ihr Bett, und machen Sie es sich ganz bequem. Vielleicht möchten Sie wenig oder keine Kleidung dabei tragen, dann sollte auch die Temperatur im Raum angenehm sein. Kurz gesagt: Tun Sie alles, um sicherzugehen, dass Sie in dieser Zeit ganz für sich sind, sicher vor Störungen und Unterbrechungen, und dass Sie sich vollständig auf Ihre Empfindungen einlassen und ihnen nachspüren können.

Konzentrieren Sie sich dann auf jeden einzelnen Körperteil und darauf, wie er sich anfühlt, angefangen von den Füßen, den Unterschenkeln, den Oberschenkeln, dem Schoß, dem Bauch, der Brust,

Schultern, Armen, Händen, Nacken, Kopf und Gesicht. Das ist eine grundlegende Entspannungsübung, die möglicherweise dazu führen wird, dass Sie einschlafen. Wenn das so ist, können Sie es nicht verhindern: Sie können nicht gleichzeitig Signale zum Entspannen und zum Wachhalten in Ihren Körper senden. Wiederholen Sie diese Übung einfach zu einem anderen Zeitpunkt, an dem Ihr Schlafbedürfnis geringer ist. Sinn der Sache ist es, in einen Zustand zu gelangen, in dem Sie ganz entspannt und offen, aber nicht schläfrig sind.

Sobald Sie sich in diesem Zustand befinden, stellen Sie sich vor, dass Sie mit jemandem ganz nah beisammen sind, der Ihren idealen Liebhaber darstellt. Zwischen ihm und Ihnen besteht eine Verbindung, die sich auf sämtliche Ebenen erstreckt: körperlich, emotional, geistig und spirituell. Vielleicht können Sie ihn sich als Ihre verlorene Hälfte vorstellen, die Ihre Seele wieder zur Gänze gelangen lässt. Vielleicht gibt es aber auch einen realen Menschen in Ihrem Leben, bei dem Sie eine ähnlich tiefgreifende Verbundenheit spüren, dann können Sie selbstverständlich auch an diese Person denken. Es kann aber auch das Traumbild eines Menschen sein, dem Sie in Ihrer Zukunft allzu gerne begegnen möchten. Stellen Sie sich weiter vor, dass Sie mit diesem idealen Lover in einer ebenfalls idealen Beziehung stecken, in der Sie zugleich sämtliche Nähe spüren, die Sie brauchen, aber auch alle nötige Freiheit und den von Ihnen gewünschten Abstand erhalten. Die Harmonie zwischen Ihnen ist also derart stark, dass jegliche elementaren Ängste, sowohl davor, verlassen und allein gelassen, als auch davor, von ihrem Partner vereinnahmt und verschlungen zu werden, ganz und gar verschwunden sind. Lassen Sie sich ein auf die Geborgenheit und reine Freude, die Sie in so einer Beziehung empfinden würden. Spüren Sie nach, wie diese Empfindungen durch Ihren Körper fließen. Stellen Sie sich dann vor, wie Ihr Geliebter Sie leidenschaftlich umarmt und Ihnen mitteilt, welche Gefühle Ihre Anwesenheit in ihm auslöst. Er sagt Ihnen, wie sehr er Sie liebt, auf all den erwähnten Ebenen, körperlich, emotional, geistig und spirituell. Es ist gut denkbar, dass Sie dieser Teil der Übung besonders aufwühlt und direkt in Ihr Herz trifft, denn möglicherweise handelt es sich dabei um Worte, die Sie immer schon nur zu gerne gehört hätten, wobei Sie sich aber irgendwann von dem Wunschtraum verabschiedeten, dass jemals jemand so zu Ihnen sprechen wird. Versuchen Sie jetzt nicht, auf Ihren Verstand, Ihren Sarkasmus oder andere Schutzmechanismen zurückzugreifen, mit denen Sie wieder Abstand gewinnen können. Hören Sie im Gegenteil genau zu und nehmen Sie alles tief in sich auf, lassen Sie sich bis ins Innerste durchdringen. Verankern Sie Ihre Gefühle dann, zum Beispiel indem Sie Ihre Hand fest gegen die Brust drücken.

Sehen Sie dann dem Liebhaber Ihrer Träume tief in die Augen und teilen Sie ihm Ihre Empfindungen mit. Halten Sie sich nicht zurück, drücken Sie Ihre innersten Wünsche und Begierden aus, erneut von der körperlichen Ebene bis zur spirituellen. Und spüren Sie jetzt erneut nach, wie es sich anfühlt, diese Dinge einem Menschen mitzuteilen, der Sie mit jeder Faser seines Wesens liebt, der Sie nicht missbrauchen wird, sondern bei dem Sie gut und wundervoll aufgehoben sind. Setzen Sie erneut einen Anker; drücken Sie jetzt beispielsweise Ihre rechte Hand gegen die Stirn.

Kehren Sie dann ganz sanft und allmählich aus Ihrer leichten Trance in die Wirklichkeit zurück. Nehmen Sie das Zimmer um sich herum wieder wahr, hören Sie die Außengeräusche; erinnern Sie sich, welchen Wochentag Sie gerade haben. Wischen Sie die Tränen aus den Augen, wenn sich dort welche befinden. Schon die Vorstellung dermaßen besonders geliebt zu werden, kann viele von uns überwältigen – insbesondere wenn Sie diese Erfahrung in ihrem realen Leben nie machen durften. Dann greifen Sie sich Ihr Notizbuch oder einen Block und schreiben Sie auf, welche Worte Sie mit Ihrem imaginären Liebhaber gewechselt haben. Wenn Sie Schwierigkeiten haben, sich zu erinnern, legen Sie sich noch einmal die Hand auf Brust oder Stirn, um die erlebten Empfindungen wieder präsent werden zu lassen. In diesen Minuten haben Sie ihre ureigenste erotische Sprache gefunden.

Es bleibt die Frage, was Sie jetzt damit machen. Die Sexualtherapeutin Bonnie Gabriel, aus deren Buch »The Fine Art of Erotic Talk«

diese Übung stammt, berichtet, dass selbst die extrovertiertesten und ungehemmtesten ihrer Schüler kaum dazu zu bewegen gewesen seien, die in dieser Übung gehörten Worte den anderen mitzuteilen. Sogar diejenigen, die offen und ohne Umschweife über tatsächliche intime Gespräche mit ihren Partnern berichten konnten, wurden still, wenn es um eine so starke Offenbarung ihrer eigenen Seele ging. Bonnie Gabriel befindet: »Wir mögen in dieser Kultur unsere Hemmungen abgelegt haben, was unsere körperlichen sexuellen Bedürfnisse angeht, aber unsere Sehnsüchte hinsichtlich einer seelischen Verbundenheit sind noch immer fest verwurzelt.« Sie zitiert den Männerforscher Sam Keen: »Alles aus Freuds unterdrückter Libido sieht man heute auf MTV. Die Suche nach dem perfekten Orgasmus wurde die Suche nach dem heiligen Gral. Das heute in unserer Psyche Unterdrückte ist das Spirituelle und das Bedürfnis nach einer seelenvollen Sexualität.«

Von diesem Punkt an kann Sie kein Ratgeber der Welt mehr weiterführen. Es liegt an Ihnen und Ihrem Partner auszuprobieren, wie weit, wohin und auf welche Weise Sie sich weiter vorwagen möchten. Wenn Sie wahres Glück suchen, dann denken Sie stets daran, dass Sie auf mehr Ebenen schwingen als nur der einen. Ihre Sexualität erstreckt sich ins Körperliche, Seelische, Mentale und Spirituelle. Leben Sie Ihre Möglichkeiten. Feiern Sie Ihre Erotik, Liebe und Sexualität mit Ihrem Partner als wilde, triebgesteuerte Tiere, die wir Menschen immer noch sind, als sanfte, vertrauensvolle Freunde, als verspielt experimentierende Kinder, unschuldig und manchmal ängstlich, als irdische Verkörperung von kosmischen Göttern und Göttinnen sowie schließlich als *Mann* und als *Frau*. Sie sind all das und mehr, mehr als »19 brandneue Stellungen« und mehr als ein Waschbrettbauch. Ihre ureigene, ganz individuelle Sexualität erstreckt sich in völlig andere Sphären hinein. Wenn Sie die richtigen Worte finden, um die innere Einsamkeit zu überwinden, Ihre tiefsten Gefühle mitzuteilen und mit einem anderen Menschen in Verbindung zu treten, der vergleichbar vielschichtig ist, dann sind Sie dem sexuellen Glück schon ganz nah.

NACHSPIEL 1

Eine Wortschatztruhe der erotischen Lust

Wenn es um eine umfassende Sammlung von Wörtern und Wendungen aus dem Bereich der menschlichen Sexualität geht, kommt in Deutschland kein Mensch an dem bei Rowohlt erschienenen Wörterbuch »Sex im Volksmund« des 1995 verstorbenen Sexualwissenschaftlers Ernest Borneman vorbei. Hier sind auf mehreren hundert Seiten abertausende von Begriffen verzeichnet. Leider ist dieses Buch im Handel nicht mehr erhältlich; glücklicherweise aber wurde ein großer Teil davon von dem Schweizer Sexualtherapeuten Klaus Heer auf seine Website *www.klausheer.com* übernommen. Heers Website umfasst aktuell über 4845 Synonyme (davon allein 636 beispielsweise für den Penis) und begleitet sein ebenfalls bei Rowohlt erschienenes Buch »Wonneworte«, das für jeden Dirty Talker ebenfalls von unschätzbarem Wert sein dürfte.

Nachdem es hier also in Sachen schierer Quantität kaum mehr Steigerungsmöglichkeiten gibt, möchte ich für dieses kleine Wörterverzeichnis mehr auf Qualität setzen. Die Wörterlisten von Borneman und Heer sind nämlich so umfassend und »dem Volk aufs Maul geschaut«, dass sie auch viele Ausdrücke enthalten, in denen sich statt Lustfreundlichkeit häufig Sexualfeindlichkeit oder auch offene Frauenverachtung wiederfindet. Wenn Sie beispielsweise die Brust Ihrer Partnerin als »BMW (Brett mit Warzen)« bezeichnen, ihre Vagina als »Omnibus« (jeder darf mitfahren), Ihren eigenen Penis als »Mistgabel« und die intime Zweisamkeit als »in die Fotze rotzen« bzw. »in die Batterie schleimen«, dürfte das Ihrer erotischen Stimmung wohl doch eher ab- als zuträglich sein. Ebenso wenig hilfreich sind für solche Momente medizinische Fachworte wie »papillae mammae« oder biblische Wendungen wie »jemanden erkennen«.

Für dieses Wörterverzeichnis habe ich daher die meiner Ansicht nach gelungesten der von Borneman und Heer zusammengetragenen Worte ausgewählt und sie mit Formulierungen aus anderen Quellen angereichert: so etwa dem Sexlexikon unter www.dreix.de und diversen Thesauren über Slangausdrücke. Ich konnte dabei auch auf eine eigene frühe sprachwissenschaftliche Arbeit zurückgreifen, in der ich analysierte, aus welchen Bereichen die umgangssprachlichen Wendungen für Sexualorgane stammen und wie sich ihre Herkunft erklären lässt. (Herzlichen Gruß an Herrn Professor Lampert von der Uni Mainz!) Der Nachteil bei diesem Verfahren ist, dass es relativ stark auf meinem eigenen erotischen Geschmack beruht. Wer eine größere Fülle an Wahlmöglichkeiten sucht, kann sich aber an den von mir genannten Websites orientieren oder versuchen, doch noch das Borneman-Handbuch über Quellen jenseits des normalen Buchhandels aufzutun: sei es über Fernleihe an öffentlichen Bibliotheken, sei es über Internet-Versände wie Amazon/Marketplace oder ebay.

Vor allem aber soll meine Zusammenstellung Sie dazu anregen, eigene erotische Ausdrücke zu erfinden, statt fremde zu übernehmen. Möglicherweise finden Sie zum Beispiel »Zauberstab« zu trivial, er inspiriert Sie aber zu »Hexenbesen«. Während Sie näher darüber nachdenken, merken Sie, dass Ihnen dieser Ausdruck viel besser gefällt, vielleicht weil sich durch diese neue Bezeichnung die magische Macht vom Zauberer Mann auf die Frau verschiebt, die das Gerät zwischen ihre Beine packt und darauf reitet. Es kann auch hilfreich sein, wenn Sie entdecken, nach welcher *Struktur* viele dieser erotischen Begriffe entstanden sind. Beispielsweise wird das weibliche Geschlechtsorgan gerne mit Musikinstrumenten verglichen (»Balalaika«, »Mandoline« etc.) und das männliche mit Waffen und Fallen, vom »Bajonett« bis zur »Tretmine« (die leichteste Berührung, schon löst man es aus). Ebenfalls gern gewählte Kategorien sind Tier- und Pflanzenreich, Gebäude (»Welcome to the Pleasure-Dome« sang schon Frankie Goes to Hollywood und meinte damit die männliche Eichel), Nahrungsmittel und alles, was mit Feuer, Magie oder mit dem Göttlichen in Verbindung steht. Betrachten Sie dieses Lexikon nicht losgelöst vom Rest meines Buches, und Sie haben mehr davon.

Vergessen Sie aber auch nicht, dass manche Formulierungen je nach Partner und je nach Situation auch den gegenteiligen statt des gewünschten Effekts haben können. Das gilt nicht nur für zu derbe Bezeichnungen, die auf viele abstoßend wirken, sondern auch auf zu heftige und allzu gehäufte Metaphern. (»Park deinen Luxusquirl in meiner Tiefgarage!« nannte eine Frauenzeitschrift einmal als abschreckendes Beispiel.) Das kann gespreizt, irritierend oder einfach nur albern wirken, sodass an die Stelle der erhofften erotisierenden Wirkung durchaus auch ein Heiterkeitsausbruch treten kann. Ähnliches gilt für Ausdrücke, die den Partner zum Lustobjekt ernennen: Der eine empfindet das als Aufwertung, der andere aber als Reduzierung. Dem einen sind Wörter wie »Rehlein« deutlich zu sanft, um in Stimmung zu gelangen, dem anderen »Biest«, »Aas« oder »kleine Schlampe« viel zu aggressiv und herabsetzend. Verwenden Sie also anfangs besser nur kleine Dosen und checken Sie ab, was gut ankommt, statt gleich in die Vollen zu gehen. Und wenn umgekehrt Ihr Partner Sie im erotischen Spiel mit Ausdrücken belegt, die Sie ärgern oder irritieren, fahren Sie nicht gleich aus der Haut, sondern erklären Sie ihm einfach, warum Sie das nicht mögen und was besser bei Ihnen ankäme.

Hier und da habe ich in mein Verzeichnis übrigens ein paar Ausdrücke eingestreut, die vermutlich erotisch nicht besonders anregend sind, die ich aber recht witzig oder aus anderen Gründen reizvoll fand.

Vagina:

Alkoven; Altar der Liebe; Artischocke; Auster; Balalaika; Biber; Bienenstock; Blümchen; Blumenkohl; Bullseye; Dattel; Eichhörnchen; Elfenbeintor; Ende der sentimentalen Reise; Feige; Feuerofen; Freudenteich; fröhliche Jagdgründe; Häschen; Hafen der Freude; Harfe; Haselmaus; Highway der Venus; Himmlische Fuge; Honigblüte/-töpfchen; Höllenschlund; Kätzchen (vgl. Pussy und Muschi); Liebesacker/grotte/hafen/köcher/ muschel/schmiede/tempel (sowie noch viel mehr mit »Liebes-« am Anfang und dann dasselbe nochmal mit »Lust-«; geht eigentlich ganz einfach, wenn man den Dreh raus hat); Lotosblume; magische Pforte; Magnet (vermutlich wegen der großen Anziehungskraft); Marmorbogen; Moosröschen/-höhle; Murmeltier; Muschi; Orakel; Palast der Lust; Papaya; Quell der Liebe; Rosamunde; Schatzkammer; Schmelztiegel; Seeanemone; Senftopf; Siebenschläfer; Spieldose; Stachelbeere; Taube; Venusfalle/-spalte; Vergnügungsschiff; Vulkan der Lust; Wunderblume; Zauberbuch; Zuckermund

Penis:

Aaronstab (der Stab von Moses Bruder; er konnte sich in eine Schlange verwandeln); Amors Pfeil; Bajonett; Bazooka; Bengel; Bockpfeife; Bohrturm; Brandeisen; Brechstange; Caesar; Dauerlutscher; Dino (vermutlich, wenn er besonders groß ist); Dolch; Engel; Feuerrohr; Frettchen; Freudenfeuer/-fühler/-schweif/-spender; Feuerwerk; Füllhorn; Fürst; Geißbock (kommt Ihr Lover aus Köln?); Genusswurzel; Gerte; glatzköpfiger Einsiedler; Glühwurm; Gnadenhammer; Haubitze; Heißsporn; Henrystutzen; Hitzkopf; Hummer; IBM (für »itty bitty meat«: klitzekleines Fleisch); Jadestängel; Jäger; Johannes; Joystick; Käpt'n (»Erbitte Erlaubnis, an Bord kommen zu dürfen ..!«); Kamerad; Koyote; Kuckuck; Liebesdolch/-lanze; Lindwurm; Lötkolben; Lustknecht/-kolben/-pflock/-wurzel etc.; Lolli; Marschallstab; Maschinengewehr; Maulwurf; Milchmann (»der Milchmann kommt«); Muskete; Nimrod (ein biblischer Jäger); Penetrator; Pfifferling; Polyphem (der einäugige Riese aus der Odyssee); Pony; Präsident; Presslufthammer; Prinz; Prügel; Rammbock; Raufbold; Rittersporn; Rotkehlchen; Säbel (»Florett« könnte als geringschätzig empfunden werden); Sahnestab;

Schachtelteufel; Schmiedehammer; Schneidbrenner; Skinhead; Specht; Stahlrute; Stehaufmännchen; Steuerknüppel; Streichriemen; Torpedo; Waldmeister; Willi Wurzel (»Darf ich dir Willi Wurzel vorstellen?«); Wolkenkratzer (ich entdecke hier einen *ganz* leichten Hang zur Übertreibung, aber freundlich-spielerische Ironie kann auch sehr reizvoll sein); Wunderhorn/-kerze; Zauberflöte; Zepter; Zuckerstange

Klitoris:

Blümchen; Bubikopf; Damendegen; Freudenknopf; Funzeldocht; Glitzerperle; Hornisse; kleiner Mann in einem Boot; Kronjuwel; Lerchenzunge; Liebesknopf; Lustzapfen; Perle; Wunderpunkt; Zitternadel

Cunnilingus ausführen:

äsen/grasen; am Brötchen knabbern; am Fleischtopf lecken; am Quell trinken; aus der Blüte Honig saugen; den Kelch leeren; in jemanden eintauchen; jemanden lecken; maultrommeln; Mundharmonika spielen; aus der Pelztasse trinken; in der Schlucht der Liebe jodeln; nach Trüffeln schnüffeln; schlecke(r)n und schlemmen

miteinander schlafen:

den Aal zucken lassen; den Acker pflügen; jemanden besteigen/ bespringen/bereiten/drüberziehen/zureiten; Blümchen suchen; feuerquirlen; einer Frau den Knüppel zwischen die Beine werfen; eine Frau auf die Lustsaite spannen; sich eine Frau über den Taktstock ziehen; sein Frettchen ausführen; den göttlichen Speer durch die himmlische Fuge treiben; den Hahn krähen lassen; den Hotdog in das Brötchen tun; jemanden aufs Kreuz legen; eine Ladung reinhauen; zwischen die Laken schlüpfen; liebesfackeln; die Liebesgrotte erforschen; den Lustgarten öffnen; jemanden aufs Lusthorn schieben; auf der Matratze tanzen; Matratzengolf spielen; die Natter zischen lassen; eine Nummer schieben; rammeln; eine Runde fiedeln/flippern/flöten; Sachen machen; den Sesam öffnen; das Tier mit zwei Rücken machen (ein Klassiker aus Shakespeares »Othello«); es mit jemandem treiben; jemanden vernaschen; sich jemanden vornehmen; jemandem zu Willen sein; die Wurzel aus einer Unbekannten ziehen

Fellatio ausführen:

Fagott/Klarinette/Schalmei blasen; den Gaumen kitzeln; einen langen Hals machen; den Lippenstift benutzen; am Schlecker sein; an der Steckrübe knabbern; an der Salzstange nagen; den Zahnstocher benützen; sich an der Zapfstelle vollaufen lassen; am Zuckerstein lutschen; der Zunge freien Lauf lassen

NACHSPIEL 2

Checken Sie Ihre erotische Kommunikation: Der Fragebogen

Den folgenden Fragebogen wollte ich eigentlich gar nicht veröffentlichen, sondern lediglich meinen Interviewpartnern zukommen lassen, die so nett waren, für dieses Buch noch einmal aus ihrem privaten Bettkästchen zu plaudern und uns ihre intimen Erfahrungen mitzuteilen. (An dieser Stelle vielen Dank noch mal euch allen!) Die Antworten, die ich am interessantesten fand, habe ich jeweils für die Veröffentlichung ausgewählt. Allerdings äußerten sich viele meiner Gesprächspartner sehr angetan über die ihnen zugesandten Fragen und gewannen oft den Eindruck, bei der Beantwortung einiges über ihre Sexualität (insbesondere natürlich ihre erotische Kommunikation) gelernt zu haben. Falls Sie ebenfalls Lust an einer solchen Selbsterfahrung haben, möchte ich Ihnen meinen kleinen Fragenkatalog nicht vorenthalten:

Machst und magst du Dirty Talking? Wenn ja: Inwiefern und was bedeutet es für dich? Gibt/gab es da Unterschiede oder Differenzen mit deinem/n Partner(n)?

Ab wann fängst du in einer sich entwickelnden Beziehung an, Sex zur Sprache zu bringen? Wie machst du das? Klärst du vorher bestimmte dir wichtige Fragen ab (z. B. »Was machen wir im Fall einer Schwangerschaft?« oder »Wann war eigentlich dein letzter AIDS-Test?«)? Befürchtest du, den Sex zu »zerreden«?

Wie vermittelst du deine sexuellen Wünsche deinem Partner? Hattest du dabei je Schwierigkeiten, offen auszusprechen, was du möchtest, etwa aus Angst vor Ablehnung? Weißt du selber genau, was du eigentlich willst und was nicht? Kann dein Partner dir sagen, was ihm gefällt und was nicht, oder woran merkst du das? Wie gut gelingt es euch zu »verhandeln« (»Das möchte ich nicht, aber wie wäre es mit ...?«)?

Warst du je in der Situation, sexuelle Wünsche deines Partners ablehnen zu müssen? Wie einfach oder schwer war das für dich? Wie gehst du dabei vor/bist du dabei vorgegangen? Wie war es umgekehrt für dich, wenn dein Partner deine Wünsche ablehnte?

Hast du schon einmal sexuelle Erlebnisse gehabt, die du (so) eigentlich gar nicht wolltest, dies deinem Partner aber nicht vermitteln konntest? (Hier geht es um Kommunikationsstörungen, nicht um brutale Vergewaltigungen.) Welcher Art? Wie bist du danach damit umgegangen?

Wie leitest du in einer bestehenden Partnerschaft aus einer Alltagssituation zum Sex über? Wie leicht fällt dir der Übergang? Wie würdest du gerne verführt werden, wenn dein Partner gerade Lust hat? Hast du bestimmte Zeitpunkte, die besonders günstig sind?

Wie hast du Menschen erstmals verführt, mit denen du bisher noch gar nicht erotisch zusammen warst? Oder haben sie dich verführt? War das so, wie du es dir gewünscht hättest, oder hätte es schöner sein können?

Welche Art Komplimente machst du und welche hörst du gerne? Gibt es Komplimente, die dich abstoßen? Wie reagierst du darauf? Kannst du Komplimente gut annehmen?

Hast du den Eindruck, hinsichtlich Sex offen über alles mit deinem Partner reden und beim Sex alles sagen zu können, oder gibt es be-

stimmte Bereiche, wo du Hemmungen hast? Wenn Letzteres der Fall ist: Was glaubst du, woran das liegt? Und wie versuchst du, solche Hemmungen zu überwinden?

Haben Erotika oder Pornographie dein Sexleben jemals positiv oder negativ beeinflusst? Gibt oder gab es da besonders herausragende Werke? Welche erotischen Filmszenen, Bücher, Fotografien, Gedichte oder Popsongs findest du besonders ansprechend und warum?

Gibt es bestimmte Sätze in deiner »erotischen Lebensgeschichte«, die dich ganz besonders erregt haben? Wenn du daran zurückdenkst: Kannst du ein bestimmtes Muster oder gemeinsames Thema erkennen?

Woher beziehst du deinen sexuellen Wortschatz, also zum Beispiel die Ausdrücke, die du beim Sex für die Geschlechtsorgane verwendest: noch aus BRAVO-Zeiten, Erotika, eigene Wortschöpfungen ..?

Wenn du einen Kosenamen für deinen Partner hast: Wie bist du darauf gekommen (oder dein Partner auf den Kosenamen für dich)?

Wie leicht fällt es dir, deinem Partner erstmals bestimmte sexuelle Phantasien mitzuteilen? Hast du Angst, damit zurückgewiesen zu werden? Wie gehst du dabei vor? Gibt es bestimmte Lieblingsphantasien, die du hier mitteilen möchtest? Inwieweit sollen es Träume bleiben und inwieweit möchtest du sie gerne einmal in die Realität umsetzen bzw. hast sie schon umgesetzt: in der Form von Rollenspielen oder anders?

Hattest du je Lust, mit verbaler Dominanz und Unterwerfung zu experimentieren? Wenn ja: Konntest du das umsetzen, und wie ging es dir dabei? Waren damit besondere Unsicherheiten oder moralische Bedenken verbunden?

Hast du Erfahrungen, mit Tonfall und Stimme zu spielen, um deinen Partner anzuheizen?

Wie gelingt es dir, vor oder während des Sex die Frage der Verhütung bzw. des Schutzes anzusprechen? Hast du bestimmte »Techniken«, um die entstehende Unterbrechung (Überstreifen des Kondoms etc.) zu überbrücken?

Worüber sprichst du mit deinem Partner nach dem Sex?

Benutzt du bestimmte Mittel, um mit deinem Partner auch dann erotische Verbundenheit aufrechtzuerhalten, wenn ihr nicht zusammen seid: per zugestecktem Brief, Handy, Mail oder SMS? Hast du jemals Dinge wie Telefon- oder Internetsex ausprobiert?

LITERATUR

Die folgenden Werke waren entweder bei der Arbeit an diesem Buch sehr hilfreich oder bieten weiterführende Gedanken zu den behandelten Themen.

- Enkelmann, Nikolaus B.: Charisma. Beruflicher und privater Erfolg durch Persönlichkeit. Landshut 1999
- Gabriel, Bonnie: The Fine Art of Erotic Talk. How to Entice, Excite and Enchant Your Lover with Words. New York 1996
- Heer, Klaus: Wonneworte. Lustvolle Entführung aus der sexuellen Sprachlosigkeit. Reinbek 2002 (siehe auch die Website unter www.klausheer.com)
- Hoffmann, Arne: Lexikon des Sadomasochismus. Berlin 2001
- Hoffmann, Arne: Sind Frauen bessere Menschen? Plädoyer für einen selbstbewussten Mann. Berlin 2001
- Hundley, Jane: Die Macht Ihrer Ausstrahlung: vom Image zum wahren Selbst. Braunschweig 1995
- Keesling, Barbara: Talk Sexy to the One You Love (and Drive Each Other Wild in Bed). New York 1996
- Locker, Shari: The Complete Idiot's Guide to Amazing Sex. New York 1999
- Lowndes, Leil: How to Make Anyone Fall in Love with You. Chicago 1996
- Lowndes, Leil: Talking the Winner's Way. Chicago 1999
- Queen, Carol: Exhibitionism for the Shy. Show Off, Dress Up and Talk Hot. San Francisco 1995
- Schwarze, Achim: Die Magie der schönen Worte. Alles über Komplimente. Frankfurt am Main 1994

Die im letzten Kapitel versprochenen US-amerikanischen Titel zum professionellen Dirty Writing (gedacht für Buchautoren!) sind die Folgenden:

- Bailey, Mike: Writing Erotic Fiction and Getting Published. Chicago 1997. Etwa 110 Seiten beschäftigen sich mit dem erotischen Schreiben selbst, der Rest mit Fragen der Verlagsbranche und Manuskriptvermittlung.
- Belkom, Edo van: Writing Erotica. Bellingham 2001. Etwa 130 Seiten zum Schreiben selbst. Eingestreut sind Interviews mit erfolgreichen Erotik-AutorInnen.
- Benedict, Elizabeth: The Joy of Writing Sex. Cincinnati 2000. Etwa 150 Seiten zum Thema, hübsch unterteilt in literarische Unterthemen wie »Das erste Mal«, »In der Ehe«, »Im Zeitalter von AIDS« und »Selbstbefriedigung«. Ergänzend zum Beitrag über Elizabeth Benedict direkt danach: Dieses Buch ist inzwischen im Berliner Autorenhaus-Verlag unter dem Titel »Erotik schreiben« auch auf deutsch erschienen.
- Bright, Susie: How to Read/Write a Dirty Story. Santa Cruz 2001. Etwa 190 Seiten zum Denken über, Lesen und Schreiben von sowie Sich-inspirieren-Lassen durch Erotika. Durchaus auch für reine Laien interessant. Susie Bright ist in den USA als »Susie Sexpert« für ihre offenen und tiefgehenden Gedankengänge zum Thema Sexualität berühmt.
- Parker, Derek: Writing Erotic Fiction. New York 1996. 100 Seiten zum Thema mit Rückgriff auf historische Erotik-Literaten von Casanova bis Fanny Hill.

Singlefrau? Singlefrau!

Ein kleines ABC für einen vollkommen natürlichen Zustand von Nora Nordpol

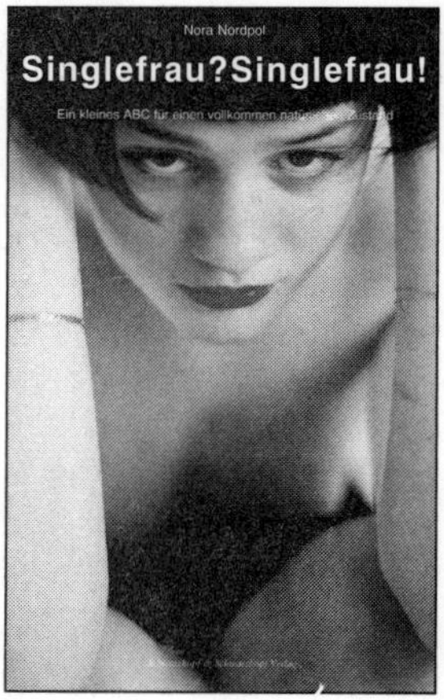

Sie sieht gut aus. Sie ist erfolgreich. Sie geht zum Sport und gern ins Kino, aber ins Bett geht sie – zumeist – allein: die Singlefrau! Es gibt sie unter 30 und über 40. Die dazwischen aber sind die spannendsten. Warum? Weil sie sehnsüchtig jedem kleinen Kind nachsehen und vollmundig behaupten, nichts sei ihnen wichtiger als die Freiheit. Weil sie alle schon mal in einer Beziehung gelebt haben, die in den Hafen der Ehe und nicht in die neue 2-Zimmer-Wohnung hätte führen sollen.

Die Singlefrau zwischen dreißig und vierzig liebt Ally McBeal, lacht viel in Gesellschaft und weint manchmal allein. Sie hat eine enorm wichtige beste Freundin, mit der sie ihre jüngste Affäre diskutiert und die Frage nach dem Mann fürs Leben klärt. Die Singlefrau zwischen 30 und 40 hat Sex. Und wenn sie ihn nicht hat, denkt sie trotzdem viel drüber nach. Sie lebt nicht gern allein, aber im Grunde ist sie glücklich. Sie findet ihren Zustand nicht normal, aber tauschen möchte sie mit den wenigsten. Kurz: Die Singlefrau ist ein ausgesprochen sympathischer, wenngleich ein bisschen anstrengender Mensch, der seine Umwelt in Atem zu halten versteht.

Wie die Singlefrau ihren Alltag bestreitet, welche Strategien sie entwickelt, über den Ex wegzukommen und sich den nächsten zu angeln, wie ihr Lebensgefühl ist und wie sie es sich versüßt - das alles steht von A – Z in einem Buch, dass jede Frau einmal braucht, bevor sie es getrost vergessen kann ...

Von A wie Ally McBeal über C wie Carpe diem und T wie Telefon (ganz wichtig) bis hin zu Z wie Zicke (immer die andere) versammelt dieses ABC der Singlefrau alle gängigen, lebenswichtigen und erhellenden Stichwörter aus dem Leben von Frauen – zumeist zwischen 30 und 40 –, die alles haben, nur das Eine nicht: den festen Partner an ihrer Seite.

Mit Humor, Selbstironie und handfesten Tipps kann das Buch der allein lebenden Frau Berater, Unterhalter, Seelentröster und Muntermacher sein.

Nora Nordpol
SINGLEFRAU? SINGLEFRAU!
Ein kleines ABC für einen
vollkommen natürlichen Zustand

256 Seiten, Taschenbuch
ISBN 3-89602-411-6
ca. 9,90 EUR

Du hast mich betrogen

Frauen erzählen von Liebe, Betrug und Verrat – von Heide-Ulrike Wendt

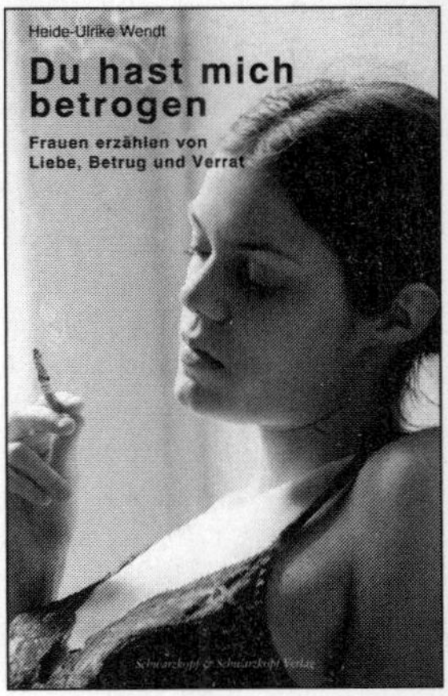

Alle Frauen, die in diesem Buch zu Worte kommen, haben sich geirrt. Sie glaubten an Liebe, die auch Tiefen übersteht, sie hatten Vertrauen in ein Versprechen, das sie und er sich gegeben hatten: Ich bin dir treu, und sie dachten, dass es ihnen nicht passieren könnte – die Betrogene zu sein.

Die andere ist keine Geliebte für eine betrogene Nacht. Nein, er hat gleich auf Liebe gemacht. Und warum hat er nichts gesagt? Es sind fast immer die gleichen Sprüche, die die Betrogene zu hören bekommt: Weil er ihr nicht weh tun wollte. Weil er dachte, es geht vorbei. Weil er sich zwar verliebt hat, sie aber nicht verlieren will. Weil er erst sehen will, was daraus wird. Sprüche, so banal, als stammten sie aus einem Gute-Zeiten-Schlechte-Zeiten-Dialog.

Zuerst wollten die Frauen es nicht wahr haben, konnten nicht begreifen, was da mit ihrer Liebe passiert ist. Sollten die vielen gemeinsamen Jahre wirklich nicht schwerer wiegen als das, was der geliebte Partner bei der Anderen suchte? Sie begannen zu kämpfen – um ihn, die Familie, die gemeinsamen Pläne, die gemeinsame Zukunft, jede auf ihre ganz besondere Art.

Fast alle haben verloren. Nur einige hoffen noch und sagen: Trotz alledem – ich will ihn wiederhaben.

So unterschiedlich wie die Formen ihrer Liebe, so unterschiedlich ist auch der Umgang mit ihrem Schmerz. Doch was sie vereint, ist die Erkenntnis: Sie wusste mehr als ich. Sie hatte die besseren Karten. Während die Geliebte fragt: »Gehen wir zu mir oder ins Hotel?« fragt die Ehefrau: »Wer von uns geht morgen zum Elternabend?« Das Paar sitzt zwar noch in einem Boot, aber nur er weiß, dass es ein Leck hat. Über 20 Frauen aus Ost und West, Architektinnen, Krankenschwestern, Fotografinnen, Sekretärinnen und Hausfrauen, haben der Autorin erzählt, was sie ansonsten nur ihrer besten Freundin anvertrauen: Ihre Geschichte von Glaube, Liebe, Hoffnung und Betrug und Verrat.

Heide-Ulrike Wendt
DU HAST MICH BETROGEN
Frauen erzählen von
Liebe, Betrug und Verrat

240 Seiten, Taschenbuch
ISBN 3-89602-410-8
ca. 9,90 EUR

Weitere Titel aus dem Programm »Liebe, Lust und Leidenschaft«

Wir sind die neuen Liebhaber

Männer erzählen von ihren Begegnungen mit der ganz besonderen Frau

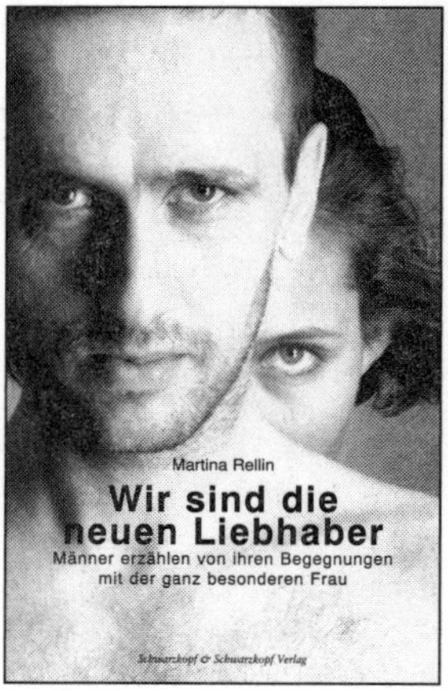

Kaum war das Buch »Ich habe einen Liebhaber. Frauen erzählen von ihren Begegnungen mit dem ganz besonderen Mann« erschienen, bestürmten Leserinnen die Autorin Martina Rellin: Und – wo bleiben die Männer? Jetzt sind sie da! Es gibt sie: die neuen Liebhaber. Männer, die nicht die ebenso herkömmliche wie überkommene Beziehung zu einer Geliebten haben, die, selbst ungebunden, ewig und drei Tage auf ihn, den verheirateten Mann wartet. Nein, »die neuen Liebhaber« pflegen leichte, anregende, gleichberechtigte und sinnenfrohe Beziehungen zu Frauen. Beziehungen, wie Martina Rellin sie uns in ihrem Buch über die Frauen unter dem Titel »Ich habe einen Liebhaber« vorgestellt hat. Natürlich kommen in dem neuen Buch auch einige der Liebhaber aus dem ersten Buch zu Wort, die Liebsten von Gabi und Bettina und Konsortinnen, das wird gewiss für viele Leser besonders reizvoll. Wer sich an die Titelgeschichte des stern zu »Ich habe einen Liebhaber« im Oktober 2001 erinnert, wer an die vielen Rundfunk- und Fernsehbeiträge zu diesem Thema denkt und vielleicht eine der Lesungen von Martina Rellin miterlebt hat, weiß: Auch »Wir sind die neuen Liebhaber« wird ein Renner, denn Martina Rellin hat Männer dazu gebracht, mit derselben schonungslosen Offenheit über ihre Liebesbeziehungen außerhalb der festen Partnerschaft zu sprechen, die bereits die Berichte der Frauen über ihre Liebhaber so lesenswert gemacht hat. Mehr als 20 Männer berichten in »Wir sind die neuen Liebhaber« von ihren, ja, von ihren was? Von ihren Affären, Beziehungen, Leidenschaften, Lieben – alle angesiedelt außerhalb fester Partnerschaften. Es sind verheiratete Männer, die erzählen, solche, die schon lange in festen Händen sind, aber auch Männer, die gar keine feste Partnerin wollen und also ebenfalls froh sind, die Geliebte in festen – anderen – Händen zu wissen. Zum Beispiel Sven, 35: »In der ersten Kontaktanzeige habe ich mich noch älter gemacht: 40, habe ich geschrieben, weil ich Frauen um die 50 anpeilen wollte. Ich hatte nämlich gemerkt, dass ich mit denen richtig geilen Sex habe, die wissen, was sie wollen. Damit ist doch allen geholfen.«

Martina Rellin
WIR SIND DIE NEUEN LIEBHABER
Männer erzählen von ihren Begegnungen
mit der ganz besonderen Frau

288 Seiten, Hardcover
ISBN 3-89602-42-400-0
ca. 14,90 EUR

Ich habe einen Liebhaber

Frauen erzählen von ihren Begegnungen mit dem ganz besonderen Mann

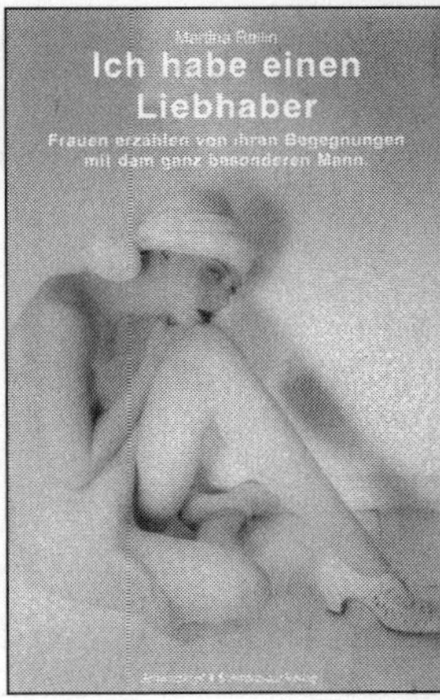

Männer fürchten ihn, Frauen dagegen lieben ihn natürlich. Oder besser gesagt: Frauen genießen die Zeit mit ihm, sie sagen niemandem, dass es ihn gibt, und wenn sie ihr Glück dann partout mitteilen müssen, dann erfährt die beste Freundin das Wesentliche. Die Rede ist vom Mann für die ganz besonderen Gefühle, die in langjährigen Beziehungen meist auf der Strecke geblieben sind: Die Rede ist vom Liebhaber. Wie sehr das Liebhaber-Thema Frauen – und Männer – in den Bann schlägt, zeigen die Reaktionen der Medien auf dieses Buch: Es war im Oktober Titelstory im stern, es hatte Rezensionen in Der Spiegel und vielen Tageszeitungen, die ZDF-Frauensendung Mona Lisa widmete dem Thema eine Dreivierteltstunde und lud die Autorin Martina Rellin mit Buch als Expertin ein. Woher dieses starke Interesse an diesem Buch rührt? Es ist das erste Mal, dass Frauen mit Liebhaber nicht in der Rolle der hingehaltenen, klassischen Geliebten gezeigt werden, sondern hier berichten selbstbewusste, selbstbestimmt agierende Frauen, die in festen Partnerschaften leben, davon, wie sie ganz bewusst fehlende Gefühle wie die Schmetterlinge im Bauch, Romantik und Abenteuer bei einem Liebhaber suchen und finden – ohne schlechtes Gewissen. So manche Ehe, so manche langjährige Beziehung ist nur deswegen so harmonisch und beständig, weil die Frau Abenteuer, Hingabe und Leidenschaft mit einem anderen teilt. Den Männern bleibt die bange Frage: Hat meine Frau schon einen Liebhaber? Und wenn ja: Wo ist die Frau, deren Liebhaber ich sein kann?

23 Frauen im Alter zwischen 28 und 71 haben Martina Rellin ihre ganz persönliche Geschichte erzählt, von der ersten Begegnung mit dem Liebhaber, der Fremder oder Kollege sein kann, bis zu der Sache, auf die es immer wieder ankommt: Sex. Sie erzählen, warum der Liebhaber kriegt, was sie beim eigenen Mann nicht mal als Wort in den Mund nehmen. Sie berichten, wie sie lästige Fragen wie »Zu mir oder zu dir« und »Aids« klären. Junge und ältere Frauen aus Ost und West verraten, was sonst höchstens Freundinnen erfahren.

Martina Rellin
ICH HABE EINEN LIEBHABER
Frauen erzählen von ihren Begegnungen mit dem ganz besonderen Mann

288 Seiten, Taschenbuch
ISBN 3-89602-365-9
10,90 EUR

Weitere Titel aus dem Programm »Liebe, Lust und Leidenschaft«

Das Handbuch der Onanie

Dieses Buch macht glücklich und schön!

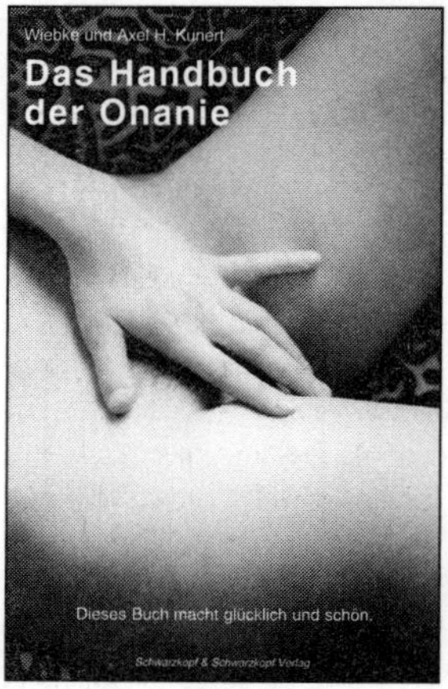

Fast alle machen es, aber kaum einer traut sich, darüber zu reden: Die Onanie. Sie ist eines der letzten Tabu-Themen unserer Zeit, auch trotz Oswald Kolle immer noch in den Köpfen der Menschen mit allerlei Ängsten und Vorurteilen belegt. Wer ES tut, wird belächelt, weil ihm oder ihr wohl nur der richtige Partner zum Sex fehlt. Onanie wird als Ersatzbefriedigung gesehen, im Schatten der Partnerschafts-Erotik und ihrem bunten Reigen an Spielarten. Es sich selbst und alleine zu besorgen, ist immer noch »Masturbieren«, und das meint: Sich selber schänden. Dabei steckt in der Autoerotik ein ganzer sinnlicher Kosmos, der nicht nur den Heranwachsenden die eigene Sexualität erschließen kann. Onanie bewusst erlebt und zelebriert schafft einen wirklich angstfreien, unbeschränkten Lustgarten, in dem man allein Kraft seiner Phantasie auch von den verbotenen Früchten naschen darf. Man braucht keine Rücksichten zu nehmen, keine Kompromisse zu schließen, man kann einfach – mit einer Hand am Ruder – Fahrt aufnehmen beim Brain-Sex. Und dabei können Frau und Mann sich sicher sein, dass ihre handgemachte Lust aus biochemischer Sicht genau dasselbe sein kann wie ein heiß ersehntes Schäferstündchen im Zenit der ultimativen Verliebtheit. Wer will, kann die Grenzen verschwimmen lassen zwischen erlebter Zweisam- und feuchter Einsamkeit. Onanie ist mehr als schmutziges Geilreiben; sie sorgt für den Kick im Kopf, der uns die Zärtlichkeit unseres Lebens für die Zeit des Alleinseins konserviert, vom Kleinkind- bis ins Greisenalter. Mit wissenschaftlicher Akribie nähert sich daher das Kind von einst dem Mysterium der Onanie, studiert historische Quellen genauso, wie es eigene Erfahrungen unter der eigenen, aber auch unter fremden Bettdecken sammelt; und entschlüsselt so Stück für Stück das Wesen der Autoerotik. Heraus kommt ein umfassendes und für jeden Menschen individuelles Sexual-Szenario, das die Selbstbefriedigung aus ihrer Schmuddelecke herausholt und ihr die Stellung in unserer modernen emotionalen Erlebniswelt zuweist, die ihr als Ausdruck einer bewussten Lebensführung zusteht.

Wiebke und Axel H. Kunert
HANDBUCH DER ONANIE
Dieses Buch macht glücklich und schön

240 Seiten, Taschenbuch
ISBN 3-89602-402-7
10,90 EUR

Ich will Leidenschaft

Geschichten von Dreißigjährigen über Liebe und Lust

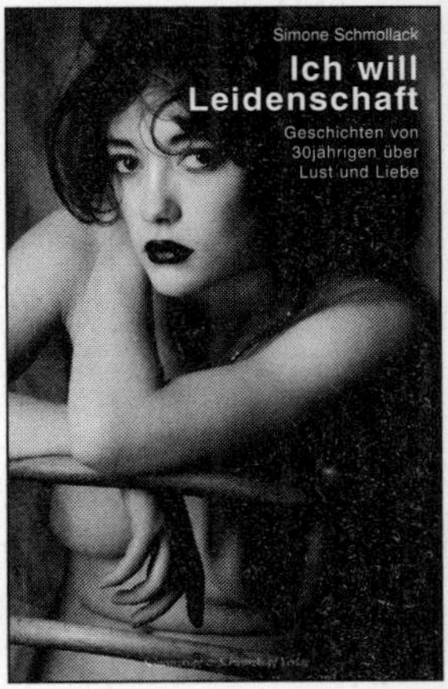

Alle wollen ihn haben. Manche bekommen ihn regelmäßig, andere selten, einige heimlich, nicht wenige bezahlen dafür: Sex. Für die einen ist er Droge, für andere ein Spiel, für die nächsten Entspannung. Wissenschaftliche Untersuchungen belegen immer wieder, dass die meisten Menschen eine sexuell aktive Phase schon im Alter zwischen 18 und 30 Jahren erleben. Ein intensiveres Gefühl in der Liebe und beim Sex stellt sich jedoch erst jenseits dieser Grenze ein. Je erfahrener Frauen und Männer sind, desto mehr können sie ihre Sinnlichkeit genießen – und viele haben mit 30 plus X nicht nur besseren, sondern auch mehr Sex als in ihren Zwanzigern. Denn genau die Jahre in den Dreißigern stellen bei vielen Menschen einen Wendepunkt in der Lebens- und Karriereplanung dar. Es trennen sich in dieser Zeit überdurchschnittlich viele Paare. Für das Selbstwertgefühl, die Seele und den Freiheitsdrang wirken sich »beziehungstechnische« Neuanfänge meist positiv aus, soweit der Partnerschaftsbruch als Chance begriffen wird. Schwieriger hingegen gestaltet sich ohne festen Partner bzw. feste Partnerin das Ausleben der Sexualität. Aber auch in festen Beziehungen genügt ein Partner oft nicht. Und »Not« produziert bekanntlich Einfallsreichtum.

In diesem Buch erzählen Frauen und Männer aus der Generation der »Thirty-somethings«, wie sie es schaffen, das zu bekommen, was sie wollen. Das Buch bietet einen Reigen sexueller Möglichkeiten und erzählt Geschichten, die sonst wohl niemand erfährt. Mehr als 20 Frauen und Männer – Singles wie Paare – haben der Autorin ihre persönliche Geschichte erzählt: Vom heimlichen Geliebten, der nicht nur »Nebenbuhler«, sondern auch heimlicher Vater wurde, vom Freund und gelegentlichen Liebhaber, von der alleinerziehenden Mutter mit festem Sexverhältnis, vom Freier und seinem Hingezogensein zum »Milieu«, von Beziehungen, die auch nach Jahren voller Begehren und Lust brodeln oder es sich erst hart erarbeiten mussten. Alle Protagonisten leben ihre Sinnlichkeit auf ihre Weise aus. Es gibt keinen Mangel an Möglichkeiten, es gibt nur ungenutzte Chancen.

Simone Schmollack
ICH WILL LEIDENSCHAFT
Geschichten von 30-Jährigen
über Lust und Liebe

400 Seiten, Taschenbuch
ISBN 3-89602-401-9
12,50 EUR

IMPRESSUM
Arne Hoffmann
DIRTY TALKING
Die hohe Kunst der sinnlichen Worte – eine unwiderstehliche Verführung

ISBN 3-89602-412-4

BILDNACHWEIS
Titelfoto: Georg Guillemin

KATALOG
Wir senden Ihnen gern unseren kostenlosen Katalog.
Schwarzkopf & Schwarzkopf Verlag GmbH / Abt. Service
Kastanienallee 32, 10435 Berlin.
Service-Telefon: 030 – 44 33 63 00
Fax: 030 – 44 33 63 044

INTERNET
Ausführliche Informationen zum
Verlagsprogramm finden Sie im Internet.
www.schwarzkopf-schwarzkopf.de
www.lexxxikon.de

EMAIL:
info@schwarzkopf-schwarzkopf.de